GD GENERAL PRACTITIONER

総合診療〈1〉
専門医のカルテ

プロブレムリストに基づく
診療の実際

編集主幹
草場鉄周

専門編集
横林賢一

中山書店

序

　今からちょうど10年前の2005年，はじめて家庭医の外来診療を拝見しました．現在，オレゴン健康科学大学（OHSU）家庭医療科で活躍している山下大輔氏の診療です．氏の受けもつすべての患者のカルテには，「予防・健康増進」というプロブレムリストが記載されていました．それまで急性期医療の経験しかなく，慢性疾患には薬を出して終わりでよいと思っていた自分にとっては大きな衝撃でした．山下氏のカルテから，現場で行われている「実臨床」を多く学ばせていただきました．

　後期研修を始めた際，高血圧など慢性疾患についての知識が乏しかった私は複数の医学書を読んでみましたが，実際の医療現場での疑問の解決には繋がりませんでした．世に有用な参考書は多くありますが，残念ながら実践に応用しがたいものも少なからずあります．そのようななか，「実臨床で役に立つ書籍」の作成を目指し，百戦錬磨の編集委員で考え，できた案を何度も白紙に戻す「ちゃぶ台返し」を繰り返し，この本が生まれました．

　本書では，総合診療のプロが実際の診療内容について「カルテ」として記載しています．その周囲をカルテ内の重要な語句やポイントで取り囲む，という構成です．診療上，どうしていいかわからないプロブレムに遭遇したとき，そのプロブレムが記載してあるページを一読してください．すべてのプロブレムへの対処法は基本的に見開き2ページ以内で書かれているため診療の合間に読める分量であり，またフォローの仕方まで書かれているため，継続して診療をする際にも有用です．時間ができたら，該当ライフステージの総論を読み，その世代の診かたにつき整理していただけたらと思います．これから総合診療専門研修を始められる方，あるいは他の診療科から総合診療領域に転向予定の方は，最初から最後まで通読いただくと日常診療が格段に楽しくなると思います．この1冊が，現場で困っていらっしゃるプライマリ・ケア関連の先生方のお役に立てれば，執筆者一同望外の喜びでございます．

　最後になりましたが，お声掛けいただいた総合診療専門医シリーズ編集主幹の草場先生，夜を徹して議論した熱い編集委員のみなさま，惜しげもなく「現場のpearl」を教えていただいた執筆者の皆様，そして今まで温かくサポートし続けてくれた北原裕一さんはじめ中山書店の皆様に心より御礼申し上げます．

2015年5月

広島大学病院 総合内科・総合診療科
編者を代表して　**横林 賢一**

目次

乳幼児期

総論
症例から考えられるプロブレムリスト ……………………… 児玉和彦 2
乳幼児期の診療のポイント ………………………………… 児玉和彦 4

各論
1 発熱 ………………………………………………………… 茂木恒俊 8
2 喘鳴 ………………………………………………………… 茂木恒俊 10
3 腹痛 ………………………………………………………… 中村琢弥 12
4 予防接種 …………………………………………………… 児玉和彦 14
5 乳児健診 …………………………………………………… 児玉和彦 16
6 乳幼児の発達 ……………………………………………… 佐古篤謙 18
7 虐待 ………………………………………………………… 佐古篤謙 20
8 予防・健康増進 …………………………………………… 宮﨑 景 22

学童・思春期

総論
症例から考えられるプロブレムリスト ……………………… 中山明子 26
学童・思春期の診療のポイント …………………………… 中山明子 28

各論
1 風邪症候群 ………………………………………………… 中川貴史 32
2 アトピー性皮膚炎 ………………………………………… 中村琢弥 34
3 喘息 ………………………………………………………… 中川貴史 36
4 性教育 ……………………………………………………… 中山明子 38
5 無月経・月経不順 ………………………………………… 西村真紀 40
6 スポーツ医学 ……………………………………………… 池尻好聰 42
7 整形外科的疾患 …………………………………………… 池尻好聰 44
8 不登校 ……………………………………………………… 山田康介 46
9 発達障害 …………………………………………………… 山田康介 48
10 予防・健康増進 ………………………………………… 宮﨑 景 50

青年期

総論

症例から考えられるプロブレムリスト ……………………………… 西村真紀　54
青年期の診療のポイント ……………………………………………… 西村真紀　56

各論

1. うつ・自殺 …………………………………………………………… 森屋淳子　58
2. 不安障害 ……………………………………………………………… 森屋淳子　60
3. 肥満 …………………………………………………………………… 小宮山 学　62
4. アルコール ……………………………………………… 中澤一弘，吉本 尚　64
5. 喫煙 ……………………………………………………… 中澤一弘，吉本 尚　66
6. 月経困難症・月経前症候群 ………………………………………… 中山明子　68
7. 妊娠前ケア …………………………………………………………… 小嶋 一　70
8. 妊娠中の common disease の対応 ………………………………… 井上真智子　72
9. 不妊症 ………………………………………………………………… 井上真智子　74
10. 子育て・育児相談 …………………………………………………… 西村真紀　76
11. ヘルスメンテナンス ………………………………………………… 阪本直人　78

壮年期

総論

症例から考えられるプロブレムリスト ……………………………… 小嶋 一　82
壮年期の診療のポイント ……………………………………………… 小嶋 一　84

各論

1. 高血圧症 ……………………………………………………………… 本村和久　88
2. 糖尿病 ………………………………………………………………… 青木拓也　90
3. 健診の異常 …………………………………………………………… 齋木啓子　92
4. COPD ………………………………………………………………… 朝倉健太郎　94
5. 睡眠障害 ……………………………………………………………… 横林賢一　96
6. 多愁訴 ………………………………………………………………… 渡邉力也　98
7. 更年期障害 …………………………………………………………… 小嶋 一　100
8. 仕事上のストレス …………………………………………………… 安藤慎吾　102
9. 労働環境の問題 ……………………………………………………… 安藤慎吾　104
10. 家族ライフサイクル ………………………………………………… 松坂英樹　106
11. ヘルスメンテナンス ………………………………………………… 阪本直人　108

高齢期

総論

症例から考えられるプロブレムリスト ……………………………… 横林賢一　112
高齢期の診療のポイント …………………………………………… 横林賢一　114

各論

1	認知症 …………………………………………………… 朝倉健太郎	116
2	パーキンソン病 …………………………………………… 飛松正樹	118
3	転倒 ……………………………………………………… 吉田　伸	120
4	尿失禁 …………………………………………………… 吉田　伸	122
5	骨粗鬆症 ………………………………………………… 小嶋秀治	124
6	変形性膝関節症 …………………………………………… 松田　諭	126
7	腰痛 ……………………………………………………… 松田　諭	128
8	皮膚トラブル（皮脂欠乏症，白癬）………………………… 太田　浩	130
9	褥瘡 ……………………………………………………… 太田　浩	132
10	肺炎（口腔ケア，嚥下機能評価含む）………………… 原田昌範，中嶋　裕	134
11	熱中症 ………………………………………………… 宮野　馨，原田昌範	136
12	虚弱高齢者・寝たきり …………………………………… 木村琢磨	138
13	独居・閉じこもり ………………………………………… 木村琢磨	140
14	高齢者虐待 ……………………………………………… 飛松正樹	142
15	要介護認定未申請 ………………………………………… 菅家智史	144
16	身体障害者 ……………………………………………… 髙栁宏史	146
17	polypharmacy …………………………………………… 浜野　淳	148
18	複数の医療機関受診 ……………………………………… 浜野　淳	150
19	訪問診療 ………………………………………………… 富塚太郎	152
20	施設利用者 ……………………………………………… 富塚太郎	154
21	終末期ケア ……………………………………………… 大石　愛	156
22	グリーフケア …………………………………………… 大石　愛	158
23	栄養障害 ………………………………………………… 若林秀隆	160
24	リハビリテーション ……………………………………… 若林秀隆	162
25	家族ライフサイクル ……………………………………… 松坂英樹	164
26	予防・健康増進 …………………………………………… 髙栁宏史	166

● 本文関連図表 …………………………………………………………………… 168

● 索引 ……………………………………………………………………………… 185

執筆者一覧 (執筆順)

児玉　和彦	こだま小児科	
茂木　恒俊	京都大学医学教育推進センター	
中村　琢弥	弓削メディカルクリニック 滋賀家庭医療学センター	
佐古　篤謙	湯郷ファミリークリニック	
宮﨑　　景	高茶屋診療所 三重家庭医療センター高茶屋	
中山　明子	大津ファミリークリニック／洛和会音羽病院	
中川　貴史	北海道家庭医療学センター 寿都町立寿都診療所	
西村　真紀	川崎医療生協 あさお診療所	
池尻　好聰	シムラ病院	
山田　康介	北海道家庭医療学センター 更別村国民健康保険診療所	
森屋　淳子	医療福祉生協 家庭医療学開発センター／川崎医療生協 久地診療所	
小宮山　学	湘南真田クリニック	
中澤　一弘	筑波大学医学医療系／筑波大学附属病院総合診療科	
吉本　　尚	筑波大学医学医療系／筑波大学附属病院総合診療科	
小嶋　　一	手稲家庭医療クリニック	
井上真智子	浜松医科大学医学部 地域家庭医療学講座	
阪本　直人	筑波大学医学医療系 地域医療教育学／筑波大学附属病院総合診療科	
本村　和久	沖縄県立中部病院 プライマリケア・総合内科	
青木　拓也	京都大学大学院医学研究科 社会健康医学系専攻	
齋木　啓子	ふれあいファミリークリニック	
朝倉健太郎	大福診療所	
横林　賢一	広島大学病院 総合内科・総合診療科	
渡邉　力也	市立福知山市民病院 総合内科	
安藤　慎吾	北海道医療生協 緑愛クリニック	
松坂　英樹	松坂内科医院	
飛松　正樹	百瀬病院	
吉田　　伸	飯塚病院	
小嶋　秀治	三重大学大学院医学系研究科 亀山地域医療学講座	
松田　　諭	北海道家庭医療学センター 栄町ファミリークリニック	
太田　　浩	地域医療振興協会 揖斐川町春日診療所	
原田　昌範	山口県立総合医療センターへき地医療支援部	
中嶋　　裕	山口県立総合医療センターへき地医療支援部	
宮野　　馨	山口県立総合医療センターへき地医療支援部	
木村　琢磨	北里大学医学部 総合診療医学・地域総合医療学	
菅家　智史	福島県立医科大学医学部 地域・家庭医療学講座	
髙栁　宏史	福島県立医科大学医学部 地域・家庭医療学講座	
浜野　　淳	筑波大学医学医療系	
富塚　太郎	桜新町アーバンクリニック／京都大学学際融合教育研究推進センター	
大石　　愛	エジンバラ大学医学部 博士課程	
若林　秀隆	横浜市立大学附属市民総合医療センター リハビリテーション科	

本書の活用法

　本書は，世代ごとの診かたについて解説してある総論と，初診時から数週間・数か月後のフォローまで実際のカルテ形式で記載され，その周囲を重要ポイントで取り囲んでいる各論からなります．各論は見開き2ページの分量であるため，忙しい診療の合間でもご参照いただけます．

　時間があるとき，あるいはライフステージごとの診療に不安を感じたときは総論をご覧ください．実際の診療で対応に困るプロブレム（高齢者虐待，不登校など）に遭遇した場合，あるいはフォローの方法に難渋するケースでは各論をご覧ください．

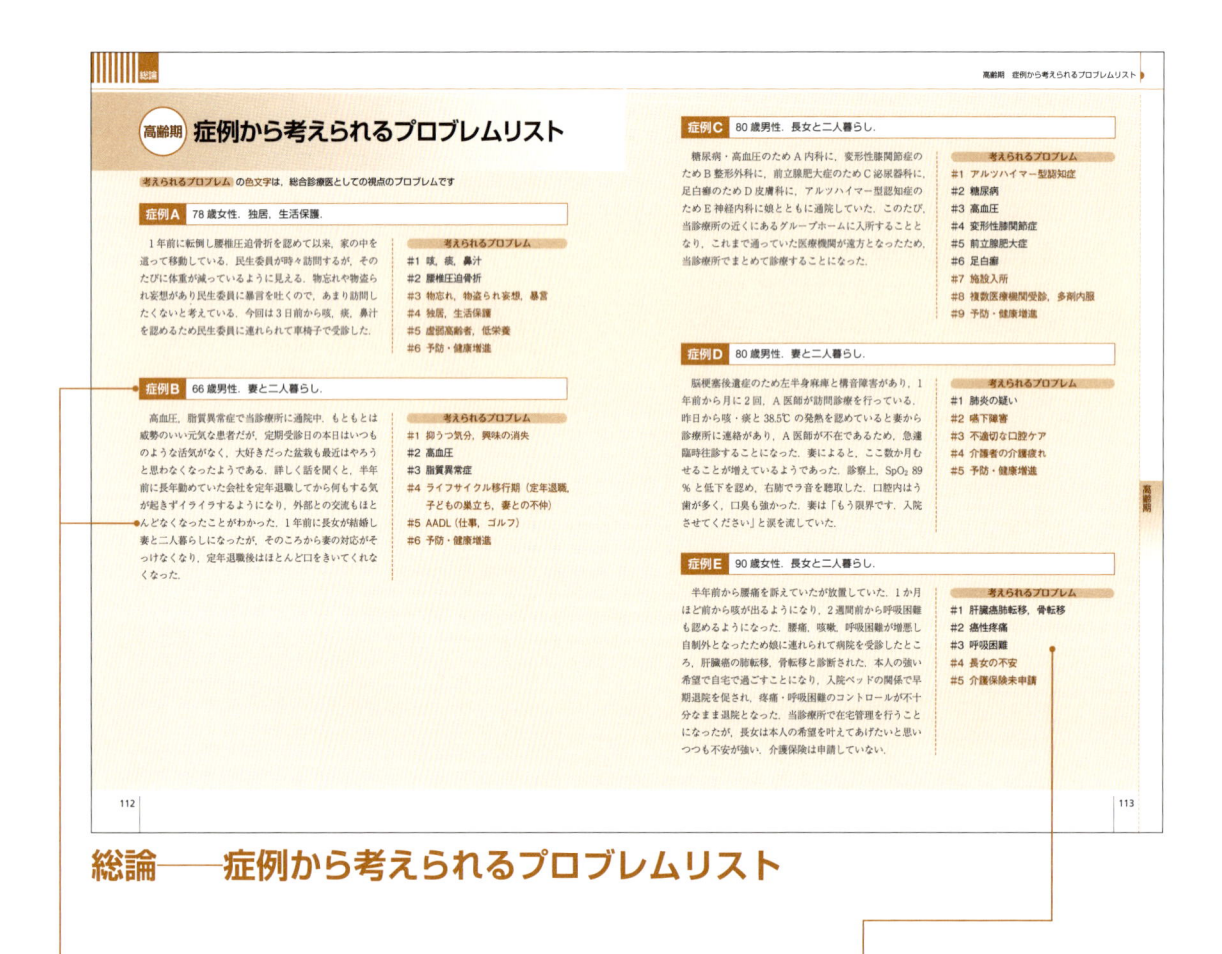

総論──症例から考えられるプロブレムリスト

症例
世代ごとによくある受診パターンについて書かれています．まずは症例を読んで，何がプロブレムリストになるかお考えください．

考えられるプロブレム
左の症例から考えられるプロブレムリストを列挙しています．色文字は総合診療医としてのプロブレムリストです．各論では主に色文字のプロブレムリストを取り上げています．

本書の活用法

症例
各プロブレムについて，よくある受診パターンを紹介しています．

カルテ
実際のカルテ方式で，SOAP 形式（主に A と P）について書かれています．受診日のみならず，数日後，数週間後，数か月後のフォローについても記載されていますので，必要な箇所をご覧ください．

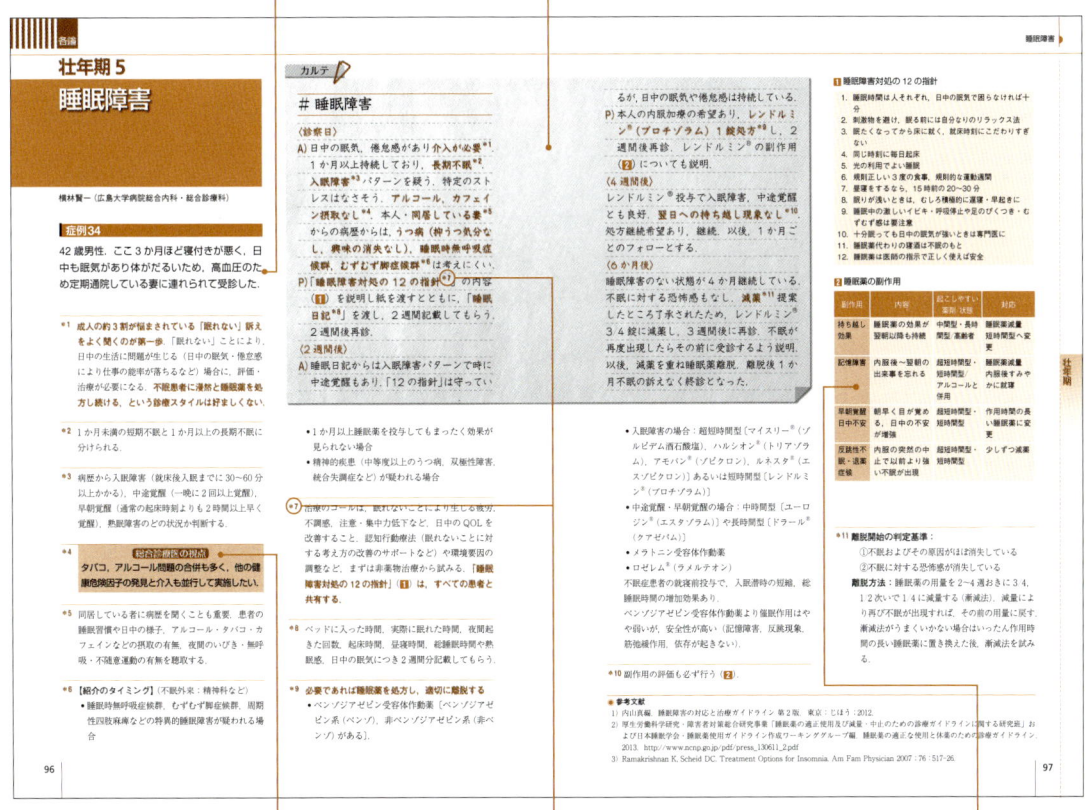

各論

総合診療医の視点
総合診療医として意識してもらいたい重要なポイントを「総合診療医の視点」として記載しています．

＊（重要語句・ポイント）
カルテのなかの重要な語句やポイント，他科専門医への紹介のタイミングについて解説しています．

図表
理解を助けるため図表を多用しています．2ページに入りきらない重要な図表は巻末ページにまとめて掲載しています．

乳幼児期

総論

乳幼児期 症例から考えられるプロブレムリスト

考えられるプロブレム の色文字は，総合診療医としての視点のプロブレムです

症例A 2歳6か月女児．クリニック午後診療．クリニックにかかりつけ．

ある冬の日，午後からの38.9℃の発熱を主訴に受診．母親は，「機嫌が悪く，お腹が痛いみたい」という．「どこが痛いの？」と聞くと，腹部を指す．自立歩行可能．笑顔はないが，おしゃべりはできる．鼻水がひどく湿性咳嗽がある．A保育園に通園中．父親が喫煙者であることについて前回母親と話したところである．

考えられるプロブレム

#1 3歳未満の発熱
#2 腹痛
#3 A保育園通園中
#4 父親の喫煙

症例B 8か月男児．夜間救急外来．けいれんにて救急搬送．

救急外来に当直中，本日からの発熱と3分間の四肢の間代けいれんを主訴に救急車で受診した8か月男児．体温は39.0℃で生まれて初めての発熱であった．来院時意識は清明（pediatric GCS15）．泣いている．脈拍数188回/分，呼吸数70回/分，肋間の陥没呼吸を認める．SpO$_2$=100%（room air）．

大泉門は平坦．呼吸音は清明．その他身体診察に異常なし．

考えられるプロブレム

#1 初発けいれん（単純型熱性けいれん疑い）
#2 重症細菌感染の除外が必要
#3 頻脈
#4 頻呼吸
#5 ワクチン接種歴確認

症例C 8か月男児．クリニック午前診療．細菌性髄膜炎で入院していたが先日退院．

先月救急外来担当中に診察し，細菌性髄膜炎として小児科入院となったB君が風邪症状で受診した．今日は元気にニコニコしている．体温37.8℃，鼻水，咳があるが，食欲あり睡眠もとれている．母親はなんだかそわそわしている．

考えられるプロブレム

#1 急性上気道炎
#2 細菌性髄膜炎既往
#3 ワクチン接種について確認
#4 母親に違和感

症例D　5歳男児．クリニック予防接種外来．

　MR2期ワクチンの予防接種のために来院．第1子．乳児期は夜泣きがひどく育てにくい子どもであった．幼児期になってから診察のときは大声で泣き叫んで診察がしにくい．今回，ひさしぶりに来院．不安げな顔をして入室してきた．挨拶しても返事はないが，視線を合わせてドキドキしているようである．母親に促されて一人で椅子に座る．幼稚園の運動会は「楽しかった」という．「来年から1年生やなあ．ランドセル買った？」というと，はにかんで母親のほうを振り返る．聴診は嫌がらずにできる．口を開けてというと，数秒嫌がっていたが，母親に励まされて自分で口を一瞬開けられる．MRワクチンを接種すると，泣かずにできた．

考えられるプロブレム

#1　MRワクチン接種完了
#2　対人関係の改善がみられる
#3　就学時健診，就学後の様子について聞き取りが必要

乳幼児期の診療のポイント

よりよい問診をとるための注意事項

　適切な問診をとるための4条件として，筆者は次のように考えている（頭文字をとってMALT）．
- Memory……患者が正しく覚えている
- Ability……患者が正しく伝えられる
- no Lie……患者が嘘をつかない
- same Thing……患者と医者の使っている言葉の意味が同じである

　さらに，小児特有の「M」として「Münchausen syndrome by proxy」（親が子どもを病気に仕立てあげることにより，本来不要である検査や治療を行わせる状態．児童虐待の一つの形とみなすこともある）を付け加える．

　小児，特に乳幼児では，このM_2ALTのいずれもが難しいことが多い．記憶はあいまい（保護者も保育園に預けていると病歴がわからない），言語能力は乏しい，痛い処置があると思うと軽く申告する，誤った表現をする，意図してあるいは意図せずにあいまいな表現を使う（思春期の「別にぃ」「びみょ～」）などが理由である．**本人が正確に病歴を話せるようになるのは，早くても4歳，筆者は7，8歳以降であると考えている．**

　症例Aでは，腹部触診では痛みは誘発されず，詳細な全身診察により急性中耳炎からの発熱と考えられた．痛みの場所を正確に表現できない2歳児の教訓的な症例であった．併せて，ワクチン接種を確認して，Hib，肺炎球菌ワクチンを接種していなければ，occult bacteremiaの可能性を検討すべきである．A保育園では現在RSウイルスが流行中で，RSウイルスによる上気道炎に急性中耳炎を合併したと診断した．総合診療医としては，地域での流行状況を常に確認して，事前確率を更新し続けておきたい．さらに，中耳炎のリスク因子として父親の喫煙について介入のチャンスである．

総合診療医が見逃してはいけない乳幼児の病気

　病気を評価する際にはバイタルサインを中心とした生理的評価と，診断名に基づく病態的評価がある．総合診療医は，まず生理的評価をきちんとできるようにトレーニングすべきである．たとえば，脈拍数60回/分は成人では正常であるが，乳児には心停止直前の超緊急事態である．呼吸数40回は乳児では正常範囲であるが成人では明らかな頻呼吸である．年齢による正常値をいつでも参照できるようにしておく必要がある（**1**）．総合診療医にもPALS（pediatric advanced life support）プロバイダーコースなどのトレーニングの機会が提供されている．

症例Bでは，啼泣はあるものの，脈拍，呼吸数ともに発熱を勘案しても＋2SD近くに増加しており，救急外来で母親がなだめても落ち着かないため，小児科医にコンサルトした結果，細菌性髄膜炎と判明した．あとで確認したところ，髄膜炎関連ワクチン（Hib，肺炎球菌）は接種していなかった．乳幼児に特有で，致命的あるいは重篤な後遺症を残すおそれのある疾患（must rule out疾患）として，細菌性髄膜炎，急性脳症，川崎病，腸重積などがある．詳細は他稿，成書に譲るが，must rule outを除外することを習慣づけることを指導医も研修医も意識する（**2**）．そのためには，今回の症例のように，ワクチン接種，生育歴，既往歴など，「リスク評価」が重要である．

medical homeとしての外来診療

子どもを診る外来は，medical homeとしての機能をもっているべきである．長期間さかのぼれる形で記録をしていること（電子カルテが便利），看護師，薬剤師などを含めたチームで医療をしていること，必要なときに地域の資源につなげること（他専門科や福祉サービスへの紹介），予防的介入をしていること，特別なケアが必要な患者（喘息やてんかんなどの慢性疾患）のピックアップとフォローをすること，身体面だけではなく精神面のケアもできること，強みに焦点をあてた医療面接ができること，双方向のコミュニケーションをすることなどがmedical homeの果たす機能である．

症例Cは，急性期からのかかわりが始まったケースである．母親は，「ワクチンの害が怖くて予防接種をしないと決めていた．病院では『ワクチンを打たないなんてとんでもない．それは虐待です！』と責められ，つらい入院生活だった．だけど，やっぱり怖くて予防接種はしたくない」と言っていた．**総合診療医がかかりつけとして機能するには，このような「家族の価値観」を否定せず，寄り添う姿勢が重要である**．「子どもも親も成長過程である」という気持ちでともに歩んでいくことが望まれる．母親の心理的なケアを継続しながら，時には精神医学的な治療をしながら，子どもの健康のためにワクチンについても情報提供し，shared decision makingしていく能力が求められる．

「子どもは家族の窓，家族は社会の窓」という言葉がある．子どもを通して見えてくる家族の景色を感じながら医療をしたい．

子どもとともに成長する

成人と子どものいちばんの違いは，子どもは心身ともに急速に成長することである．「発達障害かな？」と思っていた子どもが，しばらく間があいて次に来たときには見違えるようになっていることもある．**症例D**のようなケースでは，「すごいなあ．我慢できるようになったんやなあ．お兄ちゃんになったんやなあ」と子どもの強みに焦点をあてて，声をかける．それによって，両親にも力づけになる．「もうすぐ小学生ですね．だいぶ成長しましたね．うれしいです」と両親にも声をかけ，「小学生になったら学校でどういう感じか教えてくださいね」と声をかけておく．小学3，4年生になってから，学校での問題が表面化してくる

1 年齢月齢別の呼吸数・心拍数の正常値

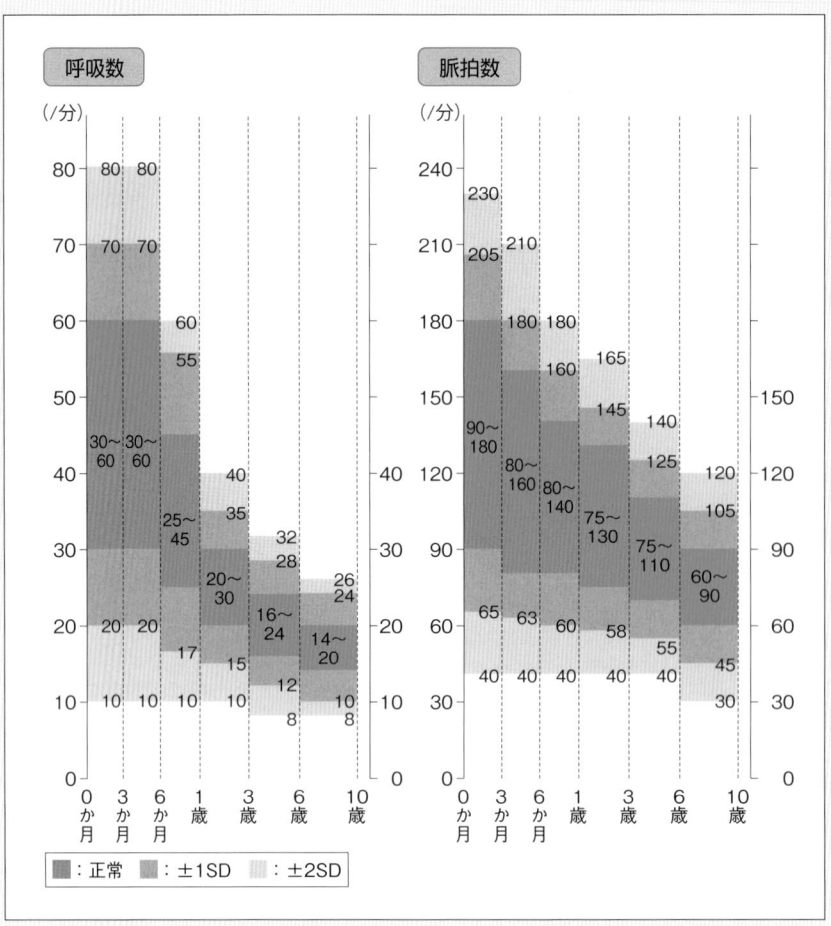

	呼吸数 (/分)							脈拍数 (/分)						
	0か月	3か月	6か月	1歳	3歳	6歳	10歳	0か月	3か月	6か月	1歳	3歳	6歳	10歳
+2SD	80	80	60	40	32	26		230	210	180	165	140	120	
+1SD	70	70	55	35	28	24		205	180	160	145	125	105	
正常	30〜60	30〜60	25〜45	20〜30	16〜24	14〜20		90〜180	80〜160	80〜140	75〜130	75〜110	60〜90	
-1SD	20	20	17	15	12	10		65	63	60	58	55	45	
-2SD	10	10	10	10	8	8		40	40	40	40	40	30	

■：正常　■：±1SD　□：±2SD

(笠井正志, 児玉和彦. HAPPY！こどものみかた 第1版. 東京：日本医事新報社；2014.)

子どもたちをよくみる．その時点で大丈夫と思っても，少しでも気になるのであれば，継続して様子をうかがうのがよい．保護者は，学校での問題をどこに相談したらいいのかわからないことも多い．そういうかかわりは，実は，乳幼児期から続けて発達をみているなかで基礎が築かれているのである．

子どもにかかわる問題は広く，深い．医師も子どもとともに成長する気持ちで，学習を続けていくことが重要である．

最後に，子どもを診る医療者は，子どもの権利が守られ，健やかな成長ができるように，社会全体に働きかける「アドボカシー」活動をすることが望まれる．具体的には，虐待予防，子育て支援，家族支援システムへの参画，貧困への取り組み，有害なメディアの利用の予防，防煙教育，事故予防，予防接種をより受けやすくすることなど，診察室の外に出た活動にも機会があれば積極的に参加してほしい．

子どもにかかわる医療者の仕事は，「子どもを通して未来を創ること」である．

(児玉和彦)

2 乳幼児を診察する総合診療医が知っておくべき疾患（一部）

必須の習得項目	・年齢月齢別バイタルサイン（意識状態，呼吸，循環）を基にした生理的評価から緊急に処置が必要な子どもをトリアージし，対応できる（例：アナフィラキシー）
子どもを日常的に診る総合診療医が診断，治療or説明できるべき疾患	・溶連菌感染症 ・単純型熱性けいれん ・クループ症候群 ・急性細気管支炎 ・急性中耳炎 ・アトピー性皮膚炎（難治でないもの） ・おむつ皮膚炎/カンジダ皮膚炎（鑑別ができること） ・伝染性膿痂疹 ・便秘症 ・急性胃腸炎 ・臍ヘルニア ・鉄欠乏性貧血
疾患を疑うことができ，専門医に紹介すべき疾患	・ビタミンK欠乏（頭蓋内出血など） ・胆道閉鎖症 ・発達性股関節形成不全 ・肥厚性幽門狭窄 ・先天性難聴 ・細菌性髄膜炎 ・急性喉頭蓋炎 ・急性心筋炎 ・頻脈性不整脈（PSVTなど） ・川崎病 ・急性肺炎 ・急性虫垂炎 ・腸重積 ・ブドウ球菌性熱傷様皮膚症候群（SSSS） ・食物アレルギー ・白血病（血球減少，出血傾向，肝脾腫など） ・血友病 ・子ども虐待
習得すべきスキル	・筋肉注射（エピネフリン，ミダゾラム） ・静脈投与以外の抗けいれん薬投与（鼻/頬粘膜投与，注腸） ・育児相談と勇気づけ ・アドボカシー（本文参照）
習得が望ましいスキル	・予防接種（BCGを含む） ・静脈路確保（乳児を含む）

各論

乳幼児期 1
発熱

茂木恒俊（京都大学医学教育推進センター）

症例1

11か月男児．季節は夏．4日前から39.2℃の熱があり，3日前に近医を受診して解熱薬で経過をみていた．その後も38〜39℃台の熱が続いているため心配になり当院を受診した．咳や鼻汁がある．やや下痢気味．いつもよりあまり食べない．

*1 全身状態を判断する際には，A（Appearance），B（Breathing），C（Circulation to skin）で評価を行う．
Appearance……周囲への興味を示すか？ 四肢の動き．視線が合うか．あやすと笑うか？ など
Breathing……頻呼吸の有無，努力様呼吸や陥没呼吸の有無，明らかに聞こえる喘鳴など
Circulation to skin……顔色不良がないか，末梢のチアノーゼ，CRT（capillary refill time）：2秒以上は異常

*2 小児は年齢別にバイタルサインの正常範囲が異なるため，全身状態が良さそうに見えても確認できるほうが望ましい．

*3 **総合診療医の視点**
"予防接種をしていますか？"と口頭で確認するのではなく"母子手帳を見せていただけますか？"と自分の目で確認する．接種していないときには，"接種していると，細菌性髄膜炎のような怖い病気になりにくいので，安心ですよ"とその場で勧める．近年，PCVやHibのワクチン接種により細菌性髄膜炎の報告数も減ってきている．PCVやHibを1回接種しているだけでも，髄膜炎の原因となるoccult bacteremia（潜在性菌

カルテ

発熱

〈診察日〉
S）（抜粋）
保育園では風邪で休んでいる子がいると連絡あり．
予防接種：BCG済み，4種混合，PCV13，Hib（3回接種済み）

O）（一部）
全身状態：周囲への興味あり，視線は合う，やや不機嫌
努力様呼吸なし，CRT＜2秒
バイタルサイン：心拍数160bpm，呼吸回数40回/分，体温38.9℃，SpO_2 98％
大泉門：平坦
眼球結膜：両側充血，眼脂なし
咽頭発赤あり，扁桃腫大なし，白苔なし．イチゴ舌あり．
耳：耳漏なし，鼓膜の発赤なし，膨隆なし
頸部リンパ節腫脹あり（右前頸部φ2cm大，圧痛あり）
胸部・腹部：心音・肺音に異常なし
四肢に皮疹なし，手掌・指の紅斑，硬性浮腫なし．おむつかぶれあり．

A）全身状態に関しては，ABC*1に異常をほとんど認めない．バイタルサイン*2

血症）が減少することが報告されている[1]．

*4 1歳までの小児で肺炎を疑った際，頻呼吸や努力様呼吸など，見た目の異常や身体所見にてラ音が聴取されなければ肺炎の可能性はやや下がる（**1**）．

についても，〔総論（p.6）**1**を参考にすれば〕呼吸回数は正常範囲であるが，心拍数は＋1SDにある．

熱が出てから3日以上経過しているため，まずは見逃してはいけない疾患が隠れていないか考える．**予防接種歴**[*3]や全身状態から判断すると細菌性髄膜炎は考えにくい．また，**呼吸回数の増加**[*4]がなく，SpO_2正常であることや身体所見で明らかなラ音を聴取しなかったことから肺炎は考えにくい．尿パックでの尿検査でも異常は認められなかったので尿路感染症の可能性は低いと考える．最後に，発熱4日目であり，川崎病の診断基準は満たしていないか考えておく必要がある．現時点で眼球結膜の充血を認めるが，眼脂がないことを考えるとアデノウイルスによる咽頭結膜熱とは考えにくい．イチゴ舌を認めるが，溶連菌感染症を疑わせるような咽頭・軟口蓋の発赤や出血斑は認めない．**BCG接種部位の再発赤**[*5]はなく，手指の変化も認められない．

P）発熱4日目であり，おむつかぶれを不定形発疹と考えても川崎病の診断基準は6項目中4項目しか満たしていないため**不全型**[*6]になるが，川崎病を強く疑い近医小児科へ紹介する．

1 肺炎を疑わせる病歴・身体所見

	陽性尤度比 （95% CI）	陰性尤度比 （95% CI）
頻呼吸 （1歳未満，50回/分以上）	1.67（1.2〜2.3）	0.52（0.4〜0.7）
努力様呼吸 （陥没呼吸，鼻翼呼吸）	1.27（1.0〜1.5）	0.53（0.3〜0.9）
ラ音の聴取	1.78（1.4〜2.3）	0.36（0.2〜0.5）

（Margolis P, Gadomski A. Does this infant have pneumonia?. JAMA. 1998；279：308-13.）

[*5] BCGの再発赤は，川崎病の診断手引きでも参考条項として記載されている．この現象が認められるのはだいたい3日目（中央値）といわれており，BCG接種後の期間によってもその頻度は異なってくる（**2**）．今回のように1歳未満のケースでは比較的よく観察されるため，積極的にBCGの再発赤がないか確認することが大切である．

[*6] **不全型であっても冠動脈病変の合併率は変わらない**[2]．

- 冠動脈病変合併率
  定型型：14.2％
  不全型：18.1％（4症状），19.3％（3症状以下）

2 BCG接種後の期間における再発赤の頻度

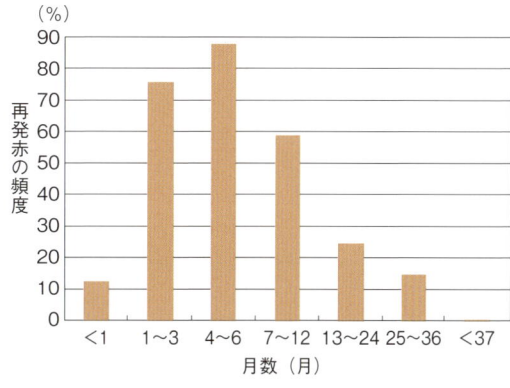

（高山順，柳瀬義男．MCLSにおけるBCG接種部位の変化についての検討．日本小児科学会雑誌 1982；86：567-72.）

● 参考文献

1) Fever without a source in children 3 to 36 months of age.
   http://www.uptodate.com/contents/fever-without-a-source-in-children-3-to-36-months-of-age
2) Sonobe T, Kiyosawa N, Tsuchiya K, et al. Prevalence of coronary artery abnormality in incomplete Kawasaki disease. Pediatr Int. 2007；49：421-6.

乳幼児期 2

喘鳴

茂木恒俊（京都大学医学教育推進センター）

症例2

1歳2か月男児．2日前から鼻汁がひどく，痰がからんだような咳をしている．最近，ゼーゼーする音が聞かれるようになり，きつそうにしているので来院した．

---

*1 「発熱」の項 (p.8) の*1を参照．

*2 バイタルサインが正常範囲を逸脱しているときには，その原因（激しい啼泣や発熱など）をきちんと説明できるまで，隠れた疾患がないか念頭においておく．
2～12か月の乳児で，熱が1℃上がるごとに心拍数が9.6bpm上昇することが知られている（ただし，泣いている子どもは除外されている）[1]．

*3 子どもの気道異物は1歳前後に好発する．この年齢では周囲にいつも大人がいる可能性が高く，子どもが何かの異物を口にして「激しくむせ込んだ」というエピソードが認識されていることが多い．異物の80％以上が食物であり，その80～90％が豆類である[2]．

*4 小児喘息の約60％は2歳未満に発症しており，乳児期にきちんと喘息の診断をつけることは早期治療，予防の観点から考えると大切である[3]．
- 乳児喘息の診断
下記①，②の両者を満たす場合，乳児喘息と診断している．
① 気道感染症を問わず，呼気性喘鳴を過去3回以上起こした場合
② 3回の喘鳴エピソード間が1週間以上あいている

カルテ

喘鳴（呼気時）

〈診察日〉
S)（抜粋）
保育園には行っていない．
母子手帳より：正期産 37週 2,850g
発育・発達の遅れなし
予防接種：BCG済み，4種混合，PCV13，Hib（3回接種済み）

O)（一部）
全身状態：周囲への興味あり，視線は合う，やや不機嫌
明らかに聞こえる喘鳴あり，陥没呼吸なし，CRT＜2秒
バイタルサイン：心拍数 142bpm，呼吸回数 36回/分，体温 37.5℃，SpO_2 96%（room air）
咽頭発赤なし，扁桃腫大なし．
頸部リンパ節腫脹なし
胸部：（心音）明らかな異常心音なし，心雑音なし
（肺音）rhonchi および呼気時に喘鳴を聴取
四肢・体幹に皮疹なし．

A) 全身状態に関してABC*1のなかでは明らかに聞こえる喘鳴を聴取し，**バイタルサイン***2についても，心拍数と呼吸回数はともに＋1SDである．
病歴からは，明らかな誤嚥を疑わせる*3エピソードは認められなかった．喘鳴エ

---

*5 **総合診療医の視点**
各都道府県に感染症動向のホームページがある．定期的に1週間ごとの定点観測結果を報告してくれるため，自分の地域でどのような疾患が流行しているのかわかりやすい．

ピソードは今回が初めてであり，アレルギー歴もないことから**気管支喘息**[*4]は考えにくい．
保育園には行っていないが，**感染症動向**[*5]の情報ではRSウイルスが流行しており，症状からも急性細気管支炎が最も疑わしい．RSウイルス感染症の**重症化リスク**[*6]は認めなかった．

P）症状と周囲の流行から判断し**RS迅速検査**[*7]は行わずに，まずは鼻汁を吸引して，呼吸状態が落ち着くか観察する．呼吸状態の改善が認められれば，**吸入**[*8]は行わずに**自宅での鼻汁吸引を指導**[*9]して帰宅とする．症状が悪化して，食事がとれない・眠れないなどの状態が続けば再来を指示した．

〈3日後〉

A）初診時に比べると，鼻汁や痰がからんだような咳は悪化した印象があるが，全身状態は変わらず食事も睡眠もとれている．バイタルサインも正常範囲内にあり，発熱もない．自宅での鼻汁吸引もしっかりとできている様子．
RSウイルスによる急性細気管支炎の症状がピークを迎える5〜7日目は乗り越えられそう．

P）引き続き自宅での鼻汁吸引を指導する．熱が出て呼吸状態がいつもと違うときには再来するように伝えた．

[*6] RSウイルス感染症の重症化リスクは下記の通り．
①6か月未満の乳児
②低出生体重児（在胎期間36週未満）
③慢性肺疾患や先天性心疾患
④免疫不全を有する児

[*7] RSウイルス迅速検査は2011年10月より保健適応が拡大され，下記の者が対象となった．
①入院中の児
②乳児（1歳以下）
③パリビズマブ製剤の適用となる児

[*8] 2014年，American Academy of Pediatricsが報告した細気管支炎の診療ガイドライン[4]では，2歳未満の細気管支炎に対する気管支拡張薬（β刺激薬やアドレナリン）の吸入を推奨していない．

[*9] 家庭でできる鼻汁吸引を指導できることも大切なスキルである．方法としては以下の3つがある．
①水などで湿らせた綿棒を使って，くるくる回転させながら鼻汁をとる（注：先端部のみ入れる）．
②子どもの鼻に口をあてて直接鼻汁を吸う（注：子どもの風邪がうつる可能性あり）．
③市販の吸引器を使って吸引する．吸引器には以下のようなタイプがある．
・口で吸うタイプ
・ハンディータイプ
・（病院でおなじみの）据え置きタイプ

鼻汁吸引には，タイミングも大事．入浴後など鼻汁が柔らかくなったときがチャンスである（小技：母乳を1滴鼻に入れると，鼻汁が柔らかくなる）．

● 参考文献
1) Hanna, C.M., Greenes, D.S.. How much tachycardia in infant can be attributed to fever?. Ann. Emerg. Med.2004；43：699-705.
2) 川崎一輝．気道異物．小児内科 2009；41：590-3.
3) アレルギー情報センター．小児気管支喘息．http://www.allergy.go.jp/allergy/guideline/01/contents_06.html
4) Shawn L.Ralston, et al. Clinical Practice Guideline：The Diagnosis, Management, and Prevention of Bronchiolitis. Pediatrics 2014；134：e1474-502.

乳幼児期3
腹痛

中村琢弥（弓削メディカルクリニック 滋賀家庭医療学センター）

症例3

3歳男児．特に既往のない生来健康な子．来院3日前より便が出ていなかった．本日より断続的な腹痛[*1]で「お腹が痛いー」と泣いており，心配そうな両親に連れられて来院した．

[*1] そもそも乳幼児は，腹痛を「腹痛」として訴えられないことがあることに注意〔「総論」(p.2) 参照〕．また腹痛以外のつらさ・苦しさ・疼痛が発生している状態を「お腹が痛い」と訴えることがあることにも注意．

乳幼児の腹痛の鑑別は多岐にわたる．**3**に挙げられるような鑑別疾患を想起しつつ，腹部（鼠径部などの見逃しをなくすべくパンツやおむつの下も忘れない）だけを診るのではなく，口腔内，皮膚，尿検査なども含めて，状況に応じて丁寧かつ効率的に診察すること．

乳幼児の腹痛では虫垂炎，腸重積，Henoch-Schönlein 紫斑病の可能性を常に考えること．

[*2] 腹痛患児の際に，病歴に合わないような不自然な外傷痕がある場合は常に「虐待」の可能性を念頭におき，疑った場合は慎重かつ迅速に対応する[1]．

[*3] **総合診療医の視点**
common problem である便秘に対しては，便秘そのものへの治療介入と，生活習慣の改善による予防的指導を併行して行っていくことが大切となる．特に乳幼児では，両親などへの食生活面での対応として十分な水分摂取，食物繊維の摂取など，日常生活に沿った指導は必要である．

カルテ

腹痛

〈診察日〉

A) 本人・両親より聴取した痛みの性状（**1**）をまとめると，「比較的緩徐に始まり，元気なときも多いなどの波のある腹痛．疼痛の程度はやや強めのときもあるがおおむね軽く，腹部全体に疼痛がある．随伴症状は便秘のみで発熱や嘔吐はなし」となる．身体所見としては下腹部に軽度便塊を触知するほかは，**口腔内，皮膚に外傷や発疹などの異常なく，尿検査も特に所見なし**[*2]．
状況として，第一鑑別として**便秘**[*3,4]を疑った．

P) 診断的治療として**浣腸**[*5]を施行．浣腸してから数分後にウサギの糞様の硬便（黄色～茶色）が中等量排出され，認めていた腹痛は完全に改善した．便秘に対しての食事療法・水分励行などを指導，患児は笑って，両親とともに帰宅した．

〈4週間後〉

S) 同患児が3日前から排便がなく，本日

また同時に，便秘であることに対して悩む本人や家人の苦悩・不安感に対応することも求められ，医師としての症候の natural course の説明だけでなく，本人・家人の努力への支持，成長とともに変化する症候経過に寄り添うあり方などが総合診療医のスタンスとして重要である．

[*4] 虫垂炎は頻度も比較的高く，誤診からの訴訟リスクも高い重要鑑別疾患である．便秘や他疾患（胃腸炎など）が疑わしいケースでも，虫垂炎の可能性は念頭におき，経過をみて再受診は可であることをぜひ伝えたい．

[*5] 乳幼児の腹痛における「**診断的治療としての浣腸**」は非常に有用な手法である．「観便」では血便

より嘔吐と強い腹痛を訴えるため再受診した．発熱はないが，前回より泣き方が激しいという．

A）前回と類似の経過だが，性状を両親・患児より詳しく聴取しなおすと「10～15分おきの頻度の腹痛で，前回より疼痛の強弱が強く，増強時はうずくまって泣くほど．さらに数回の嘔吐を伴う」とのことで前回との違いが確認された．腹部診察で腫瘤塊を触知し，腹部超音波精査にてtarget sign（ターゲットサイン）[*6]（②）を確認したことから腸重積[*7]と診断した．

P）治療を目的に近隣小児科病院へ紹介された．病院では整復法が実施され，回復したとの報告だった．

〈退院2週間後〉
A）P）久々に受診し，患児にその後も便秘が継続していることが確認された．今後の便秘対策としてマグネシウム製剤による排便調整が約束され，今後も当院へ定期受診することとなった．

の有無，硬便の有無などに特に注意する．乳児への浣腸としてはオリーブ油を浸した綿棒で肛門部を刺激する「綿棒浣腸」も有効．家庭でできる手軽な浣腸として，指導できることが望ましい．

[*6]【target sign（ターゲットサイン）】
超音波で確認できる腸重積所見．重積部の輪切りの像が弓矢の的のように見える．腸重積診断において超音波検査の有用性は非常に高い．

[*7] 腸重積として有名な所見はいちごゼリー状と表現される血便だが，発病初期には認められないこともあるため注意．

① 痛みの性状：「OPQRST」
- **O**nset（発症様式）
- **P**alliative / **P**rovocative（増悪・寛解因子）
- **Q**uality / **Q**uantity（性状・ひどさ）
- **R**egion / **R**adiation（場所・放散痛）
- **S**ymptom（随伴症状）
- **T**iming / **T**ime course（タイミング・時間経過）

② target sign（ターゲットサイン）

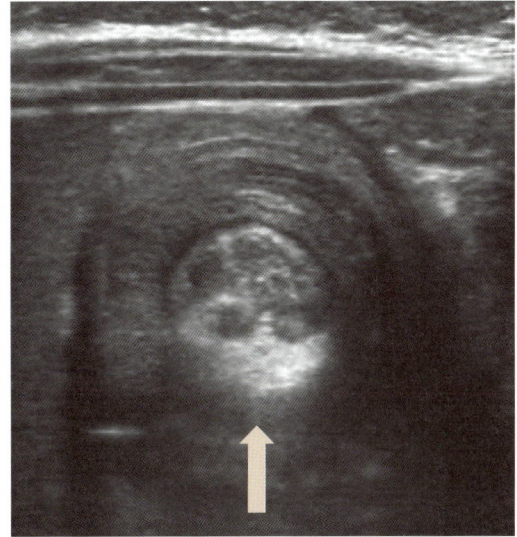

（中島康雄編，桜井正児ほか著．当直と救急の現場で使える腹部救急超音波診断．東京：中山書店；2014．）

③ 乳幼児の年齢別の代表的な腹痛の鑑別疾患

0～1歳	2～5歳
乳児疝痛	胃腸炎
胃腸炎	虫垂炎
便秘	便秘
尿路感染症	尿路感染症
腸重積	腸重積
腸軸捻転	腸軸捻
嵌頓ヘルニア	外傷
Hirschsprung病	溶連菌性咽頭炎
―	かま状赤血球症急性増悪
―	Henoch-Schönlein紫斑病
―	腸間膜リンパ節炎

（参考：Leung AK, Sigalet DL. Acute abdominal pain in children. Am Fam Physician 2003 ; 67 : 2321-6.）

● 参考文献
1) 日本子ども虐待医学会．一般医療機関における虐待の初期対応ガイド．
http://jamscan.childfirst.or.jp/dl/download.cgi?name=ippan_manual.pdf

各論

乳幼児期4
予防接種

児玉和彦（こだま小児科）

症例4

6か月男児．初めての高熱で受診した[*1]．

*1【予防接種確認のチャンス】
乳児健診時に確認する．それだけでは不十分なので，一般外来においても①フォーカス不明の発熱をみたとき，②頻回に受診するとき，③時間的余裕があるときに，予防接種歴を確認し接種計画を立てる．

*2【予防接種歴の確認】
予防接種歴は必ず母子手帳で確認する．家族の記憶はしばしばあいまいである．

*3 総合診療医の視点
予防接種を受けない理由として，予防接種「恐怖症」，宗教的理由，風邪を繰り返すことで延期が続いているなどがある．子どもを診る医師として見逃してはならないのは，虐待である．すなわち医療ネグレクトの除外をすることが重要である．体重，身長，外傷の有無など，何気なく身体的虐待の確認をし，疑った場合は児童相談所に通告する．

*4【接種禁忌】
共通の接種禁忌と各ワクチンの接種禁忌があるので確認する（**1**）．

*5【キャッチアップスケジュール】
月齢を確認して，予防接種としての優先順位と，定期接種としての接種期限を考慮しながら順番を決める．**不活化ワクチンを早目にうつこと，同時接種をすることで，できるだけ早く年齢相当に追

カルテ

予防接種

〈診察日〉

A）軽度の鼻汁，咳嗽があるのみ．母子手帳を確認すると[*2]予防接種は何も受けていなかった．母親は「里帰りから引っ越ししたりしている間に接種を忘れた」と答えた[*3]．結核，免疫不全，ケロイドの既往なし，免疫抑制剤使用なし[*4]．

P）予防接種キャッチアップスケジュールを計画する[*5]．

いつくようにスケジュールを組み立てる．定期接種としての接種対象年齢を超えていても，必要なワクチンは任意接種として接種するよう理解を得る[1,2]．

*6【ワクチンの接種開始時期について】
ロタウイルスワクチンの初回接種開始時期は14週6日未満が推奨されている．B型肝炎ワクチンは乳児期に接種したほうが抗体陽転率がよいので，なるべく乳児期早期から接種を開始する．公費負担が受けられる年齢にも決まりがある（**1**）．詳細は参考文献2を参考にすること．

*7【月齢によって接種回数が違うワクチン】
Hib（Haemophilus influenzae type b）ワクチン，肺炎球菌ワクチン（pneumococcul conjugate vaccine；PCV）は接種開始月齢によって接種回数が異なってくる予防接種である．**勘違いによる接種間違いが多いので，参考文献1を参照して十分注意する**．

*8【任意接種について】
任意接種であっても，有効性は高くリスクは低い．原則すべて接種することを筆者は推奨する．経済負担，有害事象発生時の保証などの問題はあるが，個々の患者に十分説明し，必要な予防接種を推奨する（**1**）[1]．

〈その後の経過〉
上気道炎であったので1週間後に接種を開始した．生後14週6日を過ぎているのでロタウイルスワクチンは接種推奨せず[*6]，7か月未満であるので[*7]Hib，PCV，DPT-IPV，B型肝炎ワクチン[*8]ワクチンの四種類同時接種[*9]から開始し，1週間後にBCGを接種[*10]．さらにその4週後にHib，PCV，DPT-IPV，B型肝炎ワクチンを接種し，さらに4週後にHib，PCV，DPT-IPVの3回目を接種し初回接種を完了した．
DPT-IPV：四種混合ワクチン

[*9]【同時接種について】
同時接種をすると予防接種に通う回数が減ることによって，子どもが院内感染を受けるリスクも減り，保護者の負担が軽減することが期待される．同時接種によって，個別に接種するより副反応のリスクは増加せず，それぞれのワクチンの干渉はない（例外はコレラ＋黄熱）とされている[3]．

[*10]【接種間隔について】
1 参照．同一ワクチンの接種間隔は個々に確認すること．

=== 患者にも役に立つ情報源 ===
- 「KNOW★VPD！ VPDを知って，子どもを守ろう．http://www.know-vpd.jp/
  患者にもわかりやすく書かれたサイトだが，医師も参考になる．

参考文献
1) 日本小児科学会．日本小児科学会推奨の予防接種キャッチアップスケジュール（2014年1月12日版）．2014.
   http://www.jpeds.or.jp/uploads/files/catch_up_schedule.pdf
2) 日本小児科学会．日本小児科学会が推奨する予防接種スケジュール（2014年1月12日版）．2014.
   http://www.jpeds.or.jp/uploads/files/vaccine_schedule.pdf
3) 日本小児科学会．日本小児科学会の予防接種の同時接種に対する考え方．
   http://www.jpeds.or.jp/uploads/files/saisin_1101182.pdf

1 予防接種についての基本事項

定期接種	Hib，PCV，DPT-IPV，BCG，MRワクチン，水痘ワクチン（2014年10月から），日本脳炎ワクチン，ヒトパピローマウイルスワクチン（human papillomavirus；HPV）
任意接種	ロタウイルスワクチン，流行性耳下腺炎ウイルスワクチン，インフルエンザウイルスワクチン，B型肝炎ワクチン，A型肝炎ワクチン　など
接種禁忌（全ワクチン共通）	・明らかな発熱（37.5℃以上）を呈しているもの ・重篤な急性疾患に罹患しているもの ・当該ワクチンの成分によってアナフィラキシーを起こしたことがあるもの
接種禁忌（各ワクチン）	〈BCG〉 結核の既往があるもの，予防接種や外傷によるケロイドの既往があるもの，免疫不全患者，免疫抑制薬使用者 〈ロタウイルスワクチン〉 腸重積の既往のあるもの，腸重積症の発症を高める可能性のある未治療の先天性消化管障害（Meckel憩室など）を有するもの，重症複合型免疫不全を有するもの
接種部位	上腕外側，大腿外側が推奨される．同側の近い部位に接種する場合は，最低でも2.5cm開ければ接種することが可能である
接種間隔	不活化ワクチン（Hib，PCV，DPT-IPV，B型肝炎ウイルスワクチン，HPVなど）から，同一でないほかのワクチンへの接種間隔は6日以上（次の週の同じ曜日から接種可能）．生ワクチン（BCG，MRワクチン，ロタウイルスワクチンなど）から同一でないほかのワクチンへの接種間隔は27日以上（4週後の同じ曜日から接種可能）である．同一ワクチンの接種間隔は個々に確認すること
公費による接種可能年齢	〈PCV〉 2か月から5歳未満（添付文書では6歳未満） 〈Hib〉 2か月から5歳未満（添付文書でも5歳未満） 〈DPT-IPV〉 3か月から7歳6か月（90か月）未満 〈BCG〉 1歳未満（標準的には生後5か月から8か月未満） 〈MRワクチン〉 1期：生後12か月から24か月未満 2期：5歳以上7歳未満で小学校就学前1年間（4月1日から3月31日まで） 〈DTトキソイド〉 11歳から13歳未満 〈日本脳炎ワクチン〉 1期：6か月から7歳6か月（90か月）未満（標準的には3歳から4歳） 2期：9歳から13歳 ※日本脳炎ワクチン特例措置：1995年4月2日から2007年4月1日までの間に生まれた者で4歳以上20歳未満の者も定期接種の対象となる 〈水痘〉 1歳から3歳未満（1歳の誕生日の前日から3歳の誕生日の前日まで） 〈HPV〉 小学校6年生から高校1年生に相当する年齢の女子（標準的には中学1年生）

乳幼児期 5
乳児健診

児玉和彦（こだま小児科）

症例 5

4か月男児．乳児健診[*1,2] にて来院した．第2子，兄は2歳6か月．日中は母親が一人で子育てしている．兄の赤ちゃん返りが心配．父親は会社員．

*1 総合診療医の視点
総合診療医の乳児健診は 3M＋FP で行う．
1：Must rule out……見逃せない器質的疾患を確認
2：Milestone……発達，発育のチェックポイントを確認
3：care of Mother and family……母親や家族の不安を取り除く
4：Follow up or consultation……フォローアップすることを怖がらない．時期を逃さず小児科紹介
5：Preventive care……予防的介入をする

*2 【いつ，誰が行うか？】
- いつ？：自治体が行う乳児健診（乳幼児健康診査）は，母子保健法に定められた1歳6か月健診と3歳児健診のほかに，乳児期に2〜3回行われるのが通常である．時期や回数は自治体によって異なるので確認する．それとは別に，急性疾患診療の際に，3M＋FP（上記*1参照）の介入を行うことが推奨される．
- 誰が？：乳幼児の成長，発達を正確に評価できるチーム（医師，保健師，心理士など）が行う．脳性麻痺の早期診断以外に，発達障害のスクリーニングや，家族内の問題へのケアもカバーする多方面からの観察による良質な健診が求められる．

カルテ

＃乳児健診

〈診察日〉

O）在胎38週4日[*3]，出生体重3,002kg，出生身長49.0cm，出生頭囲33.3cm，経腟分娩，Apgarスコア8/9，**生後5日で母子ともに退院**[*4]．
現在4か月10日．身長64.0cm（−0.1SD），体重6.8kg（−0.3SD），頭囲41.2cm（−0.2SD），胸囲41.0cm．完全母乳栄養．音源定位あり．**仰臥位：ATNR消失，活発に手足を動かす．笑顔あり．追視：上下左右に可能．引き起こし反射：定頸している**[*5]．

A）正常発達4か月児．

P）[*6] 母乳栄養継続（産院の助産師がフォロー）．補完食の開始時期（5〜6か月）について説明した．兄については，父親に

健診する医師の能力の目安として，「健常乳児が診察室に入ってきたのを見て，体重は前後1kg，発達は前後2か月程度の誤差で評価できるのが標準的な小児科専門医の診察能力である[1)]」が参考になる．

*3 【修正月齢について】
目安として，late preterm（在胎34週0日から在胎36週5日まで）の児は，おおよそ1歳まで，在胎30週未満，出生体重1,000g未満では3歳まで，修正月齢を使う．30週から34週未満は発達に応じて3歳近くまで修正月齢で考えてもよい．実際は特に決まりはなく臨床状況で判断している．

*4 【出生歴を確認する】
在胎週数や出生体重，Apgarスコアによってリスクを評価する．帝王切開であればその理由を確認する．黄疸の有無，光線療法など治療の有無を母子手帳で確認する．

連れ出してもらうなど，「兄との特別の時間を作る」こと，お手伝いをしてもらってほめてあげることを提案した．次は予防接種のときにフォロー．

〈2週間後〉
A）兄を父親が連れ出してくれるようになって，少し落ち着いてきた．母乳は順調に出ている．予防接種をスケジュール通り接種．
P）母乳栄養が続いていることを承認．寝返りし始めると転落リスクが増えることなど，看護師から事故予防について説明[*7]．以降，外来受診のたびに発達状況，生活状況を確認してフォローする．

ATNR：非対称性緊張性頸反射（asymmetrical tonic neck reflex）

へ通告を行う．子どものために地域全体で子育てを見守っていく．経過観察するときは，次のフォローアップまでに家庭で取り組めるアドバイスができるように勉強しておく．

*7 【予防的介入】
予防接種，虐待予防のためのアドバイスとケアなどを行う．事故予防について**1**（p.168）にあるものは指導する．

Column

夜間診療は乳児健診や子育て支援のチャンス？

10か月の女児．ミルクを飲んだ後に嘔吐があったという主訴で21時ごろ受診した．まるまると大きい赤ちゃんを不安げに抱きかかえた母親と，それに寄り添う大柄な父親．診察では特に問題なく，もともと便秘気味であり，今回は一度にたくさん飲みすぎたので嘔吐したと判断した．「ほかに聞きたいことはありますか？」と尋ねると，綿棒浣腸のやり方のこと，はいはいのこと，湿疹のことなどたくさん質問があった．初めての子育てでもあり，どこに聞きに行けばいいのかわからず困っていたとのこと．患者が少ない夜間診療だからこそゆっくり話を聞ける場をもてることがある．浣腸でうんちをいっぱい出した赤ちゃんはほっとした両親の腕の中ですやすやと眠っていた．「また何でも相談してくださいね」と言って見送った．診療に余裕があれば，ぜひ家族にも手を差し伸べてほしい．

*5 【must rule outとmilestone】
ここでは詳述できないので成書で学んでいただきたい．簡単なチェックリストを**1**（p.168）に挙げておく．母子手帳の成長曲線にプロットする．母子手帳を最大限に活用する．乳児の発達が正常に比べて2か月以上遅れているときは紹介する．健診の評価について，どの程度であれば異常としてピックアップするかは，医師の専門性，集団か個別か，親の養育力などによって変わってくる．「場によって閾値が違う」ことを認識する．

*6 【家族ケアとfollow up】
母親を中心とした家族のケアを行う．その家族固有の子育てを否定せず寄り添っていく．虐待に対しては感度を高くして，発見し次第，児童相談所

● 参考文献
1）前川喜平，落合幸勝．乳幼児健診における境界児—どう診てどう対応するか 第1版．東京：診断と治療社；2011．
2）水野克己．お母さんが元気になる乳児健診—健診を楽しくすすめるエビデンス＆テクニック 第1版．大阪：メディカ出版；2010．
3）洲鎌盛一．乳幼児の発達障害診療マニュアル 健診の診かた・発達の促しかた 第1版．東京：医学書院；2013．

乳幼児期6
乳幼児の発達

佐古篤謙（湯郷ファミリークリニック）

症例6

10か月男児．2日前から鼻汁と咳あり，かかりつけの当院を受診した．その際に，「10か月なら，はいはいして動き回っているのではないですか？」と確認すると，はいはいをまだしていないとのことであった．

*1 **待合室での様子，入室時の様子から診察は始まっている**．以下のようなことに注意して観察する．発達の指標（milestone）〔「乳児健診」の項（p.16）参照〕も意識しつつ，待合室で走り回ってないか，母親の抱き方や子どもへの関わり方はどうか，母親の顔つきはどうか，心配が強すぎないか，育児疲れはないかなど，いろんな情報がこの時点で得られる．

*2 **総合診療医の視点**
定型の発達段階を理解するための種々の尺度（デンバー式発達スクリーニング検査など）が開発されているので，目に見えるところに置いておくなどして常に子どもの発達を意識して診療を行う．発達上特に重要な指標については key month（**1**）として理解しておく．保護者に確認をしたり，母子手帳の記載内容を確認したりすることによっても，多くの情報が得られる．**風邪など日常の診察のたびごとに，月齢相応の発達をしているかどうか確認する視点をもっていることが大切である．**

*3 月齢相応の発達ではないという評価であっても，即「異常」というわけではない．極端な体重増加不良や，明らかな筋緊張の異常など，すぐに専門医療機関に紹介すべきケースもまれにあるが，基

カルテ

＃**急性上気道炎，運動発達要フォロー**

〈診察日〉

O)*1 母親に抱かれて入室．母親の膝の上で坐位保持はできている．医師と目を合わすことができる．診察机の上のおもちゃを手にとっている．医師がちょうだいというと手渡してくれる．
咽頭・頸部・鼓膜・呼吸音などの身体所見異常なし．

A) 10か月で「はいはいができない」は，標準的な発達の指標*2 から考えると，慎重にフォロー*3 すべき状態である．体重増加*4 は良好で，その他の発達*5 も問題なし．母親ははいはいできないことについて，あまり強く心配はしていない様子で，歩かせるために歩行器を使わせているとのことであった．これまでの健診*6 では異常を指摘されたことはない．

P) 母親には「少しゆっくりですが，○○ちゃんのペースで順調に大きくなってますね．あせって歩かせる必要はないので，しっかり床の上での移動をさせてあげてください．歩行器を使うのはやめましょう*7．自分でつかまり立ちをするのを待

本的には「注意深く経過観察してフォローする」ことが重要である．母親に対しても「異常です」とか「大丈夫です．様子をみましょう」と断定的な言い方を避け，気になるところや今後のフォローの方針を具体的に示すようにする．

*4 受診のたびに，あるいは最低月1回は**体重測定を行う．体重は成長曲線上にプロットして視覚的に確認するとわかりやすい．**

ってあげるようにしましょう．1か月後くらいにどんな様子かまた聞かせてください」と伝えた*3．そのうえで市の保健師*8に連絡し，本日の診察で気になった状況を共有するとともに市でのフォローの状況を確認した．

〈2か月後（12か月＝1歳）〉
A）P）1歳（12か月）になって予防接種で受診．歩行器の使用はやめている．まだはいはいしないが，座ったままいざって移動をし，つかまり立ちをしようとしている．
診察室の絵を指さしてさかんに「アッアッ」と言っている．バイバイもすることができる．
粗大運動の発達は引き続き要フォローだが，その他の発達（微細運動・言語・社会性）は問題なく，食事摂取や体重増加も良好．

〈4か月後（1歳2か月）〉
A）伝い歩きをしている．時々，一瞬だが一人で歩くこともできる．
P）「もうすぐ歩けるようになりそうですね．転倒・誤飲などの事故に注意して見守ってあげましょう」．

*5 この症例では，粗大運動（歩くこと・移動能力・バランス感覚など）の遅れが問題になっているが，微細運動（ものをつかんだり離したりするといった腕や手を使った運動），言語，社会性の4つの側面で発達を理解するとわかりやすい．詳細は参考文献1および「乳児健診」の項（p.16）参照．

*6 周産期の情報，生後からこれまでの発達の状況については，必ず確認する．**母子手帳からは，予防接種歴，成長曲線など，そのほかにも多くの情報を得ることができる．**

*7 このような環境要因が子どもの発達を阻害しているときがある．発達の段階に応じた関わりを勧めていくことが大切である．

*8 市町村の保健師は，基本的に地域で出生したすべての児を個別訪問し，その後も継続的にフォローしている．診察場面で気になるケースがあれば，まずは保健師に相談をしてみるとよい．すでに保健師のほうで問題を把握しフォローされているケースが多く，連携してフォローを行っていく．

1 乳幼児の発達における key month（age）について

Key month	代表的な指標
4か月	首がすわっている，追視ができる，あやすと笑う
7か月	お座りがひとりでできる，ほしいものに手を伸ばす
10か月	つかまり立ちができる，指先でものをつまむ，喃語を話す，人見知りする
1歳6か月	一人で歩行できる，意味のある単語を話す
3歳	一人で階段をのぼる，丸が書ける，名前が言える，友達と遊ぶ

乳幼児の発達における key month（age）とは，乳幼児健診で最も異常が発見されやすい月齢（年齢）のことで，4か月，7か月，10か月，1歳6か月，3歳がこれに相当する．上表は，それぞれの key month（age）の代表的な指標である．key month での指標に到達していない場合は厳重なフォローが必要となる．

〔藤沼康樹編．新・総合診療医学　家庭医療学編 第2版．東京：カイ書林；2015．〕

● 参考文献
1) 福岡地区小児科医会編．乳幼児健診マニュアル第4版．東京：医学書院；2011．

乳幼児期 7

虐待

佐古篤謙（湯郷ファミリークリニック）

症例7

9か月男児．1か月前から下肢がむくんでいると受診．最近寝返りもしなくなった．母親は特に心当たりはないとのこと．周産期は特記すべき異常なく，定期の予防接種は接種済み．第1子であり，また以前より母親の子どもへの関わりがぎこちなかったため，気になっていたケースである．

*1【マルトリートメント症候群】[1]

子どもへの虐待は大別して，①子どもへの積極的な行為（作為）である「虐待（abuse）」と，②子どものニーズを満たさない（不作為）「ネグレクト（neglect）」（養育の怠慢・放置・拒否，と表現されることもある）とに分類される．この虐待とネグレクト（abuse and neglect）とを統合する概念として，「maltreatment」（マルトリートメント＝不適切なかかわり）という用語が用いられることもある．

虐待の定義には「加害者の動機」は含まれておらず，**子どもに加害行為をしようという動機の有無は，それが虐待かどうかを判断する条件にはならない．**たとえば，「良かれと思ってしているしつけ」「育児能力の不足」などが子どもの安全を脅かしていれば，それは虐待として捉える必要がある．

「虐待」という認識は「子どもと家族への援助」へのきっかけであって，「加害者の告発」ではない．年間の児童相談所への通告数は4万4千件を超えており（わが国では身体的虐待・心理的虐待・ネグレクトがほぼ1/3ずつで大半を占め，性的虐待の通告は全体の約1％と少ない），毎年200人近くの虐待死が確認されている現状があり，子どもの虐待は小児期の重大な「疾患」として捉えるべ

カルテ

マルトリートメント症候群*1

〈診察日〉

0）*2 体重：1か月前 6,600g → 来院時 6,100g．母親の膝の上で坐位保持困難．医師と目を合わせるが表情に乏しい．口唇乾燥，るいそうが目立ち，下肢足背に圧痕を伴う浮腫あり．右母指に指吸いによると思われる発赤あり，熱感を伴っている．

A）*2 体重増加不良・低栄養・坐位困難あり．母乳・ミルク・離乳食の摂取はしっかりできているという母親の話と児の様子に解離あり．母親はにこやかだが，詳細な経過を確認しようとしても反応不良．

P）*3 ネグレクトの可能性もあり，母親には「むくみややせの原因を調べる必要があります」と伝えて病院小児科に紹介．市の保健センター保健師にも連絡．

きである．

*2【虐待のサイン】

家庭内でのケガ，原因不明のケガ，原因不明の消耗状態の児を診たら，虐待の可能性を考慮する．身体的暴力（打撲・骨折・熱傷など）や心理的な侮辱・脅迫・罵倒が繰り返される状況をみれば，虐待を疑うことは難しくないであろう．本症例では，低体重・低栄養・発達の遅れ・保護者の反応不良という状況から，「子どもの安全が脅かされている」という広い視点に立てば，ネグレクトとして捉えることが可能となる．医療者が虐待の可能性を考慮しない限り，虐待の発見は難しく，「様子をみる」選択をすることにより，子どもがより重症化したりしたときに死亡に至るリスクがある状況であることを忘れてはいけない．

虐待を疑うべきサインについての詳細は参考文献1に詳しいが，**1**が簡潔にまとまっていて参考になる．

〈2週間後〉*4
入院後の経過．明らかな外傷や骨折痕などなし．母乳の前後で体重変化なく母乳が出ていない様子．ミルクと離乳食を続けてもらったところ体重順調に増加，指すい・浮腫も改善．母親は児をかわいがる様子はみられるが，ベッド柵をおろしたままどこかへ行くなどの行動が目立ち，スタッフからの声掛けに対する反応も乏しい．入院主治医より児童相談所に連絡，入院中に訪問あり．今後の自宅訪問を約束して退院となった．

〈3か月後〉*5
数日前からの咳・鼻汁で受診．体重は8,100gと増加しており，肉付きもよい．依然母親の反応は乏しいが，母子ともに表情は良い．つかまり立ち・伝い歩きはできている．保健師に確認すると，定期的に保健師が訪問し，見守りを続けているとのことであった．

*3 【虐待を疑ったらどうするか】
虐待の疑いをもったときには，児童相談所あるいは市区町村へ通告する義務があることが児童虐待防止法に規定されている（緊急性が高い場合は夜間休日であっても児童相談所へ連絡する）．虐待の疑いかどうかはっきりしない場合でも，保健所・保健センターの保健師に気になる親子がいる旨の連絡を入れて対応について相談する．なお，通告によって，医療関係者が刑法上の守秘義務違反に問われることはないということが，関連法規に明記されている．保護者も援助の対象であるが，当初は主訴の身体的問題への対応をするという態度で接すればよく，関係性が十分でない状況でもやみに「虐待」という言葉を用いてはいけない．虐待の重症度によっては2)，入院施設のある医療機関へ紹介が必要である．

*4 入院という安全が確保された環境のもとで，適切な養育をすれば身体状況が改善することが確認されたといえる．

*5 **総合診療医の視点**
通告や入院をした時点でプライマリ・ケア医の役割は終わるわけではない．保健師を中心とした地域ネットワークの一員として，継続的に親子を見守り，その後の発育を支援していく役割が求められている．

1 虐待を疑うべきサイン「CHILD ABUSE」

Care delay（受療行動の遅れ）	損傷が生じてから受診までの時間軸に不自然なところがないか？
History（問診上の矛盾）	語る人によって受傷機序などの医学ヒストリーが異なっていないか？　一貫性はあるか？　現症と合致しているか？
Injury of past（損傷の既往）	短時間で繰り返してケガで受診している．カルテが各科別の医療機関は特に要注意
Lack of nursing（ネグレクトによる事故・発育障害）	何が・いつ・どこで・どのように起きたか，を語れるか？　誰が一緒にいたか？　定期受診は？　健診は？
Development（発達段階との矛盾）	「はいはいをしない子に，挫傷や骨折は起こりえない」
Attitude（養育者・こどもの態度）	養育者のこどもや医療スタッフへの反応や，こどもの養育者に対する反応に気になる点はないか？
Behavior（子どもの行動特性）	緊張度がきわめて高い，攻撃的な言動が多い．過度になれなれしい，落ち着きがまったくない，性化行動など
Unexplainable（ケガの説明がない・できない）	ケガの説明ができない場合，虐待/ネグレクトの両面を考慮．話のできる年齢の子どもが「わからない」という場合は要注意．
Sibling（きょうだいが加害したとの訴え）	重度・複数個所のケガを，幼小児が加えることは極めてまれ．幼いきょうだいがいる場合，言い訳として最も汎用されている
Environment（環境上のリスクの存在）	家族リスク：社会的孤立，経済的要因，複雑家庭など 子どものリスク：望まぬ出生，育てにくい子ども

〔奥山眞紀子 ほか
（厚生労働科学研究費補助金子ども家庭総合研究事業）．
一般医療機関における子ども虐待初期対応ガイド．〕

● 参考文献
1）日本小児科学会．子どもの虐待対応手引き第2版．http://www.jpeds.or.jp/uploads/files/abuse_all.pdf
2）奥山眞紀子ほか（厚生労働科学研究費補助金子ども家庭総合研究事業）．一般医療機関における子ども虐待初期対応ガイド．
http://jamscan.childfirst.or.jp/dl/download.cgi？name=ippan_manual.pdf
3）京都府．医療機関用子どもの虐待対応マニュアル．
http://www.pref.kyoto.jp/yamashiro/ho-kita/documents/child-abuse.pdf

各論

乳幼児期 8
予防・健康増進

宮﨑　景（高茶屋診療所 三重家庭医療センター高茶屋）

症例8

1歳2か月の男児．こたつの上にある加湿器の蒸気で右手にやけどを負って，母親に連れられて夕方の診療所外来を受診した．3か月前には，タバコの誤飲で救急外来を受診しているが事なきを得ている．

*1 消費者庁ホームページの「子どもを事故から守る！プロジェクト」[1]のサイトで，月齢別，事例別に「不慮の事故」の予防に役立つパンフレットを印刷することができる（自由に印刷して診療に活用してよいと，筆者が消費者庁に確認済みである）．

*2 **総合診療医の視点**
日常診療のなかで予防・健康増進を常に意識するために，必ずプロブレムリストに「予防・健康増進」の項目をルーチンで立てる．

*3 乳幼児（1〜4歳）における子どもの死因順位で「不慮の事故」は「先天奇形，変形及び染色体異常」に次いで2位となっており，**「事故」は予防可能な健康問題である**という認識が必要である．1対1で行うカウンセリングはある程度の効果がある[2]．

*4 **不慮の事故を予防するには，「親が目を離してはいけない」ではなく，「目を離しても大丈夫な環境を作る」ことが重要である．**

*5 行動変容を促すためには，うまくいったことはひたすら褒めて，「成功体験」を増やすことを意識する．

カルテ

右手熱傷

〈診察日〉
A) 右手の熱傷は受傷範囲も狭く，十分に冷却されており，水疱もなく一度熱傷であった．医学的にはフォローアップの再診は必要なさそうである．
P) やけど予防のパンフレット*1を渡し，具体的な改善点について共有し，次回の受診時までに達成することを約束してもらった．

予防・健康増進*2

A) 短期間の間に二度も **不慮の事故*3** を起こしており，介入が必要である．また予防接種も遅れがちとなっており，こちらも併せて介入が必要である．
P) やけど予防のほかに，タバコ誤飲のパンフレットも共有したが，誤飲事故以来，**タバコは子どもの手が届かない場所に置いている***4 とのこと．熱傷の経過観察，予防接種のアップデート目的で1週間後の受診予約とした．

〈1週間後〉
予約の日に受診しなかったため電話で確認したところ，母親は「忘れていた」との返事で

*6 **総合診療医の視点**
受診者は男児であるが，同伴した母親，来院していない父親も介入の対象である．また症例のようなケースが続けば，地域に対して「不慮の事故」を予防するための教室を開催する，学校に働きかけるなどの活動にもつながる．

*7 「不慮の事故」による乳幼児の死因は原因別に **1** の順位になっている．事故予防の適切な介入に結びつけるために，事故が起こりやすい年齢，パターンに精通しておくことが望ましい．

あり，予約をとり直して翌日受診となった．

A)P) 熱傷は治癒していた．予定の予防接種をこなした後，やけど予防策を講じていることを確認し，ポジティブにフィードバックをした[*5]．以前のタバコの誤飲に関連して，父母ともに喫煙者であることは前回確認されている．母親は誤飲事故の直後に禁煙を試みたが，夫が横でタバコを吸っていることもあり数日で失敗したという．彼女は今も関心期にあり，夫とともに再度禁煙にチャレンジすることを勧めて，禁煙外来の情報提供をした[*6]．

〈4週間後〉

A)P) さらに追加の予防接種のために来院した．「不慮の事故」の予防に関連して，消費者庁のホームページを紹介しながら，浴室での溺水の予防，チャイルドシートの適正使用について共有した[*7,8]．また**フッ素入りの歯磨き粉による歯磨き**[*9]と，親による仕上げ磨きについて共有した．両親の禁煙に関して，父親は無関心期で来院するつもりはないようだが，彼女の禁煙が始まったら，自分は外で吸うと約束している．母親は禁煙治療を開始することになった．

[*8] 乳幼児の「不慮の事故」を予防するポイントで主なものを項目別に **2** に示している[1,3,4]．

[*9] 1～2歳の月齢で，「不慮の事故」予防と予防接種以外に推奨されている「予防・健康増進」の項目としては，フッ素入りの歯磨き粉の使用が挙げられる．

---

1 不慮の事故による子どもの年齢・原因別の死亡数

	0歳	1～4歳	5～9歳
総数	89	109	106
交通事故	7	32	53
不慮の窒息	74	29	8
不慮の溺死・溺水	4	28	29
転落や転倒	1	5	7
煙・火・火災への曝露	0	5	4
その他	3	10	5

（参考：厚生労働省．2013年人口動態統計．）

2 乳幼児で不慮の事故を予防するための主要ポイント

項目	予防策
交通事故	月齢に応じた適正なチャイルドシートを，正しく用いる
	短時間であっても，車内，車の周囲に乳幼児を一人で放置しない
	自転車ではヘルメットを必ず着用する
	自転車では子ども用椅子（足部ガード付きの椅子）を使用する
不慮の窒息	口径39mm以下のものは床面から1m以上の高さに置く
	ピーナッツなどのナッツ類は食べさせない
	団子，こんにゃくゼリーなどは事前に小さく切って食べさせる
	ビニール袋は手の届くところに置かない
不慮の溺死・溺水	洗い場から浴槽のふちまでの高さが50cm以下の浴槽は転落する危険が高いため，残し湯をしない
	子どもが浴室に入れないようにする
	子どもだけで入浴させない
	浴槽用浮き輪は使用しない
転落や転倒	階段には柵をつける
	窓際にベッド，ソファーなどを置かない
	歩行器は使用しない
	ベッド，ソファーの上に一人で放置しない
煙・火・火災への曝露	火災報知器の設置，点検
	給湯温度を50℃以下に設定する
	高温の蒸気が出る加湿器は使用しない

● 参考文献

1) 消費者庁ホームページ　子どもを事故から守る！プロジェクト．
http://www.caa.go.jp/kodomo/onepoint/newdetailadvice_top.php?requestid=3）
2) Kendrick D, et al. Home safety education and provision of safety equipment for injury prevention (Review). Evid Based Child Health 2013；8：761-939.
3) Theurer WM, Bhavsar AK. Prevention of Unintentional Childhood Injury. Am Fam Physician. 2013；87：502-9.
4) Gardner HG. Office-Based Counseling for Unintentional Injury Prevention. Pediatrics 2007；119：202-6.

学童・思春期

総論

学童・思春期 症例から考えられるプロブレムリスト

考えられるプロブレム の色文字は，総合診療医としての視点のプロブレムです

学童期

症例A 9歳男児．朝の腹痛．

3週間前から通学前に腹痛を訴えトイレに閉じこもるようになる．朝以外は特に腹痛はない．週1～2日遅刻するようになり母親に連れられて受診した．便はもともと毎日あったが，最近は軟便傾向．よく聞くと，学校の男子便所で大便をしているところを同級生にからかわれるようになり，それからこの症状が始まっている．現在，排便は2～3回/日．

考えられるプロブレム
#1 過敏性腸症候群
#2 同級生から学校での排便をからかわれた

症例B 10歳女児．喘息発作．

幼児期に気管支喘息と診断され治療を受けていたが，小学生となり落ち着いていた．2週間前に風邪を契機に喘息発作が出現．吸入ステロイドと短時間作用型β刺激薬の吸入にて治療を開始した．いったん改善傾向と思われたが再度増悪．家族に喫煙者がいないか確認すると，数年前に禁煙していた母親が夫婦喧嘩をして，半年前より再喫煙を始めたとのこと．禁煙できないかと母親に勧めている．

考えられるプロブレム
#1 気管支喘息
#2 家族内喫煙
#3 両親の夫婦仲の悪化の可能性

思春期

症例A 17歳男性．高校生．アトピー性皮膚炎．

　幼少期からアトピー性皮膚炎があり，ステロイド軟膏などがなくなれば受診してくる高校生．最近コントロールが悪化している．冬場だからと思っていたが，よく聞くと野球部で部活も忙しく，期末テストもひかえていて，面倒で保湿やステロイド軟膏塗布をおろそかにしていたことがわかった．期末テストが始まる前の1週間は部活が休みになることもあり，保湿と1日2回のステロイド塗布を頑張ることを約束し，期末テスト後に次の受診を約束した．

考えられるプロブレム

#1 アトピー性皮膚炎
#2 野球部
#3 期末テスト前

症例B 18歳女性．鉄欠乏性貧血，月経不順，ニキビ．

　月経不順と鉄欠乏性貧血があり，定期的に鉄剤を内服していた．本人からニキビがひどいと相談され，受験勉強のストレスもあるかもしれないと母親が言っていた．受験に月経が重なるのが嫌ということもあり，低用量ピルで受験3か月前から月経をコントロールしてみることになった．それから，月経血量も減り，鉄欠乏性貧血，ニキビも軽減した．

考えられるプロブレム

#1 月経不順
#2 鉄欠乏性貧血
#3 尋常性痤瘡（ニキビ）
#4 受験ストレス

症例C 15歳女性．不登校，摂食障害．

　高校に入学してからあこがれのテニス部に入部．ランニングが遅いことに悩んでいたら，先輩から「体重を減らしたら速く走れるかも」と言われ，自分が太っていると気になり始めた．それから食事を食べない極端なダイエットに走り，「158cm，40kg，BMI 16」まで低下．部活で走り込めなくなり，逆に部活に行けなくなり，それが嫌で不登校気味になっている．よく聞くと月経も半年聞きていない．

考えられるプロブレム

#1 摂食障害
#2 不登校気味
#3 続発性無月経

学童・思春期の診療のポイント

学童・思春期の疾患の特徴

　この時期の子どもたちは，自分に起こっている症状をうまく自覚できていなかったり，整理できなかったりする．疾患としても，小児科疾患だけではなく，内科，婦人科，精神科，整形外科領域にわたり，それが複雑に絡み合っていることも多い．症状と症状が起こるきっかけを一つずつ確認していく必要がある．

一人の人として尊重する

　緊急性のない場合，患者本人を主軸において話を進めていくように心がける．読者の皆様もご経験かと思うが，親（特に母親）が心配して受診してきて，診察室でも本人を差し置いて親が一方的に話をすることがよくある．筆者はまず診察室に入ってきたときにいちばん初めに患者本人に話しかけることにしていて，その後もできる限りアイコンタクトを取りながら会話をするようにしている．

受診動機は誰がもっているのかを見極める

　受診時に誰が希望して，誰が心配になって医療機関への受診につながったかを見極めることが重要である．保護者が心配になっているが，本人は何も問題に感じていない場合，その後の定期的な通院は困難となることがある．本人に病識がなくても，放っておけば将来にかかわる病態もあるため，受診動機を明らかにし，定期通院が必要であれば本人に理解してもらうことが，その後のアドヒアランスにかかわってくる．

親に断って1対1で診察する

　思春期になってくると，親とは離れた学校や習い事などでの友人関係がより重要となってくる．そのなかで親には知られていないこと（たとえば月経，交際，セックスなど）を聞き出すには，親がいないところでプライバシーを保った状況を作り出す必要がある．
　思春期の子どもは，話したいのにうまく表現できない，話してはいけないなどと思っていることもあり，彼らのペースをうまくつかむことが重要である．
　筆者は「診察する間，お母様（お父様）は外でお待ちいただけますか？　診察後にお呼びいたします」といって，診察室の外で待ってもらい，その間に心配事やセックスのことを聞き出す．

また，親と離れて一人になることに抵抗を感じる場合もあるため，「次回の診察のときに一人でお話を聞いてもいいですか？」と心の準備をする期間を与えて，その日に無理をして1対1で診察しないこともある．

もしも病態にかかわる重大な事項が出てきた場合（たとえば，妊娠しているなど）には，「親御さんに私から話してもいい？」と本人に断ったうえで，親を診察室に再び呼び入れて話すことにしている．

本人とのラポールを形成する

本人との信頼関係が非常に重要であり，筆者の場合はできる限り（本人抜きで）親と医師だけで話す状況は作らないように心がけている．

思春期は特に信頼関係には気を遣う．また，当たり前ではあるが，学校生活について学校の先生に聞きたい場合にも，本人・親に同意を得てから行う．養護教諭などから事前に情報をもらうときも，「今回このことを医療者に相談することに関して，本人と親御さんに許可をとっていらっしゃいますか？」と確認をしておく必要がある．

本人が話していないのに，本人が予想している以上の情報を医療者がもっていることがわかったときに，「大人だけで勝手に自分の話をしている」と信頼関係が崩れ，その後の受診が続かなくなることもある．

メンタル・プロブレムが疑われる場合

若者のメンタルヘルスケアは「親の希望」への配慮なしには成功しない．また，親自身が未治療（またはコントロール不良）の精神障害に苦しんでいて，子どもの情緒的・身体的要求に応えられず，子どもにある種の"伝染"的な影響を及ぼしていることもある．親に"患者"の役割を認めさせることも時には必要となる[1]．

生物心理社会的な病歴の概略（■）

すべてを網羅することはできないが，関係のありそうな部分を抽出して聞き出す必要がある．主訴や年齢にもよるが，たとえば筆者の場合は一緒に住む家族や家族との関係性，学校での友人関係，発達，学校での成績，部活やアルバイトなどについては聞くことが多い．

（中山明子）

● 参考文献
1) Mina K. Dulcan, D. Richard Martini 著，松浦雅人訳．小児・思春期の「心の問題」診療ガイド．東京：メディカルサイエンスインターナショナル；2000．

1 生物心理社会的な病歴の概略

主要症状と受診理由
現在の病気についての病歴
    症状の出現
    症状に対する子供と親の態度
    子供や家族に対する症状の影響
    ストレッサー
    以前の心理学的あるいは精神医学的評価
    以前の治療
        精神療法：型，頻度，期間，効果
        薬物療法：正確な投与量，投与スケジュール，有益な作用と有害な作用
        環境の変化とその影響
現在の発達状態
    習慣
    運動能力と活動レベル
    注意
    発語と言語
    学業成績
    危険を侵す行動
    性的発達と性行動
    趣味，活動，スポーツへの興味と技能
    家族成員や他の主要な大人との関係
行動上の症状と心理的症状のまとめ
身体についての医学的評価
既往歴
    精神科的
    内科的
    神経学的
発達歴
    妊娠と出産
    新生児期，幼児期，小児期早期
    気質
    発達指標
        運動
        認知
        発語と言語
        対人関係
    学校歴
    外傷的な出来事
両親の心理社会的ないし精神医学的病歴
夫婦，家族のライフサイクルの発達史
家族の内科的病歴

(Mina K. Dulcan, D. Richard Martini 著，松浦雅人訳．小児・思春期の「心の問題」診療ガイド．東京：メディカルサイエンスインターナショナル；2000.)

各論

学童・思春期 1
風邪症候群

中川貴史（北海道家庭医療学センター 寿都町立寿都診療所）

症例9

7歳男児．1週間ほど咳嗽，鼻汁が続いているため母親に連れられて「風邪[*1,2]を引いたようです」と来院．最近，鼻汁が黄色くなり，痰絡みの咳をしている．学校に同様の症状の子がいる．

[*1] 風邪のほとんどはウイルス感染であり，抗菌薬は無効である．

[*2] 原因ウイルスとしてはライノウイルス，RSウイルス，パラインフルエンザウイルス，アデノウイルス，さらにはエコーウイルス，コクサッキーウイルスなどのエンテロウイルス，コロナウイルスなどが挙げられる．

[*3] 【確認すべきこと】
周囲の流行，既往歴，アレルギー歴，家族歴はもちろんのこと，小児の風邪診療においてはワクチン接種歴，出生歴などを必要に応じて母子手帳なども活用し確認する．また，**両親の喫煙状況，保育園などでの集団生活をしているかは最低でもおさえたい**．

[*4] 【風邪症候群の病型分類】
①**非特異的上気道炎型**：咳嗽，鼻汁，咽頭痛が同時に同程度出現している場合，より積極的にウイルス性の上気道炎と診断することが可能となる．
②**鼻型**：炎症が鼻粘膜周辺にある場合で，主たる症状は鼻汁，鼻閉などが挙げられる．1週間程度で改善に向かえばウイルス性と診断することが可能であるが，必要なのは細菌感染を合併

カルテ

感冒（ウイルス性急性上気道炎）

〈診察日〉
A）副鼻腔炎の既往あり．父親は喫煙者[*3]．母親としては副鼻腔炎が心配で，当初抗菌薬を処方してほしいという希望あり．可能性として否定はできないが，症状はさほど強くないため，**一般的な風邪**[*4,5]の治癒過程（①）と矛盾がないこと，黄色鼻汁があるからといって副鼻腔炎だと

していないかであり，鑑別には*6を念頭におくこと．
③**喉型**：急性咽頭，扁桃炎は咽頭にだけ炎症が起こっている場合で，鼻汁や咳嗽などの症状は原則としてない．ウイルス性感染症が多いが，溶連菌感染症も常に考える．また，川崎病，扁桃・咽後膿瘍，急性喉頭蓋炎にも気を付けること．
④**せき型**：急性気管支炎といった気道に炎症の首座がある場合で，基本的にはウイルス性である．重要なのは下気道感染，すなわち肺炎との鑑別である．肺炎を疑うか，積極的に除外したいときはX線の撮影が必要となる．発熱が二峰性の場合や全身状態や咳嗽が重症である場合はX線を撮る適応があると考えられるが，必ずしも浸潤影を認めないからといって肺炎を否定できるわけではないことに留意を．

[*5] 【一般的な感冒の症状持続期間，罹患頻度】
両親が喫煙者の場合は症状持続期間が延長する場合がある．
- **6歳未満**：典型的な症状は数日でピークを迎え，14日間程度持続する．年間6〜8回程度罹患する．ただし，保育園などで集団生活をしていると頻度が増す
- **6歳以上**：典型的な症状は数日でピークを迎え，5〜7日間程度持続する．年間2〜4回程度罹患する

は言い切れないことなどを含め診断根拠を丁寧に説明．結果，今回は抗菌薬なしで対症療法のみで経過観察することとなった．

P）発熱，顔面痛，耳痛などが出現する場合，現在の症状が持続する場合，また，水分などを摂らずに脱水になってしまう場合などは他疾患や**合併症**[*6]の鑑別を要する可能性があるため，再度受診してもらい，**診断**[*7,8]，治療方針の再検討を行う．

1 健康な小児での風邪症状の推移

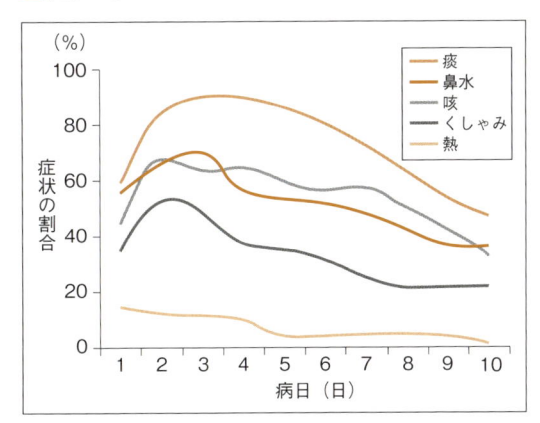

（Pappas DE, Hendley JO, Hayden FG, Winther B. Symptom profile of common colds in school-aged children. Pediatr Infect Dis J 2008；27：8.）

[*6]【特に留意すべき合併症とそれを疑う徴候】（米国小児科学会と米国感染症学会のコンセンサスより）

〈合併症を疑う徴候〉

副鼻腔炎（副鼻腔の炎症）を疑わせる症状（日中の咳嗽，かつ/または鼻症状）かつ，以下のうちいずれか．
- ① 10日以上，かつ30日未満の改善のない持続的な鼻の症状
- ② 重症な症状（重症感，39℃以上の発熱，3日以上持続する膿性鼻汁）
- ③ 症状の増悪（呼吸器症状の増悪，重症頭痛の出現，鼻汁，新たな発熱，繰り返す発熱）

黄色鼻汁があるからといって必ずしも副鼻腔炎とは言い切れない．一般的なウイルス感染症の経過でもしばしば発症から数日で黄色もしくは緑色の鼻汁へと変化する．

〈留意すべき合併症〉
- 急性中耳炎：新たな発熱，耳痛
- 気管支喘息発作：朝方や深夜のひどい咳嗽，呼吸困難感，喘鳴の聴取
- 肺炎：新たな発熱，長引く，もしくは増悪する咳嗽
- 結膜炎：結膜充血，眼脂

- 細菌性咽頭炎/扁桃炎：咳嗽がない，発熱，扁桃腫大か滲出物付着

  溶連菌感染症は（modified）centor criteria を参照すること．

[*7]【鑑別診断】

アレルギー性/血管運動性鼻炎，鼻腔異物，気道異物，百日咳，鼻腔，副鼻腔の解剖学的異常，インフルエンザ，伝染性単核球症など．

[*8] 〔総合診療医の視点〕

風邪診療では特に真の受診理由（actual reason for coming；ARC）に着目したい．本症例でも1週間続いていたのに，なぜ今回受診してきたの？という疑問が湧いてくる．ここを丁寧に確認できるかで，単なる風邪として診療を終えるか，もう一歩深みのある診療ができるのかが決まってくる．
風邪のように見えるが実は見逃してはいけない疾患を絶えず否定する意識を持ち続けることが重要．

● 参考文献
1) Diane E Pappas, J Owen Hendley. The common cold in children：Clinical features and diagnosis. 2014.
   http://www.uptodate.com/contents/the-common-cold-in-children-clinical-features-and-diagnosis
2) 中川貴史．せき，はな，のど（上気道症状）．藤沼康樹編．新・総合診療医学　家庭医療編．東京：カイ書林；2012. 224-7.
3) 岸田直樹．誰も教えてくれなかった「風邪」の診かた．東京：医学書院；2012.
4) 山本舜悟編著．かぜ診療マニュアル—かぜとかぜにみえる重症疾患の見わけ方．東京：日本医事新報社；2013.

学童・思春期 2
アトピー性皮膚炎

中村琢弥（弓削メディカルクリニック 滋賀家庭医療学センター）

症例 10

10歳男児．幼少時から乾燥して皮膚が荒れやすく，市販薬などでケアをしていたが思うように改善しないため，母親に連れられて来院した．

---

*1 アトピー性皮膚炎の主な病態は「皮膚バリア構造の破壊」「掻破行動」「炎症病変」の3点に集約される．それぞれの病態に合理的にアプローチするよう，適切な治療行動をとること．

*2 **総合診療医の視点**
定期受診の維持はアトピー性皮膚炎を治療するうえで非常に大切である．
治療状態の観察を入念に行うことで生活習慣・環境に由来する増悪寛解因子に早期に気づくことができ，細かな治療変更を実施できる．
医療者患者関係を育て良好な信頼関係構築を行うことを通じて，適切な定期受診体制を築くことができるかどうかは，最終的な治療経過の良悪を分けると言っても過言ではない．

*3 「痒い→掻く→創傷→痒い……」の悪循環（itch scratch cycle）を断ち切るためには以下の対策が必要．
- 爪を短く切る（やすりをかけるなどして丸く鈍に整える）
- 衣服の工夫（不要な厚着を避ける，チクチクとした刺激のある衣服を避ける，など）
- 暖めすぎによる掻痒感増強に配慮（熱いシャワーや風呂，冬期の暖房状況など）
- 状況により，抗ヒスタミン薬内服を検討

カルテ

 # アトピー性皮膚炎

〈診察日〉
A) 慢性経過かつ乾燥・発赤・掻痒感を伴う擦過痕ということで「アトピー性皮膚炎」と診断[*1]．
母親に尋ねると，これまでメディアや友人から勧められた内容や自己流などさまざまな治療を試みては増悪寛解を繰り返していたとのこと．
P) あらためて診断を告げ，忍耐強く取り組む必要があること，定期通院が必要であることを話し，母親と本人に対して治療への協力について合意を得た[*2]．
掻痒感対策[*3]，具体的なスキンケア[*4]，塗布剤の塗り方[*5,6] などの指導を行い，2週間後フォローとなった．

〈2週間後〉
A) 患児の皮膚の状態は明らかに改善しており，初回受診ではやや不安そうであった

---

*4 アトピー性皮膚炎の治療の基本は「スキンケア」．
- 汗，よだれ，食べ物などがついたらすぐに洗い流して軟膏を塗布
- シャワー・風呂上がりは乾ききらないうちに軟膏を塗布
- 特別高価な石けんは不要．普通の石けんなどで可．肌に残らないようにきちんと洗い流すこと
- タオルでゴシゴシも禁物．石けんの泡そのものなどで肌に優しく洗うこと

*5 ステロイド外用薬の部位別吸収率（**1**）を意識して薬剤を選択することは大切．

*6 ステロイドの使用量は「fingertip unit」（**2**）が目安．1unitで手掌1枚分塗り広げられると考える．

*7 ステロイド外用薬の塗布量はつい少なく使用する家人もいるため，初期はステロイド外用薬の使用量を確認するプロセスを設けること．

母親も結果に満足している様子であった．2週間のステロイド塗布剤の消費量を確かめ，**適切な使用量が維持できていることが確認できた**[*7]．
P）改善途上にて治療中断にならないよう，再度継続受診の重要性を説明した．ステロイド外用薬は強さの調整ができるように指導した[*8]．
〈6か月後〉
患児の皮膚は多少の乾燥はあるが，発赤と掻痒感，掻破痕はほぼ寛解した．合併症も認めず[*9]，ステロイド外用薬による皮膚変化もない[*10]．
母親からは当初はステロイド外用薬の使用に抵抗感もあったが，継続した指導にてその抵抗も薄れていったこと，治療経過に対しての感謝の言葉が聞かれた[*11]．
季節ごとの増悪の可能性を示唆し，毎日の保湿剤とスキンケアを指導して，数か月後のフォロー受診を予約することとなった．

増悪が代表的．使用期間，部位別・強さ別の調整，使用量の管理など，適切な使用ができていれば，ステロイド外用薬は安全に使用できる薬剤であることを指導しつつ，継続した観察が重要である．

[*11]【ステロイド恐怖症】
ステロイドであるというだけでその使用を拒否する家人も時折いる．多くは拒否に至るさまざまな背景（メディアの報道や友人からの伝聞，実際の経験に基づく内容など）が存在するため，まずはその状況を作る相手の認識の理解に努めること．その後，十分な共感的対応と適切な医学的説明（適切な指導のもとでのステロイド塗布は安全に使用できること，アトピーの治療の要となる薬剤であること，など）を行うこととなる．それには継続的かつ良質な関係構築が大切となる．
実際には簡単にはいかないケースも数多いが，医療との関係性が断絶しないよう，忍耐強く関わり続けることが道を切り開くことも多い．

1 ステロイド外用薬の部位別吸収率[*]

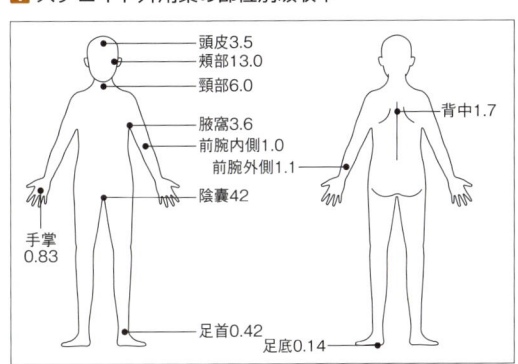

頭皮3.5
頬部13.0
頸部6.0
腋窩3.6
前腕内側1.0
前腕外側1.1
背中1.7
陰嚢42
手掌0.83
足首0.42
足底0.14

[*]：腕の内側を1とした場合の比率
幼小児・学童であるだけで成人より皮膚への塗布剤の吸収率がよい．小児アトピーへのステロイド塗布治療の主力は「strong～mild」ランクを目安に構成すること．

2 fingertip unit

1 fingertip unit

[*8] ステロイド塗布の強さのランクは **3**（p.170）を参照．回復度合いに合わせて使用調整を検討していく．

[*9]【アトピー性皮膚炎に伴う主な合併症】
- **伝染性軟属腫**：アトピー患者では双方が増悪しやすい
- **伝染性膿痂疹**：疑う場合は抗菌薬内服検討
- **カポジ水痘様発疹症**：突然広がる発疹の際には鑑別に入れること
- **白内障や網膜剥離**：自傷行為などに伴う眼合併症もあるため注意

[*10] 不適切なステロイド塗布による合併症としては，皮膚の菲薄化，毛細血管拡張，多毛，皮膚感染症

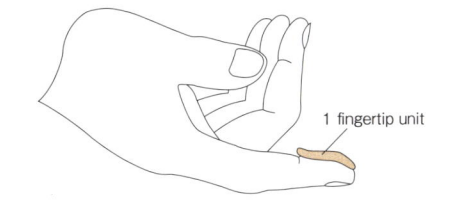

● 参考文献
1) Williams HC. Clinical practice.Atopic dermatitis. N Engl J Med.2005；352：2314-24.
2) National Institute for Health and Clinical Excellence（NICE）. Atopic eczema in children. Management of atopic eczema in children from birth up to the age of 12 years. NICE 2007；CG57.

学童・思春期 3
喘息

中川貴史（北海道家庭医療学センター 寿都町立寿都診療所）

症例11

8歳男児．以前から喘息管理を行っている．昨晩，祖母宅へ遊びに行った後から咳嗽が出現し持続している．息苦しさで夜間に時々目を覚ますほどだったので朝一番で来院．発熱なく，SpO₂ 94％，喘鳴を全肺野に聴取．

発作管理

*1【発作の重症度分類】
小発作，中発作，大発作，呼吸不全に分けられる．**喘鳴など身体診察上の異常が軽度で，日常生活がほぼ普通に行え，SpO₂ ≧ 96％の場合は小発作，著しく障害され，SpO₂ ＜ 91％の場合は大発作ないし呼吸不全，その中間が中発作となる．**

*2【中発作への対応】
1を参照．

*3【治療の原則】
発作管理と長期（安定期）管理に大別される．

*4 アレルゲン，危険因子の回避から治療が始まる．アレルゲンとして，ペット（イヌ，ネコ），家屋（ダニ，ハウスダスト），カビ（ペニシリウム，アルテルナリアスギ），食品（卵，牛乳，大豆），植物（ブタクサ，スギ）などが挙げられる．また，危険因子として，呼吸器感染症（ウイルスなど），**受動喫煙**，大気汚染，運動，気象，薬物などがある．

*5 ▎総合診療医の視点 ▎
● Contextual Care が喘息治療の要
両親の喫煙，ペットなどといった背景を考慮し，

カルテ

気管支喘息発作

〈診察日〉
A) 中発作*1,2．もともと長期管理*3としてロイコトリエン受容体拮抗薬のシングレア®（モンテルカストナトリウム）5mg/日を用いていた．ベネトリン吸入後すみやかにSpO₂ 97％に改善した．1時間経過観察後，悪化を認めていなかった．今回の発作の原因*4,5は，祖母宅で飼っている犬のようで，以前から遊びに行くたびに咳嗽が出現していたようだ．
P) β₂刺激薬のメプチン®キッドエアー（プロカテロール塩酸酸水和物）*6を喘鳴時頓用として処方．なお以前，大発作で入院した既往を考慮し，プレドニン®（プレドニゾロン）を0.5mg/kg/日で内服

重要性を理解してもらい，目標に向かって患児，家族，医療者が各々の役割を発揮していくことが治療の第一歩である．
● 外来にて管理可能か，入院の適応があるかを見極める
外来診療，入院診療を行える総合診療医だからこそ，患者自身の生物医学的側面のみならず，心理社会的側面にも配慮した状況判断を行いたい．外来で無理なく対応できる術を身に付け，入院・紹介に関しては医師として，施設としての基準を設けたい．
● 先を見越した，予防的な診療
患者の状況に応じてフォローの間隔を検討する．発作が落ち着かない時期は数日～1, 2週間ごとのフォローを要するが，安定している時期には1～数か月ごとでよい．その際は症状，呼吸機能，QOL，治療へのアドヒアランス，薬物の副作用，ケア自体への患者の満足度を評価する．

*6【β₂刺激薬吸入の自宅での使用方法】
喘鳴時，小児1回2吸入で，年齢，症状により適宜増減．1日4回（8吸入）までの使用を許可し，それ

開始．今回は帰宅を許可したが，発作が増悪してこないか確認するため，当日夕方に再診してもらい，状況確認することとした．

〈夕方の再診（2回目の診察）〉*5

喘鳴消失．大発作への進展なく，外来で経過観察が可能と判断．3日後再診を指示．

〈3日後〉

発作は治まり，発作期の治療は終了．今回の発作から，**安定期の治療***7,8 をステップアップすることとした．シングレア®5mg/日に加えて，吸入ステロイド薬のフルタイド®（フルチカゾンプロピオン酸エステル）を中用量（200μg/日）追加．次回は2週間後とした．吸入ステロイド薬が初めて処方されるので，院外薬局へ吸入指導を依頼した．

以上必要になる場合には受診するよう伝えておく．

長期管理

*7【長期管理の目標】

最終的には寛解・治癒を目指すが，日常の治療目標は，症状コントロール（β刺激薬頓用使用頻度の減少，昼夜の症状安定），呼吸機能の正常化〔ピークフロー（peak expiratory flow；PEF）やスパイログラムの正常化，気道過敏性の改善〕，QOLの改善（スポーツ時も含め安定した日常生活，副作用のない治療）である．

*8【喘息コントロール状態の評価と対応】

最近1か月程度の喘息症状によってコントロール状態を判定し，治療の継続，ステップアップ，ステップダウンを判断する．ステップダウンの際には3か月以上コントロール状態が「良好」が維持でき，呼吸機能が正常で安定していることが求められる．なお，最近1年間の急性増悪による入院や全身性ステロイド薬投与などの重篤な発作，症状の季節性変動などの各患者固有の悪化要因にも留意したい．

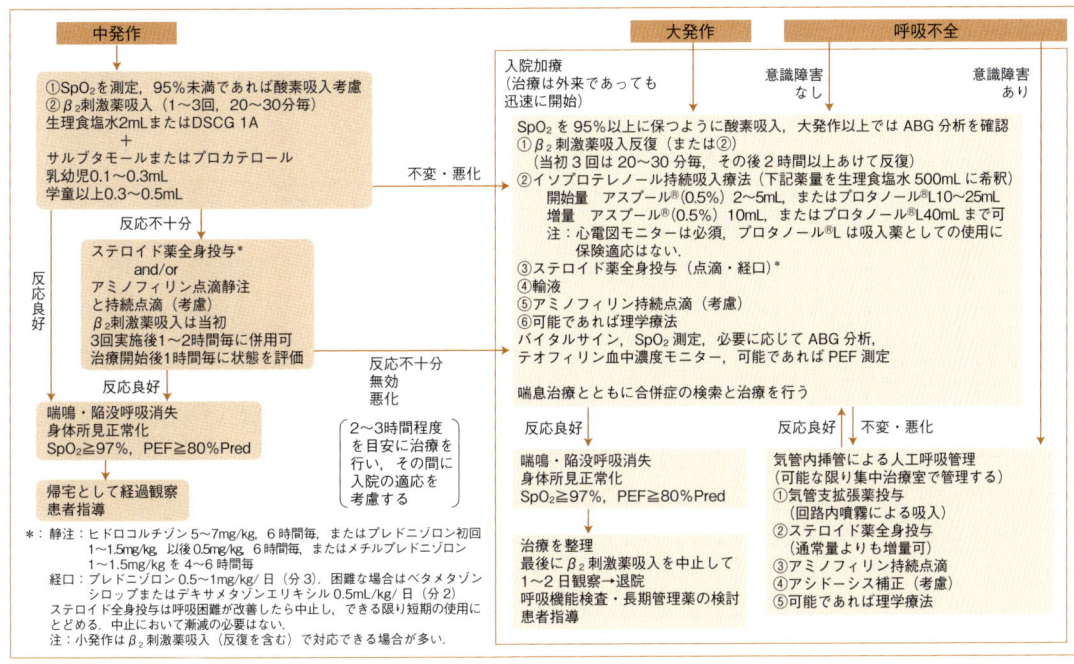

① 中発作への対応

（濱崎雄平ほか．小児気管支喘息 治療・管理ガイドライン2012．東京：協和企画；2011．）

● 参考文献

1) 近藤直実ほか．喘息・アレルギーのテーラーメイド治療．東京：診断と治療社；2013．
2) Christopher H Fanta. An overview of asthma management. 2014.
   http://www.uptodate.com/contents/an-overview-of-asthma-management

各論

学童・思春期 4
性教育

中山明子（大津ファミリークリニック/洛和会音羽病院）

症例12

18歳女性．早朝に本人のみ*1で緊急避妊法希望で救急外来を受診した（以前にも当院で緊急避妊法の受診歴あり）．

*1 【未成年の単独受診】
　未成年の単独受診を基本的には認めていない医療機関が多い．しかし，現実的には18歳以上になると単独受診に関しては何も言及しない医療機関が多い（筆者の場合，18歳未満の単独受診であれば，保護者に電話で連絡をして医療機関を受診させている）．

*2 【緊急避妊法（emergency contraception；EC）】
　セックスにおいて避妊が実行されなかった場合，避妊に失敗した場合，セックスを強要された場合の妊娠の危険性を減少させる手段がECである．ECとしてわが国で一般的に行われていた方法はヤッペ法であり，セックス後に中用量ピル（ethinylestradiol 50μg + dl-norgestrel 0.5mg）を2錠，さらに12時間後に2錠を内服するという方法であった．2011年よりWHO推奨であるレボノルゲストレル（ノルレボ®）が承認され，処方ができるようになった．**ノルレボ®とヤッペ法では，効果は妊娠阻止率85%（95%CI74-93）対57%（95%CI39-71）と明らかにノルレボ®の効果が高い**．しかしわが国では価格が非常に高いためヤッペ法も依然として使用されることがある．**緊急避妊法はセックスからの時間が早いほど，効果は高い（1）**．
　ノルレボ®の在庫や取り扱いが調剤薬局にないなどの理由であれば，ヤッペ法として中用量ピルの処方も検討してよい．

カルテ

 # 緊急避妊法希望

〈診察日〉
A) 前日に彼氏とセックスをしていてコンドームが破れてしまったため受診．セックスパートナーは彼氏一人だけ，既往歴はない．コンドームは毎回使用している．最終月経は2週間前．妊娠歴はない．セックスから72時間以内であり，緊急避妊法*2は可能．
P) 緊急避妊法としてノルレボ®（レボノルゲストレル）0.75mg 2錠処方．ノルレボ®内服の後に"生理"（正しくは消退出血）が起こることを伝えた．

　なお，ノルレボ®の禁忌は①本剤の成分に過敏症の既往がある，②重篤な肝障害のある患者，③妊婦である．

*3 わが国で一般的に使用できる避妊法としては，コンドーム，低用量ピル（oral contraception；OC），子宮内避妊具（intrauterine device；IUD）などがある（2）．

*4
総合診療医の視点
緊急避妊法は確実な方法ではない．コンドームは性感染症予防としては有効．普段の避妊法としては低用量ピル，子宮内避妊具などが効果的であることを突然の受診であっても勧められるとよい．

*5 【性感染症予防】
　最大の性感染症予防はセックスを行わないことであるが，もしセックスする場合にはコンドームを使用する（他の避妊法を使用したとしても，性感染症予防でコンドームを使用するように説明を行う）．

*6 【学校での性教育】
　学校教育における性教育は学校によってかなり差がある．中学校の場合は指導要綱に入っているこ

38

> 緊急避妊法は妊娠阻止率85%程度であり万全ではなく，普段の避妊法としてコンドームは確実な方法ではないことを伝え，OC，IUDなどの方法[*3,4]に関する情報を伝えたが，その日は処方不要であると言われ，とりあえず緊急避妊法のみの処方となった．
> その後にOCであれば内服開始できること，ピルは性感染症予防にはならないのでコンドームを併用すること[*5,6]，OCはおおよそ月2,000～3,000円であり，処方箋が必要なため受診をしてほしいと伝えた．

ともあり，体育の教諭や養護教諭が行う．また外部講師に依頼されることも多く，学校から保健所などに講師派遣依頼を行い，医師や助産師などが講義に行くことがある．

- **中学校**：中学校3年生の指導要綱には保健体育に「性感染症」という項目があり，そこで性感染症予防の話が出てくる．そこにはコンドームという言葉は登場するが，避妊に関する言及はなくHIVを含む性感染症予防の手段としてしか説明されていない．**小・中学校では性交や避妊そのものを取り扱わないという学習要領の制約がある．**この指導内容は1992年からほぼ変わっていない

- **高校**：高校は義務教育ではなく，性教育が行われるかどうかは学校により異なる．性教育は個別性，プライバシーを配慮しなければならず，医療機関へ受診するときを教育の機会にする必要がある

1 緊急避妊ピルを飲んだ際の妊娠率

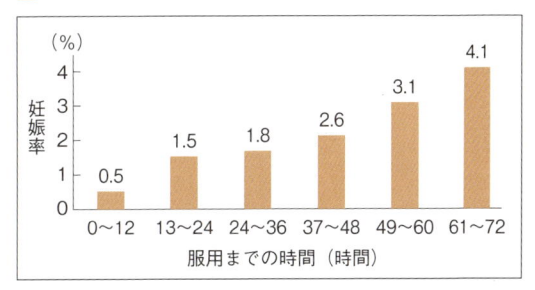

服用までの時間（時間）	妊娠率（%）
0～12	0.5
13～24	1.5
24～36	1.8
37～48	2.6
49～60	3.1
61～72	4.1

（Piaggio G, von Hertzen H, Grimes DA, Van Look PF. Timing of emergency contraception with levonorgestrel or the Yuzpe regimen. Task Force on Postovulatory Methods of Fertility Regulation. Lancet 1999；353：721.）

2 一般的な避妊法

コンドーム	わが国でいちばん多く使われている避妊法．性感染症予防としては重要だが，避妊法としては通常の使用法では100人の女性で18人/年妊娠する可能性があるといわれている．コンドームは確実な避妊法とはいえない
OC	可逆性避妊法のなかで避妊効果において最も優れた方法であり，安全性も高い．また月経困難症，過多月経などの抑制効果が期待できる．わが国で実施された臨床試験成績によれば，理想的に使用した場合の失敗率（妊娠率）は100人の女性で0～0.59人/年といわれる．慎重投与と禁忌は，高血圧，喫煙（1日15本以上），肥満（BMI30以上），高年齢（40歳以上）などであり，「低用量経口避妊法の使用に関するガイドライン（改訂版）」（日本産科婦人科学会ほか編，平成17年）を参照してほしい．処方に関しても問診，血圧測定，体重測定が必須であり，内診は必須事項ではない．ただし，性感染症予防はできないことに留意する
IUD	薬剤付加したものと薬剤付加していないものがある．5年を超えない時期での交換，製品によっては2年ごとの交換が勧められる．避妊効果についてはOCよりも高く，OCのように飲み忘れがないのがメリット．デメリットは出血，感染，穿孔などの有害事象がごくまれに起こること

※2014年より黄体ホルモン付加IUDのミレーナ®（レボノルゲストレル）が保険適応となった．

● 参考文献
1) 日本産科婦人科学会，日本産婦人科医会．産婦人科診療ガイドライン婦人科外来編 2014．東京：日本産科婦人科学会；2014．
2) 橋本紀子監．こんなに違う！世界の性教育．東京：メディアファクトリー；2011．

各論

学童・思春期 5
無月経・月経不順

西村真紀（川崎医療生協 あさお診療所）

症例13

15歳女性．中学3年生．夏休みの終盤，初経がまだということで母親に連れられて母親がかかりつけの家庭医を受診した．本人は新患．

*1 思春期の女性はやせ型が多く，適正体重，食生活，運動などのアドバイスが必要なことがある．無月経の原因になるため必ずBMIをチェックする．

*2 **総合診療医の視点**
初診時での乳房と陰部の診察は患者が（身体診察，受診に関して）トラウマになることを防ぐため細心の注意を払う．乳房と陰毛のことを「お友達と違っていませんか？」などと質問をし，本人がふつうであると言っているなら着衣のまま容姿を観察して，第2次性徴には問題がないと考えられたらあえて視診を行わなくてもよい．

*3 第2次性徴の基準はターナー分類（**1**）（p.171）が使われる．

*4 原発性無月経とは18歳になっても初経発来がないことで，鑑別診断については**2**の通り．

*5 周期的な腹痛は性管閉鎖が疑われる．

*6 床下部性の無月経（続発性が多い）の原因を探るには食生活やスポーツについての問診が欠かせない．**無月経と体重減少は相関があり，標準体重の15%以上の体重減少で無月経となりやすい**[1]．初経より前に発症すると原発性無月経となる．

カルテ

#無月経

〈診察日〉

S) 本人：友達を含めてまだ生理が始まっていないのは私だけ．保健の先生に打ち明けたら病院に行くように言われた．
母親：婦人科にいきなり連れていくのはためらいがあって婦人科でどんな検査をするのかも聞きたくて連れてきた．

O) 身長150cm, 体重42kg, BMI 18 *1,
general：体格はやせ型だが表情は明るく普通の中学生に見える．
乳房と陰部の所見[*2]では**第2次性徴**[*3]の2度であり異常はなかった．

A) 一度も月経がなく原発性無月経である．
原発性無月経の鑑別診断[*4]として①生理的無月経（正常範囲），②中枢性（視床下部－下垂体），③染色体異常，④性管分化異常を考える．**周期的な腹痛**[*5]はない．中枢性無月経の鑑別のため**生活パターン，ストレスの有無**[*6]を確認する必要がある．
- 新体操部でこの夏引退試合を終えた．
- 食生活は1日3食．部活のために太らないように炭水化物を少し減らし，間食はしていない．
- 睡眠は8時間睡眠．部活で疲れて帰ってくるので勉強はそこそこにすぐ寝てしまう．
- 学業は真ん中ぐらい．部活は全国大会一歩手前の実力で3年間頑張った．友達は多く，**学校は楽しい**[*7]．
- これから受験勉強に突入なので，うんざりしている．

以上のことから，受験期とはいえ学校や家庭での特別問題となる精神的ストレスはなさそうである．スポーツ＋ダイエットでやせている点が問題かもしれない．

P) BBT[*8]をつけてもらい1か月後再診予

約とした.
婦人科器質的疾患の有無を確かめるために腹部エコーの予約をした.
母親には,婦人科に行く前に家庭医ができることを伝え,また婦人科に行くことになったとしても内診はできる限り避ける診察方法がとられることを伝えて安心してもらった.

〈1か月後〉

O) 腹部エコーで子宮,膣奇形なし.卵巣も見える範囲で異常なし.

A) BBTのパターンから一層性でまだ排卵はないことがわかった.腹部エコーで婦人科の器質的疾患は認められなかった.生理的無月経または体重減少による無月経が考えられた.

P) **現段階で病的ともいえず**[*9]経過を見るように伝えた.部活もないので普通に食べてもう少し体重を増やすように伝えた.次回受験が終わった春休みの受診を約束.

〈6か月後〉

患者一人で来院.

S) 1月に初経があった.その後2月,3月はまだ生理が来ない.それが少し心配.体操が強い高校に進学が決まった.

O) 身長150cm,体重45kg,BMI 20, general:少しふっくらして表情が明るく元気そうである.

A) 正常範囲.

P) 初経から1年ぐらいは月経不順がよくある[*10]ことを伝えた.運動のし過ぎ,ダイエットには注意が必要であること,それらにより月経が止まってしまうこともあることを伝え,しっかり食べて運動をするように勧めた.思春期の一般的ヘルスプロモーションとして,アルコール,タバコ,ドラッグ,適正体重,子宮頸癌予防ワクチンのすすめを情報提供した[*11].

[*7] **総合診療医の視点**
学校生活について聞くことは無月経への関連だけでなく児童,生徒のQOLを確かめるために総合診療医として重要である[2].

[*8] 無月経で基礎体温(basal body temperature;BBT)が二層性である場合,排卵はありホルモン異常はない.性器の器質的異常を疑う.周期的腹痛がなければ子宮欠損,あれば頸管閉鎖,膣閉鎖,処女膜閉鎖など性管閉鎖が考えられる.

[*9] 初経発来はだいたい10〜15歳である.**初経がなくても第2次性徴(ターナー分類Ⅱ度以上)があれば16歳までは婦人科に紹介せず待ってもよい.**

[*10] 初経後1年以内は無排卵周期が約80%を占める[1].18歳ごろまでは月経周期が不規則でも問題はない.

[*11] 思春期の人は受診の機会が少ないため,受診のタイミングを逃さずに健康問題,健康増進,予防について質問や情報提供が必要である.下記の項目やワクチンのキャッチアップも行う.

- 思春期によくある健康問題:月経困難症など月経の問題・安全でない性行為・性感染症・望まない妊娠・避妊の知識不足・飲酒・喫煙・ドラッグ・不健康な食事・摂食障害・不適切な運動(運動不足・過度の運動)・不登校や引きこもり

2 原発性無月経の鑑別

1. 中枢性
   視床下部性
   下垂体性(下垂体腫瘍,プロラクチノーマ,体重減少,甲状腺機能亢進症)
   Kallmann症候群
   Laurence-Moon-Biedl症候群
2. 染色体異常
   Turner症候群 45XO
   純型性腺形成異常 46XY
   卵巣形成異常 46XX
3. 半陰陽/副腎性器症候群
4. 性器奇形/性腺分化異常
   子宮欠損
   処女膜閉鎖
   膣閉鎖
   頸管閉鎖

● 参考文献
1) 日本産科婦人科学会.産婦人科研修の必修知識 2013.東京:日本産科婦人科学会;2013.
2) KINDL日本語版.
http://www.kindl.org/english/language-versions/japanese/

学童・思春期 6
スポーツ医学

池尻好聡（シムラ病院）

症例14

13歳（中学1年生）男児．バスケットボール部．2～3週間前より徐々に左膝前面の痛みが出現した．ジャンプやランニング時に痛い．最近痛みが増強したので受診した．

*1 成長期の膝前面痛をきたす疾患は **1** のようなものがある．

*2 Osgood-Schlatter病は脛骨粗面部の牽引性の骨端症[1]で，overuseによる過大な負荷が膝蓋腱の付着部である未熟な脛骨粗面に牽引ストレスを生じ，骨軟骨傷害である骨端症を引き起こす．膝の屈曲や伸展動作は，大腿四頭筋－膝蓋骨－膝蓋腱の膝伸展機構を介して脛骨粗面に繰り返し負荷をかける．子どもの骨端部は軟骨で形成され，脆弱なため損傷されやすい．同様の病態で膝蓋骨下端の骨端症であるSinding-Larsen-Johansson病や大腿四頭筋の膝蓋骨付着部の有痛性分裂膝蓋骨がある．
男児に多い．男児は12～14歳，女児は10～13歳ごろに多い．両側性が20～30%ある．**急速に身長が伸びるgrowth spurtと関係し，その時期は骨と筋の成長のバランス不良を生じ，骨は伸びるが筋腱は柔軟性が低下するため，筋腱付着部の牽引性の骨端症が頻繁にみられる**[1]．

1 成長期の膝前面痛[2,3]
- patellofemoral joint pain
- Osgood-Schlatter病
- Sinding-Larsen-Johansson病
- 膝蓋腱炎・大腿四頭筋腱炎
- 有痛性分裂膝蓋骨
- fat pad impingement
- 前膝蓋骨または膝蓋骨下滑液包炎

カルテ

#膝前面の痛み*1

〈診察日〉
A）脛骨粗面に圧痛と腫脹を認め，Osgood-Schlatter病*2と診断する．膝蓋跳動はなく，関節腫脹は認めない*3．また，その他の部位に圧痛や誘発痛はない*4．新年度になり最近，練習量が増えた*2．身長はこの半年で4cm伸びた*2．
P）治療*5は運動量の調整，アイシング，大腿四頭筋などのストレッチ．リハビリテーション処方．

〈4週間後〉
A）日常生活や軽い運動でも痛みはない．脛骨粗面周囲の痛みと腫脹が出現し，徐々に増悪して次第に足を引きずるようになる．診察では脛骨粗面に圧痛や腫脹を認める．X線膝側面像では骨端部の分離像を認めることがある．裂離骨折に注意する．

*3 膝蓋跳動があり関節内水腫（や血腫）が疑われる場合は，関節内病変の可能性がある．

*4 一通り膝全体の診察を行い，その他の疾患がないことを確認する．

*5 治療はまず運動量の調整が必要．**痛みや圧痛がいちばんの指標になる．**アイシング．大腿四頭筋やハムストリングス，腸脛靭帯など下肢や骨盤周囲のストレッチをしっかり行う[1]．体幹筋力強化なども行う．リハビリテーションを処方．

*6 復帰目標時期や復帰運動レベルを想定し，どの程度の運動をどのくらいの期間行い，どのように増加させていくか話し合う．

*7 成長期の子どもの骨端は軟骨で形成され力学的に脆弱なため，overuseによる過負荷で損傷を受けやすい．骨端症は学童期のスポーツ障害の大半を占める．各部位でみられる成長期の代表的なスポ

骨粗面の圧痛もほぼ消失．柔軟性も出てきた．
P) 運動量を徐々に増加する．復帰へのプロセスを提示*6．ストレッチや体幹トレーニングは継続する．

〈8週間後〉
A) バスケットボールの練習に完全復帰できている．ジャンプやランニングでも痛みはない．
P) 症状軽快し，いったん終診．overuseによるスポーツ障害についてアナウンスし*7，ストレッチなどを続けるように伝えた．また，未接種の予防接種を勧めた*8．

ーツ障害を示す（**2**）．
子どもと成人は骨解剖に相違がある．子どもは関節軟骨が厚く修復されやすい，骨端線損傷が起きやすい，腱は軟骨性に付着し牽引傷害をきたしやすい，急速成長期に骨は伸長するが筋は伸長しないため筋腱の付着部傷害が多い，骨の伸長により筋力や協調性が低下する，などの特徴がある[4]．
子どものスポーツ医学は，①筋骨格系の問題を適切にマネージメントする，②慢性疾患において，運動の利益と不利益や慢性疾患の対応に関して評価とアドバイスをする，③「どの程度の運動量が適切か？」と疑問をもつ，④成長期の子どもの栄養に関してアドバイスをする，⑤両親や監督・コーチに適切な行動を促す，などチャレンジングな内容を含む[4]．

*8
総合診療医の視点
筋骨格系の問題だけでなく，スポーツ障害に関する内科的な問題や，栄養，薬剤，心理など，そして予防も含めて多岐にわたる問題に関心をもつ．また受診を医療介入の機会と捉える．

2 成長期のoveruseによる代表的なスポーツ障害[2,3,4]

部位	疾患	特徴
肩	上腕骨近位骨端線障害（little leaguer's shoulder）	throwingやoverhead運動時痛．上腕骨近位骨端線部の圧痛
肘	a) 上腕骨内上顆障害（little leaguer's elbow），b) 小頭障害（離断性骨軟骨炎），肘頭障害など	a) 内側型の野球肘．内側上顆の圧痛，肘伸展制限，外反ストレス時痛，b) 小頭の圧痛，関節腫脹，可動域制限
脊椎	腰椎分離症，腰椎終板障害，[脊椎側弯症]	分離症は椎間関節突起間部の疲労骨折．L5,4に多い．腰椎伸展・回旋時痛，棘突起の圧痛
骨盤	腸骨・恥骨・坐骨骨端症，Perthes病*，大腿骨頭すべり症*	筋腱付着部の骨端症．局所の圧痛
膝	ア) Osgood-Schlatter病，イ) Sinding-Larsen-Johansson病，ウ) 分裂膝蓋骨，エ) 円板状半月板，オ) 大腿顆部離断性骨軟骨炎	ア），イ），ウ）は膝蓋骨周囲の腱付着部の骨端症．エ），オ）は関節内病変で関節腫脹や特殊テスト陽性
下腿	シンスプリント，脛骨疲労骨折	シンスプリントは下腿内後側遠位1/3の痛み．疲労骨折との鑑別必要．疲労骨折は圧痛や介達痛，hop test．画像検査必要
足関節・足部	内果外果障害，距骨離断性骨軟骨炎，三角骨障害，舟状骨障害（有痛性外脛骨），踵骨障害（Sever病），中足骨疲労骨折	Sever病は踵骨の骨端症．踵後方の圧痛

＊：子どもでみられる整形的疾患

● 参考文献

1) Mark D. Miller, Stephen R. Thompson. DeLee & Drez's Orthopaedic Sports Medicine. 4th ed. Saunders；2015：1654-6.
2) Cassas KJ, et al. Childhood and adolescent sports-related overuse injuries. Am Fam Physician 2006；73：1014-22.
3) 柏口新二．子どものスポーツ障害こう防ぐ，こう直す．東京：主婦と生活社；2008.
4) Peter Brukner, Karim Khan. Clinical sports medicine. 3rd ed. McGraw-Hill；2006：727-48.

学童・思春期 7
整形外科的疾患

池尻好聰（シムラ病院）

症例15

14歳男性．中学2年生．野球部．2週間ほど前から運動時に腰痛がある．学校での運動器検診*1,2で腰痛を訴え病院受診を勧められた．

*1 【運動器検診】

児童・生徒の運動器疾患，特にスポーツに伴う骨・軟骨障害が増加している．一方で児童・生徒の体力低下傾向が続き，**運動過多と過少の二極化が起きている**[1]．こうした状況のなか「運動器の10年」日本委員会が，2005年度より学校における運動器検診体制の整備・充実のために，いくつかの府県や地域でモデル事業を開始した．これは従来の学校検診（側弯症検診を含む）に運動器検診を組み込むもので，問診（1）や診察（2）例が提示された[1]．非整形外科医である内科医や小児科医などの学校医が運動器検診を行うことが想定され，簡便かつ短時間で施行できる内容となった．現在までいくつかの県や地域で運動器検診の実践が継続されているが，まだその内容は一定の様式が定まっていない．各モデル事業で運動器検診の有用性や内容が検討され，よりよい形の運動器検診が模索されている．

今後さらに学校検診に運動器検診が取り入れられ，非整形外科医である学校医が運動器検診を行う機会が増えることが予想される．総合診療医も運動器検診に関わる可能性がある．

*2 総合診療医の視点

検診はさまざまな分野の項目があり，総合診療医が関わりやすいともいえる．検診をhealth checkの機会として重要視したい．
思春期の腰椎分離症を放置すると将来の分離・

カルテ

整形外科的疾患

〈診察日〉

A）初期の両側第5腰椎分離症*3．運動部男性の運動時の腰痛*4で，診察で腰椎伸展時痛と第5腰椎棘突起に圧痛を認めた*5．単純X線斜位像ではpars interarticularisの分離像は指摘できなかったが，CTで初期の両側分離所見とMRIではT2強調脂肪抑制で椎弓根に高信号を認めた*6．

P）初期で骨癒合が期待できる．本人と家族に病状を十分に説明し，治療*7について話し合い理解を得た．運動を休止し，硬性コルセットによる治療を開始する．また，下肢・骨盤周囲のストレッチを含めたリハビリテーションも行う．

すべり症につながり，QOLの低下や大きな手術を要する場合もあるため，早期発見・治療が重要である．

*3 【腰椎分離症】

腰椎分離症は，成長期のスポーツ選手の腰痛の原因としてとても多い．overuseによるスポーツ障害で，男性では野球，サッカー，バスケットボール，女性ではバレーボール，バスケットボールなどで多い[2]．**成長期の腰痛をみたらまず腰椎分離症を疑うことが重要である．**

腰椎分離症は椎間関節突起間部pars interarticularis（以下pars）の疲労骨折で[3]，第5腰椎に最も多い．腰椎の伸展と回旋動作がpars部に負荷をかける．両側性が80％，片側性が20％．一般人口では6％ほどだが，運動選手の腰痛の原因として約50％の報告がある．成長期腰椎分離症は13～15歳に多く，12～17歳で90％を占める．男性に多く，男女比は4：1の報告がある[2]．

*4 【症状】

運動時の腰痛．運動中の急な腰痛で発症することがある．動作時のキャッとする痛みが起こり，運動時以外ではあまり腰痛は気にならない[2]．

1 運動器検診問診票の項目

1. 運動器の治療歴
2. 現在治療中の運動器疾患
3. 痛みのある部位
4. 部活やクラブ活動の種目やポジション
5. その他運動器で気になる症状

〔参考:「運動器の10年」日本委員会, 学校保健委員会試案（2007年2月）.〕

2 運動器検診の動作項目と目的

動作	目的
歩かせる, あるいは足踏みさせる	歩容異常
しゃがみ込み動作を行わせる	股, 膝, 足関節の可動性
両手の手掌を見せて肘を伸ばす. 肘を曲げる. 両肩を挙上する	肘, 肩関節の可動性
おじぎをする. 後ろ向き立位を診る	側弯症

〔参考:「運動器の10年」日本委員会, 学校保健委員会試案（2007年2月）.〕

〈1か月後〉
A）腰痛はなく違和感程度. 腰椎伸展時痛は軽度残存.
P）硬性コルセット装着継続. ストレッチや体幹筋力強化練習など, リハビリテーションを続ける.

〈約2か月後〉
A）腰痛はまったくない. 腰椎伸展時痛や棘突起の圧痛も消失. また, MRIのT2脂肪抑制で椎弓根の高信号も消失した.
P）スポーツ復帰へ向けて徐々に運動量を増やしていく.

〈約3か月後〉
A）腰痛なく野球へ復帰できている. CTで骨癒合あり.
P）ストレッチと体幹強化練習継続とする.

*5【診察】
腰椎の伸展時痛と棘突起の圧痛が重要である[3]. 伸展時痛は片足立ちして反らしてもよい（single leg spine hyperextension）.

・診断のポイント[2]
① 運動中の瞬間的腰痛
② 好発年齢（13～15歳に多い. 12～17歳で90％以上）
③ 過度にスポーツをしている
④ 男性に多い
⑤ 腰椎伸展時の腰痛
⑥ 棘突起の圧痛

*6【画像検査】
単純X線斜位像でpars部の分離像を認めた場合はすでに陳旧性である. 診断にはMRIとCTが有用で, 病期分類や治療方針に役立つ[3]. MRIではT2脂肪抑制で椎弓根の高信号（骨髄浮腫を反映）の有無が重要で, 骨髄浮腫があれば癒合の可能性が高まる. CTは分離の進行度がわかる. 初期, 進行期, 終末期（偽関節）に病期分類でき, 初期に近いほど癒合の可能性は高い.

*7【治療】
成長期腰椎分離症は早期発見, 早期治療により分離部の癒合は十分可能で, そのため早期診断がとても重要である[2]. 早期であれば分離症にならず早期復帰も可能なことを本人, 家族に十分説明し, 最初の3か月は慎重な経過観察とアスレティックリハビリテーションによる身体要因の改善が必要となる. 成長期分離症の保存的治療には2種類ある. 分離部の骨癒合を目指す保存法と, 骨癒合は目指さず疼痛管理に主眼をおく方法である. 癒合を目指せるかはMRIとCT所見で判断する. 癒合率はCTで初期であれば94％, CTが進行期でMRIで骨髄浮腫があれば64％, なければ27％, 終末期（偽関節）は0％の報告がある[3]. 治療方針決定に際しては本人, 家族と十分に話し合う必要がある.

骨癒合を目指す場合, 一般的に硬性コルセットを装着し運動を休止して過負荷を控える. 要因となったハムストリングをはじめとした下肢・骨盤周囲の柔軟性低下の改善や体幹筋力強化練習などのリハビリテーションを行う.

スポーツ復帰時期については個々の症例で異なる. 最初の3か月は厳重な管理が必要となる.

軽快後はスポーツ障害予防のため, ストレッチなどを継続するように勧める.

● 参考文献
1) 武藤芳照ほか. 学校における運動器検診の目的, 課題と展望. 臨床スポーツ医学 2009；26：133-40.
2) 吉田徹. 成長期腰椎分離症の診断と治療. 日本腰痛会誌 2003；9：15-22.
3) 西良浩一ほか. 脊椎の疲労骨折―腰椎分離症―. 臨床スポーツ医学 2010；27：411-21.

学童・思春期 8
不登校

山田康介（北海道家庭医療学センター 更別村国民健康保険診療所）

症例16

生来健康な11歳男児．小学5年生．1週間ほど前から続く腹痛を主訴に母親に連れられて受診した．

*1 **不登校児/生徒の多くは身体症状を訴えて小児科医や総合診療医を受診することが多い**．そのときに理解しておくとよいのが心身症の概念である．「身体の病気だが，その発症や経過に心理・社会的因子が大きく影響しているもの」と定義され，不登校児/生徒によくみられるものとして起立性調節障害，過敏性腸症候群，頭痛が挙げられる．学童期・思春期が身体疾患を訴えて受診した場合，心身症の側面が存在しないかを探ることが重要である．

*2 身体症状に **1** のような特徴がある場合，不登校の存在を疑う．

*3 主訴から想定される鑑別診断に応じて，児の負担にならないリーズナブルなところでとどめることが望ましい．

*4 **「精神的なもの」「異常なし」で片付けてしまわずに身体症状に焦点をあてて対症療法を行う**．薬剤による症状の軽減のみならず，受診を継続するための理由となる，「対処法がある」という安心感をもたらすなどの効果がある．

*5 保護者へは①症状の原因となる重大な疾患は認められないこと，②学校に行きたくない/行きたくても行けないという気持ちが症状に関係がありそうであることを説明．子どもへは①悪い病気は見つからなかったこと，②症状はすぐにはなくならないけれども軽くすることができるからしばらく通院してほしいことを説明し，問題点を整理し共有する．
「もっと検査をしたら何か見つかるのでは？」など保護者の理解が得られない場合は子どもへの過度な負担にならない範囲で検査を追加するなどして徐々に理解を促す．

*6 「何かあれば再診」とはしない．継続して診ていく必要があることを説明し再診を指示する．

カルテ

不登校

〈診察日〉
A）下痢や嘔吐を伴わず訴えのわりに重症感がないこと，身体所見に異常がないこと，このような腹痛は4か月くらい前から時々認められていることなどから，**腹痛は心身症である可能性がある**[*1]．
また，この1週間は学校を休むか，登校できても3時限目くらいには保健室で休み母親が迎えに行くということが続いているという．これまでも週末は調子が良いのに月曜の朝になると症状が出現し遅刻するといったことが何度か繰り返されてきており，心身症を背景とした不登校の存在が強く疑われる[*2]．
P）本日はX線や血液検査[*3]，腹痛に対する対症療法（整腸薬）を行い[*4]，1週間後再診．

〈1週間後〉
A）整腸薬（対症療法）は飲めば症状が和らぐものの，腹痛はその後も続き学校も休みがちである．
検査は異常なし．やはり児の腹痛に心理・社会的要因が関与している可能性がある．
母親にはこれ以上の精査の希望はないた

め，当面は腹痛を主訴とした不登校としてフォローしていく*5．

P) 1週間後再診*6．

〈2週間後〉

A) 腹痛の症状に変化はない．月曜日と火曜日は学校を休み，水曜日以降は保健室に通い給食を食べて帰ってくるという状態．母親から聴取する限り，生育歴，学校や家庭での生活の様子に目立った問題点は認めず*7，現時点では精神疾患，発達障害などの合併は疑いにくい*8．

P) 母親はすでに担任や養護教諭と相談をしており，当院から学校と連携をとることに同意を得た*9,10．

児へは腹痛が良くなるまでは現状維持でもかまわないし，それができていることをともに喜ぶように接した*11．

1週後再診．3週目，4週目と同様の診療を続け，2週後の再診に切り替え．

〈6週間後〉

A) 登校の状況は同様であるが，水曜日以降は腹痛が出現しなくなってきた．自宅での生活も安定し穏やかに過ごせている．

P) 母親，本人と相談し，火曜日にも給食の時間まで保健室に行ってみることで合意した*12．

---

*7 不登校になった背景，精神疾患や発達障害の合併などを探る．

ただし，思春期といううまく説明できない心の葛藤を抱えやすい時期にあり，はっきりとしないことのほうがむしろ多く，保護者の養育態度など「悪者探し」をしても有益でないことが多い．

---

1 不登校を疑うサイン

1. 症状の改善や増悪に休日や登校日，特定の学校行事などが関連する
2. 身体症状の部位や程度が変化したり，訴えのわりに重症感がない
3. 身体症状の出現する以前に学校内で役割その他に変化があった（クラスの委員や席替えなど）

2 鑑別すべき併存疾患

1. 身体疾患
   悪性疾患，血液疾患，代謝／内分泌疾患，膠原病，炎症性腸疾患など
2. 発達障害
   自閉症スペクトラム，軽度の精神発達遅滞，注意欠陥／多動性障害など
3. 精神疾患
   統合失調症，うつ病など

---

*8 鑑別すべき併存疾患を**2**に示す．実際には数回に分けて情報収集してもよい．

*9 不登校児／生徒では情報の共有や保護者や子どもへの支援について学校その他の地域資源との連携が欠かせない．

*10 【総合診療医の視点】
学校側も地域の小児科医や総合診療医がこのように関わってくれることを望んでいることが多い．

*11 まずは子どもを安心させること，ありのままの児を受け入れてあげることがスタートである．

*12 安定したら本人と相談しながら登校できる日を増やしていく．焦りから子どもを精神的に追い込まないように注意したい．回復の仕方は右肩上がりばかりではなく上下を繰り返しながら徐々に良くなる場合も多い．「学校に行く」という近視眼的な目標にとらわれず，子どもの大人への成長，社会への旅立ちなど長期的な視座に立ち支援したいものである．

● 参考文献

1) 村上佳津美ほか．小児科医のための不登校診療ガイドライン．日本小児心身医学会．小児心身医学会ガイドライン集．東京：南江堂；2009．
2) 河合隼雄．不登校の処方箋．子どもと学校．東京：岩波書店；1992．
3) 佐々木正美．不登校について．続子どもへのまなざし．東京：福音館書店；2001．
4) 石崎優子．日常診療における学校不適応（不登校）への対応．治療 2000；82：1759-63．

各論

学童・思春期 9
発達障害

山田康介（北海道家庭医療学センター 更別村国民健康保険診療所）

症例17

生来健康な7歳男児．小学1年生．3日前に出現した咳と鼻水を主訴に母親とともに受診．初診．

---

*1 総合診療医の診療所が子どもの発達障害の相談に乗ってくれることが地域によく知られており，周囲からの受診の勧めがあるか，保護者との信頼関係がすでに存在する場合を除き，発達障害の問題が直接総合診療医に相談されることはまれであろう．児の年齢とは不釣り合いに診察時に泣き暴れるなど，児の緊張の強さや混乱が見て取れる場合や本児のように多動性が疑われる場合などに「今日は○○君，不安が強いようで落ち着かない様子ですが，ご家庭では気になることはありませんか？」または身体疾患の診察の終了後にオープンに「診察は以上ですが，他に気になっていることはありませんか？ どんなことでもよろしいですよ」と積極的にアプローチすることで相談に結びつくことがある．
1に主要な発達障害の気づかれやすい年齢，それぞれの特性を示す．

カルテ

 # 発達障害

〈診察日〉
A)P) 咳嗽，鼻汁あり．急性上気道炎を疑う．対症療法．
発達障害の疑いあり．待合室で落ち着きなく動き回っていたとの看護師の報告．診察室に入るなり電子カルテのキーボードを触ったり，ぬいぐるみを見つけては席を立ち手に取り，なかなか診察が進められなかった．
普段の生活の様子をさりげなく聞く[*1]と，忘れ物が多い，参観日では授業中常に落ち着きがなかったこと，とにかく叱ることが多い，とのことであった．どう対応すべきか悩んでいたところであったとのこと．**母親のこれまでの苦労や現時点で感じている不安に対し共感を示しつつ**[*2]，**2週間後に再診し，この件について相談することとした**[*3]．

〈2週間後〉
A) 周産期に異常なし．幼少期から落ち着きのなさが目立つ子であった．買い物などに連れて行くとすぐに親の目を離れ迷子になったり，保育園でも思うとおりにならないと友達を叩いてしまうことがしばしばあったが，育てにくさを感じながらも男の子だからこれくらいの元気があるものなのだろうと受け止めていた．しか

---

1 発達障害が気づかれやすい年齢と特性

障害名	自閉症スペクトラム	注意欠陥/多動性障害	学習障害	軽度の知的障害
気づきやすい年齢	3歳までに認められる	7歳までに認められる	就学後	乳幼児期
特性	・社会性の障害 ・コミュニケーションの障害 ・想像力の障害とそれに基づく行動の障害 ・感覚の過敏さ	・多動性 ・注意散漫 ・衝動性	・読みの障害 ・書きの障害 ・計算の障害	発達全般の遅れ IQ50～70程度

（田中康雄．軽度発達障害のある子のライフサイクルに合わせた理解と対応—「仮に」理解して，「実際に」支援するために．東京：学習研究社；2006．）

し，参観日で児の様子を見たときに明らかにほかの子たちとは様子が違うことにショックを受けていた．**入室前に診察室を片付け児の注意を引くものをなくした状態にすると比較的落ち着いて椅子に座ることができた**[*4]．
注意欠陥／多動性障害の特性がある．
P) 上記について説明したところ[*5]，母親から同意を得られたため，1週間後，担任教諭と母親と三者で面談を行うこととした．

〈3週間後〉
A) 担任教諭も授業への集中の難しさ，多動性に気づいており，校内で対応を考え始めたところであったとのこと．担任教諭，母親ともに可能なら専門家に助言をもらいたいとの要望がある．
P) まず**自治体の保健福祉課を通じて児童発達支援センターを紹介してもらうこと**とし[*6,7]，学校や家庭での対応について助言をもらうこと，必要に応じて児童相談所，**専門医へ紹介**[*8]してもらうことなどを検討することとした．その後の進捗を聞かせてもらうために，1か月後に再診するようお願いした．

〈3か月後〉
A) 軽い急性胃腸炎で受診した．母親にその後の家庭や学校での様子を聞いたところ，様子が徐々に改善してきており，叱ることも少なくなったという．

[*2] 発達障害を抱える児の保護者は，受診に至るまでに相当の苦労をしていることが多い．「これまで大変だったのですね」などの**ねぎらいの言葉が保護者の支えとなり，良好な関係構築の第一歩となる**．

[*3] 次回また何かで受診したときにその後の経過を聞く，などの対応は望ましくない．予約をとり時間を確保し評価を進める必要がある．

[*4] 診察室の環境を調整したり，診察の最初にこれからすることを丁寧に説明し見通しが立つものにしてあげることで児が診察に集中できたり安心して診察に臨むことができるようになることも多い．

[*5] 「ここまでお聞きしたお話では○○君は明るくとっても元気なお子さんである一方で□□という面もあるようですね．これらの点はたとえば△△といった関わり方をしてあげるとうまくいくかもしれません．ご家庭や学校での対応の仕方について相談する場を設けたほうがよさそうですね……」などと，まずは児の状態の解釈や対応について説明するとよいだろう．**医学的な見立て（注意欠陥／多動性障害の疑い）を早期に断定的に伝えることについては注意が必要である**．

[*6] 発達障害を抱える児の支援，療育は地域における連携のなかで進めていくことが望ましい．

[*7] **総合診療医の視点**
読者の皆さんの地域ではどのような連携先・地域資源があり，どのような流れで発達障害児が支援・療育へつながっていくのが一般的だろうか？ 自治体の福祉課や乳幼児健診を担当する保健師などから情報を得ておくとスムーズであろう．
地域の身近な総合診療医がこの連携のなかで役割を果たす意義は非常に大きく，発達障害を抱える児や保護者にとっても大きな安心となる．

[*8] 【専門医への紹介】
児童・小児精神科や子どもの発達に詳しいクリニックなど専門的な医療機関は不足しており，診察が受けられるまで数か月以上かかることも珍しくない．児のもつ特性をつかみ早期に支援，療育に結びつけることが重要であり，まずは関係者がしっかり児の特性をつかみ支援，療育を進めつつ専門機関への受診や診断の確定に結びつけていくことが現実的かもしれない．

● 参考文献
1) 田中康雄．治療概論．治療 2008；90：2295-300.
2) 加我牧子ほか．II AD/HD．医師のための発達障害児・者診断治療ガイド．東京：診断と治療社；2006.
3) 田中康雄．発達障害の子どもの心と行動がわかる本．東京：西東社；2014.

各論

学童・思春期 10
予防・健康増進

宮﨑　景（高茶屋診療所 三重家庭医療センター高茶屋）

症例18

12歳女児．夏休みを利用して2種混合（DT）ワクチンの接種目的で母親と来院した．

*1　**総合診療医の視点**
プロブレムリストは「予防・健康増進」として，予防接種以外の介入についても意識することが望ましい．風邪など他の主訴で受診した際も，「予防・健康増進」をプロブレムリストにルーチンで挙げることで，日頃から予防医療について考える習慣をつけるとよい．

*2　学童期，思春期の死亡原因として「不慮の事故」は5～9歳で1位，10～14歳で3位，15～19歳で2位といずれの年齢層においても上位に入っており（**2**），「事故」は予防可能な健康問題であるという認識が必要である．1対1で行うカウンセリングは，ある程度の効果があると参考文献1でも示されている．

*3　いずれは電子情報化されるだろうが，**現段階でワクチン情報を含め，未成年の情報を一元管理するためには母子手帳を最大限活用することが望ましい．思春期を含めて，未成年の受診予約時には必ず母子手帳を持参するよう指導しているが，当患者は予約外の受診だったため持参していなかった．

*4　インフルエンザワクチンの添付書では12歳まで2回接種が基本となっているが，ワクチンの効果自体が数年に及んで持続することなどから諸外国では過去に数年（主に3年）連続インフルエンザワクチンを済ませている場合は1回接種でよいとされており，筆者も同意見である．

カルテ

#予防・健康増進*1

〈診察日〉
A）3年前に引っ越してきたため当院へは初めての受診で，予防接種歴に関しては，母親によれば「たぶん全部済ませている」とのことだが，母子手帳を持参していないため確認ができない．
夏休みであることと，地域柄，川遊びをする子が多いため，溺水予防（**不慮の事故**）*2のためライフジャケットの着用について確認したが，中学受験のため遊びに行っている暇はないとのこと．
P）DTワクチンを接種．受験に備える意味でも同居の家族ともども，インフルエンザワクチンの接種を勧めて3か月後の受診予約とした．また次回受診時に母子手帳を持参することを勧めた*3．

*5　自殺は10～14歳の死亡原因の2位で，15～19歳では1位である（**2**）．わが国には学童期，思春期のうつに対するスクリーニングの基準はないが，**米国予防医学専門委員会（the U.S. Preventive Services Task Force；USPSTF）の勧告では12～18歳に対してプライマリ・ケアの場でうつのスクリーニングをすることは推奨度B（実施を推奨する）である．

*6　学童期・思春期の「不慮の事故」としては水遊びによる溺水以外では，交通事故が主であり，自転車のヘルメット着用と自動車でのシートベルト着用が主な介入項目となる．

*7　学童期・思春期の予防・健康増進における介入項目は**1**のようにワクチンで防げる病気（vaccine preventable disease；VPD）と自殺以外は挑危険行動（risk-taking behavior）にまとめられる．特に思春期にみられるこれらの行動は同級生からの圧力（peer pressure）の影響が大きく，男児であれば酒，タバコなどの物質乱用につながり，女児

〈3か月後〉
インフルエンザの予防接種を目的として来院した.

A)P) インフルエンザワクチンを接種した*4. 本児は3年間インフルエンザワクチンを接種していないことと，受験生であることより1か月後に2回目を接種することで合意した．母子手帳を確認し，日本脳炎の第2期接種も含めて，日本小児科学会が推奨するスケジュールと照らし合わせて不足分がないことを確認した．受験勉強は順調であり，**抑うつ，興味の減退***5 がないことを確認した．自転車で来院したが，**ヘルメット***6 を着用しておらず，母親ともども着用を勧めた．その他の**介入項目***7（**1**）に関しては，ラポール形成が不十分であることと推奨度が低いことより今回は行っていない．

であれば無謀な性活動につながることが多い．これらの多くはプライマリ・ケアによる介入で改善するというエビデンスに乏しいが，peer pressure の影響を考えると，診療室で個別に対応するよりも学校に出向いて働きかけるなどの方略が望ましいと筆者は考える．

2 学童期・思春期における死因順位

年齢（歳）	第1位	第2位	第3位
5〜9	不慮の事故	悪性新生物	その他の新生物
10〜14	悪性新生物	自殺	不慮の事故
15〜19	自殺	不慮の事故	悪性新生物

1 学童期・思春期の予防・健康増進における介入項目の分類

項目			介入	USPSTFの推奨度
挑危険行動 (risk-taking behavior)	物質乱用	喫煙	カウンセリング	B
		アルコール	カウンセリング	Ins
		薬物	カウンセリング	Ins
	不慮の事故	溺水	ライフジャケットの使用	
		交通事故	ヘルメット着用	
			シートベルト着用	
	無防備な性交渉	望まない妊娠	避妊	
		性感染症	避妊器具の使用	
VPD			予防接種	
自殺		うつ病	スクリーニング	B

USPSTFの推奨度：A　強く勧める，B　勧める，C　どちらともいえない，D　勧めない，Ins　十分な情報がない

● 参考文献
1) Kendrick D et al. Home safety education and provision of safety equipment for injury prevention (Review). Evid Based Child Health 2013；8：761-939.
2) Theurer WM, Bhavsar AK. Prevention of Unintentional Childhood Injury. Am Fam Physician. 2013；87：502-9.
3) Gardner HG. Office-Based Counseling for Unintentional Injury Prevention. Pediatrics 2007；119：202-6.
4) U.S.Preventive Services Task Force Published Recommendations.
http://www.uspreventiveservicestaskforce.org/BrowseRec/Index/browse-recommendations.

青年期

青年期 症例から考えられるプロブレムリスト

考えられるプロブレム の色文字は，総合診療医としての視点のプロブレムです

症例A　25歳女性．一人暮らし．会社員．婚約者がいる．

3日前からの鼻水，37℃前半の発熱，咳で近くの診療所を受診した．喫煙は20歳から1日20本．アルコールは機会飲酒．最終月経は半月前．ひどい生理痛で会社を休むことがある．高校3年生でのMRワクチンは受けていない．

考えられるプロブレム

- #1　鼻汁，咳，発熱
- #2　妊娠可能な女性→妊娠前ケアが必要
- #3　月経困難症
- #4　喫煙
- #5　予防接種のキャッチアップが必要

症例B　30歳女性．一人暮らし．フルタイムの出版ライター業．

ここ3か月ほど，月末の締め切りが近くなると仕事に集中できなくてイライラが多い．仕事ができない自分が悔しくて悲しい気分になり涙が出ることがある．朝起きられなくて何度か遅刻してしまって落ち込んだ．食欲はあり原稿を仕上げながら過食気味である．趣味のダンスは原稿を提出して月初めに気晴らしに行っているが仕事が忙しくなると行けないし，億劫になってしまう．数日前からまたイライラがひどくなり仕事でミスをした．精神的な病気ではないかと同僚に言われて受診した．最終月経は半月前で順調．喫煙はなし．アルコールは機会飲酒．

考えられるプロブレム

- #1　イライラ，悲しい気分，興味の喪失，気分の落ち込み，集中力の低下
- #2　過食傾向
- #3　過労，仕事のストレス
- #4　症状が周期的かもしれない
- #5　月経周期との関連を考える

症例C　40歳女性．専業主婦．夫，義母，義父と4人暮らし．

不眠を訴えて受診．不妊治療中なので服薬が心配．排卵誘発剤の副作用でお腹が張って苦しい．赤ちゃんができないことに関して，義母からのプレッシャーといやみがつらい．義父が最近脳梗塞で介護が必要になった．介護のことでも義母とはよくトラブルになる．夫の両親との同居がかなりのストレスで眠れない．アルコールは増えてきていて1日ビール500mLと寝る前にウイスキーをダブルで3～5杯飲むようになっている．最終月経は20日前．不妊治療により調整されているため周期は規則的．

考えられるプロブレム
#1 不眠
#2 不妊治療中→それに伴う服薬の問題，ストレス
#3 嫁姑問題，ストレス
#4 義父の介護
#5 問題飲酒

症例D　38歳男性．タクシー運転手．妻，7歳娘，4歳息子の4人暮らし．

主訴は頭痛と全身倦怠感．2か月前から頭痛と全身倦怠感で仕事に集中できず，市販薬が効かなくなってきたので受診した．仕事は忙しく不規則でストレスが多い．3か月前にちょっとした接触事故を起こしてしまい，その後悩んで眠れなくなり食欲も落ち体重が3kg減った．同僚は励ましてくれたが，自分に自信がもてなくなり仕事でも同僚に迷惑をかけている．よく眠れていないせいかだるくて会社を休みがちになっており迷惑をかけているので仕事が続けられるか不安になっている．会社に行けたとしても頭痛で仕事に支障が出ている．家では妻や子どもの前で明るく振る舞いたいが，休日に子どもと遊ぶのも楽しめず父親として子どもには申し訳ないと思う．喫煙なし．アルコールは機会飲酒．家計は厳しく妻は今年度からフルタイムで職場復帰して息子を保育園に預けている．保育園のお迎えは夫婦で協力している．

考えられるプロブレム
#1 頭痛
#2 全身倦怠感
#3 気分の落ち込み，興味の喪失，不眠，食思不振，体重減少，無価値感
#4 働き盛り，子育て中の男性
#5 仕事を続けられるかの不安→産業医との連携が必要
#6 経済的な問題

青年期の診療のポイント

メンタルヘルス

　青年期は，仕事が忙しくなり，生活面では，妊娠，出産，子育てと仕事の両立などストレスの多い時期である．大人としてやや未熟な時期にストレスマネージメントがうまくいかず精神的疾患を発症しやすい．20～30歳代の死因の第1位は自殺である[1]．うつ病は頭痛や倦怠感，発熱などを主訴に来院することもあり注意を要する．また，女性に多いパニック障害や不安障害は頻回受診になりやすく心理社会的要因が関係していることが多い．そのため総合診療医が主治医となってケアをしていくことは治療効果的にも，医療費的にも利点があると考える．重症のうつ病や精神疾患は精神科に紹介が必要であるが，急性期疾患や調子が悪くなって総合診療医を受診することも多いため精神科医と十分な連携をとってかかりつけ機能を果たす必要がある．

ウィメンズヘルス

　この時期の女性が来院したら月経のことは必ず質問することが重要である．月経にまつわる問題としては，第1に月経困難症がある．機能性なのか器質性なのかの鑑別を行い，月経困難症のなかでも子宮内膜症の疑いがあり妊娠を希望している場合は適切に婦人科へ紹介をする．第2に月経前症候群も頻度の高い疾患である．イライラ，のぼせ，下腹部の膨満感，腹痛，頭痛，乳房痛，憂うつ，炭水化物の摂取の増加などの症状が周期的に訪れていれば診断は容易である．
　わが国では晩婚化に伴い不妊症が急増している．不妊治療を総合診療医が行うことは少ないかもしれないが，不妊治療中の患者に出会うことはよくある．投薬やX線などについては患者は児への影響だけではなく受精や着床への影響まで心配する．筆者は排卵後月経前（黄体期）の投薬はできる限り避けている．
　妊娠前ケアは産科医にはできない．風邪などで受診した際のチャンスを逃さず，妊娠可能な年齢の女性に出会ったら妊娠前のアドバイスを心がける．
　妊娠・授乳中の女性が風邪などcommon diseaseで受診することもある．その場合の投薬に関してはwebで妊娠と薬情報センター[2]や書籍で薬物治療コンサルテーション妊娠と授乳[3]を利用するとよい．ほとんどの薬は妊婦や授乳婦にも投薬できるので医薬品添付文書のみの情報で投薬を躊躇して治療が適切に行われなかったり，授乳中の女性が授乳を中断したりすることのないようにするほうがメリットが大きい．食事，アルコール，マタニティーブルーズ，産後うつ，授乳中の乳房のトラブル，育児相談，離乳食，母乳育児，子どものワクチンスケジュール，避妊など多岐にわたって相談に乗る立場にある．また総合診療医は，

妊娠・授乳中の女性に対して妊娠中の合併症（妊娠糖尿病，妊娠高血圧症候群など）がなかったかをチェックしてフォローアップする役割をもつ．

健康増進・予防

　　この時期の人は慢性疾患で通院している場合は少なく，風邪や予防接種，子どもの病気などで医療機関を訪れることが多い．そのタイミングを捕らえて健康増進や予防を心がける必要がある．まず生活習慣に関しては喫煙，アルコール，適正体重などのチェックとアドバイス．性感染症に関しての教育とセーフセックスのアドバイス，女性に対しては子宮頸癌検診とHPVワクチン接種歴の確認．その他のワクチンのキャッチアップも行う必要がある．総合診療医にとってアルコール依存症のスクリーニングはCAGEが簡便で[4]，依存症が疑われたら必ず介入をし，場合によっては専門病院への紹介が必要である．しかし青年期のアルコール問題は依存症ではないレベルの問題飲酒が圧倒的に多いと考えられる．2010年のWHOの「アルコールの有害な使用を低減するための世界戦略」の一環として飲酒に対する短期行動カウンセリング（ブリーフ・インターベンション）が厚生労働省からも推奨された[5]．この対象としては妊娠可能な年齢の女性や妊婦も重視されている．喫煙に関しては行動変容ステージモデル[6]を意識して根気よく禁煙を勧め，準備期に入れば禁煙外来での指導を行う．総合診療医は卒煙後のフォローアップも行いやすい．

子育て期の問題

　　子育て期には子どもの相談が数多く持ち込まれる．子どもの発達の相談，予防接種の相談，食事の相談，学業の相談，不登校の問題など．自閉症，注意欠陥多動性障害（attention-deficit hyperactivity disorder；ADHD）などの発達障害児をもつ親には適切なケアやアドバイス（相談先の紹介を含む）が必要である．また，親との関係がなんとなく気になる子どもに出会ったら，発達障害のほかに虐待の危険性を念頭において診察をするとよい．

（西村真紀）

● 参考文献
1) 厚生労働省人口動態統計月報年計（概数）の概況．
   http://www.mhlw.go.jp/toukei/saikin/hw/jinkou/geppo/nengai08/toukei7.html
2) 国立成育医療研究センター妊娠と薬情報センター．http://www.ncchd.go.jp/kusuri/
3) 村島温子ほか．薬物治療コンサルテーション妊娠と授乳 第2版．東京：南山堂；2014．
4) 伴信太郎．プライマリ・ケアにおけるアルコール問題の現状とあるべき姿．JIM 2013；23：928-33．
5) 厚生労働省．成人の飲酒実態と関連問題の予防について．http://www.mhlw.go.jp/topics/tobacco/houkoku/061122b.html
6) ProchaskaJO, DiClementeCC. Journal of consulting and clinical psychology 1983；51：390-5．

青年期 1
うつ・自殺

森屋淳子（医療福祉生協 家庭医療学開発センター／川崎医療生協 久地診療所）

症例19

35歳男性．2か月ほど前から胸焼け，食欲低下あり．最近は食事がのどを通らず，65kgだった体重が1か月で5kg減った．ここ1か月は倦怠感が強いにもかかわらず，早朝に目が覚めて眠れず仕事も休みがちのため，上司の勧めで受診した．

---

*1 **[総合診療医の視点]**
うつ病は身体症状を主訴に受診することも多く，身体的疾患の除外（甲状腺疾患など）は必須である．また，身体疾患（糖尿病，心筋梗塞，脳卒中，悪性腫瘍など）にうつ病が合併することも多く，心身両面からのアプローチが重要である．

*2 この1か月間，「抑うつ気分」もしくは「興味・喜びの喪失」がないかを尋ねて両方があった場合には約90%がうつ病との報告がある．一方，両方ない場合，うつ病は否定的である．

*3 簡易構造化面接法 M.I.N.I.（mini international neuropsychiatric interview）でうつ病の診断や，その他の精神疾患（双極性障害や統合失調症）を除外する．

*4 【紹介のタイミング】（精神科）
うつ病を疑う場合は希死念慮を必ず確認し，「必ず良くなるので自殺しないこと」を約束する．希死念慮・自殺企図のある患者，他の精神病や躁病エピソードのある患者は精神科医へ紹介する．

*5 うつ病患者ではアルコールや規制薬物の乱用・依存が併存しやすく治療に影響することが多いので，

カルテ

うつ病

〈診察日〉

A) 各種検査で異常がなく，器質的疾患は否定的*1．表情が暗く，活気もないため，うつ病を疑い，2質問法によるスクリーニング*2を行ったところ，抑うつ気分も興味の喪失もあった．M.I.N.I.*3を行ったところ，興味の喪失，食欲低下，睡眠障害，易疲労感，集中力低下の5項目が2週間以上ほぼ1日中，ほぼ毎日持続しており，DSM-5のうつ病の診断基準（**1**）を満たした．希死念慮・自殺企図なし．躁病エピソードなし*4．アルコール，他の薬物摂取なし*5．職場でのストレスは多い．独身独居でソーシャルサポート*6が少ない．

P) 話を支持的に傾聴．うつ病のしくみや治療法*7について説明．本人も内服加療を希望しており，薬物療法の要点*8を伝えたうえで，リフレックス®（ミルタザピン）*9 15mg/日より開始．休養を心がけるように伝え，1週間後再診．

飲酒歴，薬物使用歴も確認する．うつの原因になる薬剤（降圧剤・ステロイド・インターフェロンなど）を内服している場合は，原因薬剤の中止や変更を検討する．

*6 症状の有無だけでなく，生活歴，家族背景，職業，性格特徴，ソーシャルサポートの確認も行う．

*7 患者が納得しやすいうつ病の疾病モデル（**2**）（p.172）を呈示して，治療への共通理解につなげる．たとえば「車に例えると，ガソリンがないのに前に進もうと一生懸命アクセルを踏んで空回りしている状態です．前に進むためには，いったん車から降りて（＝休養），ガソリン（＝抗うつ薬）を補給する必要があります」などと伝える．

58

〈1週間後〉
リフレックス®は気になる副作用もなく服薬できている．食欲は少し出てきたが，まだ夜中に2～3回目が覚める．躁転を疑わせる症状もないため，30mg/日に増量し，当面は2週間ごとの再診にてフォローする．

〈3か月後〉
夜も眠れるようになり，体重も回復傾向にある．趣味の釣りも楽しめるようになっており，寛解状態と考える．**再燃・再発予防**[*10]のためにも副作用がなければ6か月は同量内服を維持し，その後，漸減するのがよい旨伝え，以後，1か月ごとのフォローとする．

〈9か月後〉
寛解状態が続いているため，**減量**[*11]提案したところ了承を得たため，リフレックス®を15mg/日に減量．気になる症状が出現したら元の量に戻し，予約を前倒しして受診するよう説明．
その後，減量を重ね，リフレックス®内服終了．内服をやめても，抑うつ症状の再燃は認められず終診となった．

*8【うつ病の薬物療法の要点】
①効果が出るまでに1～3週間かかるので，初めは効果が感じられなくても，服薬を続けること
②飲み始めは副作用だけが目立つことがあるが，飲み続けていると慣れてくることが多い．副作用の症状が軽度であれば，あわてて薬をやめてしまわないこと
③初期使用量から開始し，効果・副作用を見ながら増量していく
④効果の判定は，十分量，十分期間の使用の後に行う
⑤**再燃や再発予防のために，症状が改善しても，6か月は減量や中止をしないこと**

*9 各抗うつ薬の特性と副作用（**3**）（p.172）を考慮して薬剤選択を行う．

*10 薬物療法に並行して認知行動療法も行えるとよい．3つの「そ」（素因・促進要因・存続要因）を意識する．

*11 内服を終了する場合は，**再燃や退薬症候の予防のために，数週間をかけて漸減する．**

3 うつ病（DSM-5）診断基準

- 以下の症状のうち，少なくとも1つがある．
1. 抑うつ気分
2. 興味または喜びの著しい減退
- さらに以下の症状を併せて，合計5つ（またはそれ以上）が認められる
3. 食欲の減退あるいは増加，体重の減少あるいは増加
4. 不眠または過眠
5. 精神運動焦燥または制止
6. 易疲労感または気力の減退
7. 無価値観または過剰（不適切）な罪責感
8. 思考力や集中力の減退または決断困難
9. 死についての反復思考，自殺念慮，自殺企図
- 上記の症状が**過去2週間以上にわたって，ほとんど毎日，ほとんど1日中ある．**
- 症状のために著しい苦痛または社会的，職業的，または他の重要な領域における機能の障害を引き起こしている．
- これらの症状は他の医学的疾患や物質依存（薬物またはアルコールなど）では説明できない

（日本精神神経学会ほか．DSM-5 精神疾患の診断・統計マニュアル．東京：医学書院；2014．）

● 参考文献
1) 一般診療科におけるうつ病の予防と治療のための委員会．うつ病診療の要点 -10. http://www.jcptd.jp/medical/point_10.pdf

各論

青年期2
不安障害

森屋淳子（医療福祉生協 家庭医療学開発センター／川崎医療生協 久地診療所）

症例20

29歳女性．数か月ほど前の朝，通勤途中の電車の中で，突然，動悸，胸痛，冷や汗，息苦しさが出現し，意識が遠のくような気分で「このままでは死んでしまう！」と恐怖になり救急病院を受診．心電図とX線検査で異常なく心配ないと説明を受けたが，その後も同様の発作があり来院．

*1 低血糖発作，甲状腺機能亢進症，褐色細胞腫，心血管系疾患（不整脈，発作性上室性頻脈），呼吸器疾患，けいれん性疾患などとの鑑別が必要である．

*2 **総合診療医の視点**
器質的疾患が除外されたとき，「異常はどこにもない」で終わらせず，心理社会的背景も考慮して診断・治療を行いたい．

*3 パニック障害の基本的特徴は，予期しないパニック発作（**1**）が反復することと，それに続いて少なくとも1か月の間，次のパニック発作が起こるのではないかという不安（予期不安）が持続することである．

*4 【広場恐怖】
発作時に逃げられない場所への恐怖があり，特定の場所や状況を避けるようになること．電車（特に特急電車），飛行機，バスなどの乗り物，地下室，トンネルなどの閉所が典型的．

*5 うつ病を合併することも多いため，スクリーニング〔「うつ・自殺」の項（p.58）参照〕を行う．

カルテ

#パニック障害＋広場恐怖症

〈診察日〉

A) 本人の病歴，身体所見，各種検査からは甲状腺疾患や不整脈などの器質的疾患[*1,2]は考えにくい．ここ1か月は週に数回軽い発作が起きており，発作が怖く[*3]て電車に乗れない[*4]とのことで，上記（パニック障害＋広場恐怖症）と考える．仕事がたいへん忙しく疲れている様子だが，うつ病（抑うつ気分なし，興味の喪失なし）は否定的[*5]．

P) パニック障害による症状と治療法[*6]について説明し，パニック発作の対処法[*7]を指導．挙児希望[*8]なく，本人も薬物加療を希望したため，ジェイゾロフト®（塩酸セルトラリン）25mg/日，メイラックス®（ロフラゼプ酸エチル）1mg/日より開始．2週間後再診．

〈2週間後〉
急激な動悸や息苦しさは少し治まったが，電車が怖くてまだ乗れず，自転車通勤している．
薬の副作用[*9]はなく効果ある印象だが，予

*6 薬物療法と精神療法（心理教育，認知行動療法）を組み合わせる．不安症状の寛解ならびに不安に対する自己コントロール感を高めていくことを目標とする（**2**）（p.173）．薬物療法は抗うつ薬（SSRI）（**3**）（p.173）と抗不安薬を併用する．

*7 パニック発作の対処法としては，リラクセーション法（深呼吸，筋弛緩など）や気ぞらし法（水を飲む，飴をなめる，音楽を聴くなど）がある．患者の不安や恐怖を共感的に受容したうえで，対処法を具体的に指導し，克服できるようにサポートする．

期不安・広場恐怖がまだあるため，ジェイゾロフト®を50mg/日に増量．しばらくは2週間ごとに再診．

〈6週間後〉
ジェイゾロフト®50mg/日内服にてパニック発作はなし．たまに軽い予期不安はあるものの，腹式呼吸などにて対処可能．メイラックス®は漸減中止*10．広場恐怖に関しては，週末に各駅停車の電車に1駅だけ乗ってみることから始めてもらう（曝露療法*11）．以降，1か月ごとのフォローとする．

〈3か月後〉
パニック発作，予期不安なし．最近，各駅停車なら乗って外出できるようになってきたとのこと．曝露療法は継続．ジェイゾロフト®は同量で継続*12．

〈1年後〉
パニック発作なく電車で通勤できるようになっている．予期不安もなく，症状落ち着いているため，ジェイゾロフト®25mg/日に減量して経過フォロー．
以降，ジェイゾロフト®は漸減中止．その後も症状落ち着いていたため，いったん終診となった．

---

1 パニック発作の診断基準

激しい恐怖または強烈な不快感の突然の高まりが数分以内にピークに到達し，その時間内に以下の症状のうち4つ（またはそれ以上）が起こる．
1. 動悸，心悸亢進，または心拍数の増加
2. 発汗
3. 身震いまたは震え
4. 息切れ感または息苦しさ
5. 窒息感
6. 胸痛または胸部不快感
7. 嘔気または腹部の不快感
8. めまい感，ふらつく感じ，頭が軽くなる感じ，または気が遠くなる感じ
9. 寒気または熱感
10. 異常感覚（感覚麻痺またはうずき感）
11. 現実感消失（現実でない感じ）または離人症状（自分自身から離れている）
12. 抑制力を失うまたは"どうにかなってしまう"ことに対する恐怖
13. 死ぬことに対する恐怖

〔American Psychiatric Association 著，日本精神神経学会監．DSM-5 精神疾患の分類と診断の手引き．東京：医学書院；2014〕

---

*10 抗不安薬は漫然と処方せず，抗うつ薬の効果がみられたら徐々に減量していく．

*11 不安場面を列挙し，不安の程度の高いものから順に並べた一覧表（不安階層表）を作る．表の不安の程度の軽い場面から練習を始め，成功したらその上へと，少しずつ程度を上げていく．成功したら褒め，失敗しても挑戦した勇気を褒め，練習への意欲を高める．

*12 抗うつ薬は十分な効果がみられたら，その量を6か月～1年間維持し，症状の再燃がなければ，さらに6か月～1年間かけて漸減中止する．症状再燃がみられたら，その前の用量に戻して，減量をやり直す．

---

*8 FDA分類では，パキシル®（パロキセチン塩酸塩水和物）がカテゴリーD，ジェイゾロフト®（塩酸セルトラリン）がカテゴリーCである．挙児希望がある場合は，できる限り非薬物療法を中心に治療を行う．認知行動療法が十分に行えない場合は専門医へ紹介する．

*9 副作用の評価も必ず行う〔「うつ・自殺」の項（p.58）参照〕．

● 参考文献
1) Ham P, Waters DB, Oliver MN. Treatment of Panic Disorder. Am Fam Physician 2005；71：733-9.
2) パニック障害の治療法の最適化と治療ガイドラインの策定に関する研究班．パニック障害の治療ガイドライン．hikumano.umin.ac.jp/PD_guideline.pdf

青年期 3
肥満

小宮山　学（湘南真田クリニック）

症例21

31歳女性．出産後，運動不足や育児のストレスで過食傾向となり2年間で体重が20kg増加．健康診断で体重の減量を指示され受診した．健康診断を機会に体重を減らしたいと強く思っている．

*1 体脂肪が過剰に蓄積し正常に比べて体重が多い状況を肥満といい，body mass index (BMI) が指標となる（**1**）．腹部CTで内臓脂肪量の測定をすることもある．

*2 わが国では「腹囲：男性≧85cm，女性≧90cm」に加え「①空腹時血糖≧110mg/dL，②中性脂肪 (TG) ≧150mg/dL または HDL コレステロール (HDL-C) <40mg/dL，③血圧≧130/85mmHg 以上」の①〜③のうち2項目以上に該当すればメタボリック症候群とされる．項目や基準の妥当性については国内外で異論もある．

*3 内分泌性（視床下部性・Cushing 症候群・甲状腺機能低下症・偽性副甲状腺機能低下症・多嚢胞性卵巣），医原性（ステロイド，向精神薬）など．

*4 **総合診療医の視点**
過食は内面の不安定さを補う行動でもあり，患者の心理的・社会的な問題の把握と介入を行うことが最初に必要となることもある．

*5 行動変容では，患者の受診時の行動変容のステージ〔「喫煙」の項**1**（p.174）参照〕の診断を行い，各ステージに応じた支援〔同**2**（p.174）〕を，LEARNのアプローチ〔同**3**（p.174）〕などを用

カルテ

肥満

〈診察日〉
0) 身長160cm，体重89kg (BMI 31)，腹囲90cm.
A) BMIより肥満と診断*1．メタボリック症候群*2の基準は満たさない．病歴や検診結果からは症候性肥満*3は考えにくい．ボディーイメージ障害からの異常な過食*4なし．行動変容のステージでは，体重減少に対して強い動機をもっており，準備期と考えられた*5．
P) 健康障害*6や死亡率の上昇*7など，肥満改善の必要性を説明．減量の目標体重*8を84kg（−5kg）とし，食事療法から開始．身体活動量30kcal/kgと考え，必要なエネルギー1,700kcal/日*9を摂取目標とした．間食も多く夜食も多い*10ことから，間食を半分量にして夜食も中止するなど具体的な目標*11を設定．毎食の内容とカロリーは記録*12にとり，診察時に持参することとした．

いて介入する．

*6 ・**質的異常**：①糖尿病，②脂質代謝異常，③高血圧，④高尿酸血症，⑤冠動脈疾患，⑥脳梗塞，⑦脂肪肝
・**量的異常**：①骨・関節疾患　②睡眠時無呼吸症候群，③月経異常
・**妊娠高血圧・妊娠糖尿病・難産**
・**癌の増加**（胆管癌・胆嚢癌・大腸癌・肝癌・乳癌・子宮内膜癌など）

*7 BMI 22のときに死亡率は最低となり，BMIの上昇，低下とともに死亡率も上昇するU字カーブをとる．

*8 まず体重の5%減を目標とする．急激な体重減少は副作用やリバウンドも大きい．月に1kg程度

〈1か月後〉
S) 記録を書いていると，バランスよく食べようと思う．
O) 88kg（－1kg），記録：カロリー，夜食と間食の目標，9割は達成．
A)P) 運動療法も開始．1日30分の速歩を週に5日以上[*13]行うことと，万歩計をつけることとし，食事と併せて運動も記録．

〈2か月後〉
S) 30〜40分は歩いている．買い物もできるだけ自転車を使う．
O) 84kg（－5kg），食事目標の維持とともに運動目標も達成．10,000歩/日以上が週5日はある．
A)P) 目標であった84kgを達成．新たに80kg（－9kg）を目標とする．

〈5か月後〉
S) 周囲から「痩せたね」と言われるようになってうれしい．
O) 79kg（－10kg）達成．

を目安に，ゆっくり継続して減量する．

[*9] 1日に必要なエネルギー（kcal）＝標準体重×身体活動量（**2**）
標準体重（kg）＝身長（m)^2×22

[*10] 【肥満になりやすい食習慣】
過剰摂取：多い量が"普通量"の意識，満足するまで食べる，残り物を食べる，若いころ（基礎代謝が高いころ）と同量食べる，炭水化物の重ね食い，多量飲酒．
間食/偏食：食事時間や回数が不定期，間食が多い，間食や飲み物/お酒を計算に入れない，野菜や海草嫌い，甘い飲み物を好む，夜食が多い，ながら食い．

[*11] 「間食を控える」などのあいまいな目標ではなく，SMARTな目標設定を行う〔Specific（具体的），Measurable（測定可能），Achievable（現実に達成可能），Result-based（成果に基づく）またはRelevant（関連性がある），Time-oriented（期限がある）〕．

[*12] 食事や運動の記録は，患者自身の日々の振り返りや励みになり，診察時に主治医が目標の達成度を確認する客観的なデータにもなる．

[*13] 食事療法と運動療法を併用することで効果が高まる．早歩，ジョギング，水泳など全身の筋肉を用いる有酸素運動を，中等度の運動強度（脈拍120/分程度，会話ができる程度）で1日10〜30分/日，週3〜5日以上，週180分以上，を目安として目標を設定する．

1 BMI

BMI＝体重（kg）÷身長（m)^2	日本肥満学会	WHO基準
＜18.5	低体重	Underweight
18.5≦〜＜25.0	普通体重	Normal range
25.0≦〜＜30.0	肥満1度	Pre-obese（overweight）
30.0≦〜＜35.0	肥満2度	Obese（class Ⅰ）
35.0≦〜＜40.0	肥満3度	Obese（class Ⅱ）
40.0≦	肥満4度	Obese（class Ⅲ）

（肥満症診断基準2011．）

2 身体活動量の目安

労働量の目安	身体活動量（kcal/kg）
軽労働（主婦・デスクワーク等）	25〜30
中労働（製造・販売業・飲食店等）	30〜35
重労働（建築業・農業・漁業等）	35

● 参考文献
1) 日本肥満症治療学会 治療ガイドライン委員会編．肥満症の総合的治療ガイド．東京：日本肥満症治療学会；2013．
2) 日本肥満学会．肥満症治療ガイドライン ダイジェスト版．東京：協和企画；2007．
3) 厚生労働省．肥満ホームページへようこそ．http://www.mhlw.go.jp/topics/bukyoku/kenkou/seikatu/himan/

青年期 4
アルコール

中澤一弘, 吉本 尚（筑波大学医学医療系/筑波大学附属病院総合診療科）

症例22

32歳男性．既往は特にない．5か月前に行った健康診断で軽度の肝機能障害を指摘されて受診．最近，酒の量が増えたことを母親にうるさく言われたことも，受診のきっかけになったとのことであった．問診票には，現在，毎日ビール1,500mLを飲酒しているとの記載がある．飲酒量は多いかもしれないとは感じているが，減らそうとは思っていない．

*1 わが国では654万人いるという問題飲酒の有無を確認するため，飲酒量をよく聞くのが第一歩．問題飲酒は危険な飲酒，有害な飲酒，依存症に大きく分けられる．

*2 アルコールの摂取量は，純アルコール量で考える．「純アルコール量（g）＝濃度（%）×量（mL）×0.8（比重）÷100」で計算する．

*3 危険な飲酒や依存症をチェックするツールとしては，AUDIT-C（the Alcohol Use Disorders Identification Test-Consumption）（ 1 ）やCAGE（Cut down, Annoyed, Guilty, and Eye-opener）（ 2 ）が簡便である．

*4 **危険な飲酒とは，現時点で害が生じていないがリスクの高い飲酒パターンを指す．** ここでは定期飲酒（毎日の飲酒量）として男性140g/週以上，女性70g/週以上の純アルコール摂取，もしくはビンジ飲酒（短時間での大量飲酒．例：飲み会）として2時間で男性50g，女性40g以上の純アルコール摂取を危険な飲酒としている（基準は世界各国で異なっている）．

カルテ

 # 有害な飲酒, 肝機能障害

〈診察日〉
A) 定期飲酒量[*1]はビール5%×1,500mL×0.8÷100×7＝420g/週，飲み会でビール5%×2,000mL×0.8÷100＝80g[*2]と飲酒量は定期飲酒，ビンジ飲酒ともに基準より多い．AUDIT-C 7点で陽性，CAGE 1点で陰性[*3]．ICD-10のアルコール依存症の診断基準は，「飲酒の耐性」の1項目のみで否定的（3項目以上で依存症）．健康診断の結果からも危険な飲酒[*4]を超えて有害な飲酒[*5]となっている．介入が必要．
P) 「今の飲酒は有害なゾーンに入っていますね」とはっきりと告げ，アルコールの害について情報提供．身体的影響を確認するために，採血を行うことを提案．

〈1週間後〉
A) 前回採血ではAST，ALT，γ-GTPの軽度上昇，高TG血症を認めた．1年前の離婚，仕事の忙しさという社会的要因を背景[*6]に飲酒量が増加しているが，抑うつや興味喪失はなく，うつ病は否定的．
P) アルコールの影響が身体に出ていると説明．身体へのアルコールの影響を軽減させるため，節酒を提案．

〈1か月後〉
A) 定期飲酒量は280g/週と，自発的に節酒開始できている．同居する母親が「減

*5 有害な飲酒とは，精神的・身体的な健康が障害されている飲酒パターンを指す．

*6 **総合診療医の視点**
「なぜお酒を飲んでしまうのか？」という理由に注目し，背景にある身体疾患（本態性振戦等），精神疾患（不眠症，うつ等），社会的要因（仕事，家庭内不和）等を確認したい．

ったね！」と喜び，支援体制を整えてくれている．

P）「あれだけ飲んでいたのに，よく減らしましたね．素晴らしい！」と褒めた．「この調子でお酒を減らしていきましょう．今後，体調や血液検査でも良い変化があるかもしれませんね」と続けた．

〈3か月後〉

A）定期飲酒量は140g/週と順調に飲酒量を減らせており，飲み会では40gと節酒が守れている．飲酒量自体は基準ぎりぎりだが，血液データは正常化しており，有害な飲酒から危険な飲酒へ変わってきている．紹介せず*7．このまま介入を続ける．

P）「お酒を順調に減らせていますね．大変素晴らしいですね．」と褒めた．「週1回の休肝日を設けてみませんか？」と提案．

〈6か月後〉

S）週1回だけ休肝日を設けた．以前に比べて身体がずいぶん軽くなった．

A）定期飲酒量は120g/週とさらに減少．休肝日が1日取れることで，定期飲酒量は危険な飲酒ではなくなった．

P）節酒の効果が出ていることに対して，「よかったですね．体調も良くなって，採血の結果も良くなっているのですから，私もとてもうれしいですよ」と伝えた．「宴会でも飲む量が抑えられると，体調がもっと良くなるかもしれませんね」と続けた．

1 AUDIT-C

Q1. あなたはアルコール含有飲料をどのくらいの頻度で飲みますか
- 0 飲まない
- 1 1か月に1度以下
- 2 1か月に2～4度
- 3 1週に2～3度
- 4 1週に4度以上

Q2. 飲酒するときには通常どのくらいの量を飲みますか
- 0 0～2ドリンク
- 1 3～4ドリンク
- 2 5～6ドリンク
- 3 7～9ドリンク
- 4 10ドリンク以上

Q3. 1度に6ドリンク以上飲酒することがどのくらいの頻度でありますか
- 0 ない
- 1 1か月に1度未満
- 2 1か月に1度
- 3 1週に1度
- 4 毎日あるいはほとんど毎日

1問につき0～4点，最大12点．
定期飲酒量過多の同定：男性5点以上で感度89％，特異度74％，女性4点以上で感度91％，特異度87％（男性280g/日以上，女性168g/日以上）
ビンジ飲酒の同定：男性5点以上で感度85％，特異度69％，女性4点以上で感度90％，特異度85％（1回/週以上，1回純アルコール60g以上の飲酒機会）[2]
わが国では，1ドリンクは純アルコール10gを指す〔1ドリンクの例：ビール500mL，日本酒1合（180mL）など〕．

（参考：廣尚典，島悟．問題飲酒指標AUDIT日本語版の有用性に関する検討．日本アルコール・薬物医学会雑誌 1996；31：437-50.）

2 CAGE

Q1. 飲酒量を減らさなければいけないと感じたことがありますか
- 1 はい 0 いいえ

Q2. 他人があなたの飲酒を非難するので気に障ったことがありますか
- 1 はい 0 いいえ

Q3. 自分の飲酒について悪いとか申し訳ないと感じたことがありますか
- 1 はい 0 いいえ

Q4. 神経を落ち着かせたり，二日酔いを治すために，「迎え酒」をしたことがありますか
- 1 はい 0 いいえ

はい1点，いいえ0点．2点以上で陽性．アルコール依存症の感度77.8％，特異度92.6％．

（廣尚典．CAGE, AUDITによる問題飲酒の早期発見．アルコール関連障害とアルコール依存症．日本臨床 1997；55：589-93.）

*7【紹介のタイミング】
アルコール依存症や総合診療専門医での介入困難例であれば，精神科医などの専門家への受診を勧める．受診を勧める際に，「私ではできないことをしっかりやってくれる専門家」と説明する．もし，紹介を拒否した場合，一定期間後に再紹介することに同意してもらう．

● 参考文献
1) 厚生労働省研究班．わが国の成人飲酒行動およびアルコール症に関する全国調査．2003, 2008.
2) Osaki Y, et al. Reliability and Validity of the Alcohol Use Disorders Identification Test-Consumption in Screening for Adults with Alcohol Use Disorders and Risky Drinking In Japan. Asian Pac J Cancer Prev.2014；15：6571-4.

青年期 5
喫煙

中澤一弘, 吉本 尚（筑波大学医学医療系/筑波大学附属病院総合診療科）

症例23

32歳女性．生来健康．20歳から1日20本の喫煙をしていた．昨年の結婚後に挙児希望を抱くようになり，夫から禁煙を勧められているが，まだ決心がつかないため相談に訪れた．

*1 患者教育/行動変容では，患者の現在の行動変容のステージ（**1**）（p.174）を意識しながら，各ステージに応じた支援（**2**）（p.174）を通じて，患者教育を行っていく．

*2 喫煙のような生活習慣の患者教育/行動変容に対するアプローチとして，LEARNのアプローチがある（**3**）（p.174）．

*3 **総合診療医の視点**
医師は患者が何を重視するのかを引き出し，患者が価値観を述べられるように支援しながら，患者－医師がお互い歩み寄る協同作業を行うことが重要である．

*4 喫煙習慣のような，慢性期の患者教育/行動変容のときに，医師の主導権が強くなりすぎて患者をコントロールしすぎると，医師の価値観が患者に押し付けられてしまい，患者教育/行動変容が成功しないうえに患者－医師関係に支障をきたす場合があるので注意が必要である．

*5 患者の行動変容にとって，障害となる事柄を把握し，その対処方法について患者と一緒に考える．

*6 禁煙希望がある場合，ニコチン依存症の有無を評価する．ニコチン依存症の評価はTDS（tobacco

カルテ

喫煙

〈診察日〉

A）行動変容のステージ[*1]でいえば，患者は禁煙に関心がある熟考期と考えられる．禁煙することがいかに有益で，行動開始を遅らせることがいかに危険か，重要な最初の一歩をどうやったら踏み出せるかを強調すべきである．また，行動変容の介入を行う場合，患者が行動変容に対してどれくらいの準備ができているかを評価するために，禁煙に対する自信度を確認するとよい．

P）LEARNのアプローチ[*2,3]を用いて，L：Listen（傾聴）で喫煙に対する患者の考えや価値観を確認する[*4]．L（Listen；傾聴）で確認した喫煙に対する患者の考えや価値観について，E（Explain；説明）で医学的見地から，わかりやすい用語を用いて説明する．説明がくどくならないように注意する．禁煙に対する重要度，自信度を割合（％）で確認する．

〈1週間後〉

A）行動変容のステージ[*1]を確認すると，前回同様に熟考期であった．重要度は70％，自信度は40％．妊娠合併症（流早産等），乳幼児突然死症候群，新生児低体重のリスクについては理解できていたが，仕事上のストレスからつい喫煙してしまうので自信がないとのことだった．禁煙に踏み切るためには，仕事上のストレスを喫煙以外でどのように軽減・解消するかを一緒に話し合っていく必要がある[*5]．

P）仕事のストレスを喫煙以外で代替する方法をいくつか提案し，実際に試してもら

dependence screener）を利用する（**4**）（p.175）．ニコチン依存症で，Brinkman index（=1日の喫煙本数×年数）200以上かつ禁煙治療の説明に同

う〔LEARNモデルのR（Recommend；提案）とN（Negociate；交渉）〕．自信度の強化のために褒めるタイミングをはかる．

〈2週間後〉
A）仕事でストレスを感じたときに，深呼吸をしたり，ガムを噛んだりするようにすると，タバコを吸わなくても済んだことがあったとのことで，本人も禁煙への決心がついた様子．行動変容のステージが，準備期に進んだと考えられる．禁煙に踏み切る決心をしたことに対して，こちらから褒めることを心掛ける必要がある．また，実際に禁煙するための禁煙の工程を一緒に決めていく姿勢が大切である．**禁煙外来の適応**[6,7]があるか確認したところ，適応があることがわかった．禁煙外来への紹介や**禁煙補助薬**[8]の使用も検討する必要があるが，本人と相談したところ，禁煙外来への紹介希望はなく，こちらの外来で禁煙していきたいということであった．

P）「素晴らしい！　禁煙を決心したのですね」と声を掛ける．いつから禁煙するかといった具体的な禁煙プランを立てる．

〈1か月後〉
A）禁煙補助薬を使用しなくても無事に禁煙に成功し，その後も禁煙を続けているとのこと[9]．ここでも禁煙に成功したことをしっかりと褒めるとよい．

P）「凄いですね！　きちんと禁煙を続けられていますね」と声をかける．外来受診のたびに禁煙を続けられているか，困ったことがないかを確認しつつ，必要なアドバイスをしていく[10]．禁煙に成功したことをその後の外来でも褒めていく．

意すれば，健康保険を利用して，禁煙外来 **5** で禁煙補助薬によるニコチン代替療法を行うことができる．

*7 自分自身が禁煙外来をしていない場合，近接医療機関で紹介できるところを把握していることが重要．

*8 2015年現在，健康保険を利用して処方できる禁煙補助薬は，チャンピックス®（バレニクリン酒石酸塩），ニコチネル® TTS®（ニコチン製剤）の2種類がある（**6**）（p.175）．

*9 　**総合診療医の視点**
禁煙外来でなくとも，禁煙に結びつけることが可能であることを忘れてはならない．

*10 もし，再喫煙しても頭ごなしに怒ってはならない．再喫煙してしまった原因を明らかにして，再度禁煙に挑戦できるように支援していく姿勢が重要である．

5 禁煙外来の概要

標準禁煙治療プログラム
1. 初回診察
・喫煙状況，禁煙の準備性，TDSによる評価結果の確認
・喫煙状況とニコチン摂取量の客観的評価と結果説明（呼気一酸化炭素濃度測定等）
・禁煙開始日の決定
・禁煙にあたっての問題点の把握とアドバイス
・禁煙補助薬（ニコチン製剤またはバレニクリン）の選択と説明
・禁煙補助薬の処方

2. 再診〔初回診察から2，4，8，12週間後（計4回）〕
・喫煙（禁煙）状況や離脱症状に関する問診
・喫煙状況とニコチン摂取量の客観的なモニタリングと結果説明（呼気一酸化炭素濃度測定等）
・禁煙継続にあたっての問題点の把握とアドバイス
・禁煙補助薬の処方

3. 費用〔プログラム終了までにかかる診療所と薬局での費用．自己負担総額の概算（3割負担，標準的な用法・用量で計算）〕
・ニコチン製剤（ニコチンパッチ）の場合：約13,000円
・バレニクリン酒石酸塩の場合：約20,000円

● 参考文献
1) チャンピックス®錠0.5・1mg添付文書．
2) ニコチネル®TTS®10・20・30添付文書．
3) 厚生労働省．健康日本21（第二次）．
http://www.mhlw.go.jp/stf/seisakunitsuite/bunya/kenkou_iryou/kenkou/kenkounippon21.html
4) 日本循環器学会，日本肺癌学会，日本癌学会，日本呼吸器学会．禁煙治療のための標準手順書 第6版．2014．

各論

青年期 6
月経困難症・月経前症候群

中山明子（大津ファミリークリニック/洛和会音羽病院）

症例24

25歳女性．もともと頭痛や月経痛があり，NSAIDsを時々内服している．NSAIDsがなくなったために処方希望で受診した．

*1 月経前症候群は「premenstrual syndrome」の邦訳であることから，PMSといわれることがしばしばある．症状はイライラ，のぼせ，下腹部膨満感，下腹部痛，腰痛，頭重感，怒りっぽくなる，頭痛，乳房痛，落ち着きがない，憂うつの順に多い．
PMSのなかで，より精神症状が重いものを月経前不快気分障害（premenstrual dysphoric disorder；PMDD）という．

*2 【月経困難症】
月経期間中に月経に随伴して起こる病的状態のことで，臨床の現場で遭遇する頻度は非常に高い．症状や頻度に差はあるが女性であればほぼ経験があると思われる．下腹部痛，腰痛，腹部膨満感，嘔気，頭痛，疲労・脱力感，食思不振，イライラ，下痢，および憂うつの順に多くみられる．

*3
- PMSの薬物治療：腰痛や頭痛に対し非ステロイド性抗炎症薬（NSAIDs）を処方
- 月経困難症の薬物治療：NSAIDsなどの鎮痛薬を使用（プロスタグランジンが子宮の過収縮を抑えるといわれる）．漢方薬（当帰芍薬散，加味逍遥散，桂枝茯苓丸，桃核承気湯，当帰建中湯など）の使用も検討する．漢方薬には即効性はないが，4～12週間の投与で症状の改善を期待できる．ブチルスコポラミン臭化物（ブスコパン®）が使用されることもある．

カルテ

月経困難症・月経前症候群

〈診察日〉

A）最終月経は2週間前．月経周期は28～35日で，月経前に頭痛が増悪することが多い．月経前には頭痛が原因なのかわからないが，イライラする．そのためにNSAIDsを頓服している．月経開始すると頭痛・イライラは改善するが，1～2日目は下腹部痛や腰痛があり，仕事に支障が出るためNSAIDsを時々使用している．

P）月経前の頭痛・イライラは**月経前症候群**[*1]，月経中の下腹部痛・腰痛は**月経困難症**[*2]と診断．**NSAIDs**[*3]を処方した．よく

*4 PMSの治療にカウンセリング・生活指導がある．症状日記を付けたり，疾患の理解と頻度，発症の時期，本人に重症度の位置づけを行う（認知療法）．**規則正しい生活，睡眠，運動や，タバコやカフェインの制限がPMSの症状緩和に役に立つ**．精神症状が強い場合には精神科や心療内科への紹介を行う．カルシウム，マグネシウム，ビタミンEのサプリメントも効果があるかもしれない．

*5
総合診療医の視点
妊娠可能年齢の女性に出会ったときは，処方する際に挙児希望か検討する．妊娠の有無を尋ねる際に一緒に聞くと違和感は少ない．

*6 挙児希望のない月経困難症には低用量ピル（oral contraception；OC）の処方も検討する．低用量ピルは，避妊効果が高いが，それだけでなく副効用として出血量の減少，月経痛の軽減などがある．昔は低用量ピルは月経困難症に対して保険適応がなかったが，ヤーズ®（ドロスピレノン・エチニルエストラジオール）やルナベル®（エチニルエストラジオール・ノルエチステロン）は保険適応薬として使用できる（ただし3割負担の場合は他の自費処方の低用量ピルと負担額の差はあまりない）．

> 聞くと仕事が毎日不規則でありストレスが
> 多く，飲酒量，喫煙本数が増えている*4
> とのこと．生活リズムや喫煙の改善が月
> 経前症候群の症状緩和につながると伝え
> た．また，すぐには挙児希望がないこと
> から*5，月経痛が悪化したり，月経周期
> を整えたい場合には OC*6,7 を内服する
> 方法もあると伝えた．
> NSAIDs でも時々効かないことがあり，
> **腹痛がひどくて出勤できない***8 ことが
> 年 1 回程度あるようであり，OC の内服
> にかなり興味があるようだった．OC の
> パンフレットを渡し，処方希望があれば
> 受診するように伝えた．

る．内服をやめれば 1～2 か月で自然な月経が戻り妊娠可能となる．

副作用としては，嘔気が最も多く，頭痛や乳房痛，不正出血などがあるが，これらは 1～2 か月内服していると治まってくる．**まれではあるが重大な副作用として血栓症があるため高血圧がある場合には内服禁忌となる**．また乳癌や子宮頸癌になるリスクがわずかに上昇するため検診を受けることが重要となる．

*8 【月経困難症の経済に与える影響について】[1]

日本人女性 19,254 人を対象とした月経随伴症状に起因する日常生活への負担と，それに伴う社会経済的負担に関する研究によると，社会への年間経済的負担は 6,828 億円だった．このうち 72% が労働生産性の損失によるものだった．月経痛は約 50% に認められ，過多月経は約 19%．実際にその症状で通院経験があるのは 20.4% であった．月経随伴症状を有する女性の多くは，症状が重度であっても積極的に受診しておらず，結果，社会にとっては，大きな個人的負担とともに労働生産性の損失を伴う経済的負担が生じている．わが国において月経困難症などが相談できる機会は決して多くないため，総合診療医が介入することによって女性の QOL 改善に役に立てる可能性は大きい．

*7 OC を勧めるためには，有効性と安全性，禁忌・慎重投与となる場合を把握しておく必要がある（**1**）．OC は WHO によると初経後いつでも使用できる．**避妊効果が非常に高い（毎日飲み忘れがなければ妊娠率は 0.3% といわれる）だけでなく，出血の周期が規則正しくなり，腹痛などの疼痛軽減，経血量の減少，ニキビの改善などの効果もあ**

1 OC 処方ができない場合（WHO の OC 使用に関する医学的適用基準）

WHO 分類 3―利益を上回るリスク	WHO 分類 4―容認できない健康上のリスク
母乳栄養―分娩後 6 週～6 カ月の間で母乳栄養が主体のもの 分娩後―21 日以内 喫煙―35 歳以上で 1 日 15 本未満の喫煙者 高血圧―BP が測定できない場合には高血圧歴，BP が測定できる場合は適切に測定された BP，収縮期 140～159mmHg および拡張期 90～99mmHg の高値 片頭痛―限局的症状のない 35 歳以上の女性 乳房疾患―乳癌の既往歴があって 3 年間再発がない 胆嚢疾患―症候性で内科的に既治療または罹患中 肝硬変―軽症で代償性 よく使用する肝酵素に影響を及ぼす薬剤[b]―抗生物質（リファンピシンおよびグリセオフルビン）および特定の抗痙攣薬（フェニトイン，カルバマゼピン，バルビツール酸系薬剤，プリミドン）	母乳栄養―分娩後 6 週以内 喫煙―35 歳以上で，1 日 15 本を超える喫煙者 心血管疾患―動脈系の心血管疾患に関する種々の危険因子があるもの 高血圧―収縮期 160mmHg，拡張期 100mmHg を超える BP VTE ―罹患または既往歴 長期の安静臥床を要する大手術 虚血性心疾患患者 脳卒中 心弁膜疾患―肺高血圧合併，心房細動，亜急性細菌性心内膜炎歴 片頭痛―年齢に関わらず局在性神経徴候を有する者 乳房疾患―乳癌患者 糖尿病―腎症，網膜症，神経障害または他の血管疾患があるか，20 年を超える糖尿病 肝硬変[c]―重症で非代償性 肝腫瘍―良性または悪性

[b] 肝酵素誘導薬を服用している女性がカウンセリング後に OC 使用を希望した場合，肝酵素誘導薬服用中および中止後 28 日間，中・高用量 OC とバリア避妊法を併用するように指導する．
[c] WHOMEC は，以前活動性ウイルス性肝炎患者に対して OC を服用しないように勧告した（WHO-4）が，キャリアの OC 使用は制限しなかった（WHO-1）．
BP（血圧），VTE（静脈血栓塞栓症）

〔日本産科婦人科学会編．低用量経口避妊薬の使用に関するガイドライン（改訂版）2005．〕

● 参考文献

1) Erika Tanaka, et al. Burden of menstrual symptoms in Japanese women: results from a survey-based study. Journal of Medical Economics 2013；16：1255-66.
2) 日本産科婦人科学会，日本産婦人科医会．産婦人科診療ガイドライン婦人科外来編 2014．日本産科婦人科学会；2014．

各論

青年期7
妊娠前ケア

小嶋　一（手稲家庭医療クリニック）

症例25

21歳女性．膀胱炎があり当院を受診した際に[*1]挙児希望していることがわかり，妊娠前のケア[*2]を提供することとなった．G0P0で夫とは昨年結婚したばかり．

[*1]
総合診療医の視点
妊娠前のケアは1回限りの受診ではなく，普段の受診のなかでも行われるべきもの．普段の診療のなかで「妊娠可能な女性」である限り，包括的な健康増進のために妊娠前ケアという概念を伝え，可能であれば系統だった包括的妊娠前ケア提供の機会を設けるとともに，普段の診療のなかで妊娠前ケアとしてリスクの軽減などを検討していく．

[*2]【CDCの妊娠前ケアの定義】
「女性の健康と妊娠のアウトカムに対する医学的，行動的，社会的リスクの同定と改善を目的とした，予防と管理を通じた一連の介入」とされており，女性とその未来の子どもが可能な限り健康でいられるように妊娠前に確認することが目的である．

[*3] 早産や低出生体重児の分娩既往，前回妊娠時の血圧や妊婦健診での問題点を確認する．家族内での遺伝性疾患を確認し，必要であれば出生前カウンセリングなどを紹介する．

[*4]【慢性疾患の管理】
特に身体疾患として糖尿病，高血圧，喘息は頻度が高い．服用できる内服薬も影響を受けるため，どのような管理を行うのか検討する．**甲状腺機能低下症は潜在性であっても妊娠中は通常，甲状腺**

カルテ

妊娠前のケア

〈診察日〉

A) 現在はいつでも妊娠してよいと考えている既婚カップル．未経妊であるため妊娠時のリスク[*3]は評価できないが，身体疾患や精神疾患の特記すべき既往[*4]はなく体重，職場環境[*5]，内服薬は問題なし．STIの既往はないがスクリーニングは希望があるため実施[*6]．

P) 予防接種の状況を知るために母子手帳を持参してもらい次回2週間後再診．次回は夫も一緒に来院できる時間帯で予約をとることとした．

〈2週間後〉

A) 母子手帳ではMRワクチンの完了と水痘の罹患は確認．その他の感染症についてはリスクが高くないことを確認．STIの結果も陰性．夫[*7]は子育てについては希

ホルモンの補充を行うことは知っておくべきである．てんかんがある場合には，抗てんかん薬の多くには催奇形性があるため，てんかんのコントロールと天秤にかけることになってしまう．神経内科医との相談が必要となる．

[*5] 環境因子として特に有機溶媒曝露はドライクリーニング店，工場，印刷業で注意．農薬曝露も重要．自宅での殺虫剤，重金属への曝露として鉛は古い塗料に含まれており，海外からの玩具やアクセサリーに含まれていることもある．大量の魚介類摂取も水銀中毒のリスクとなる3)．

[*6]【妊娠前のケアの柱】
① 家族計画の立案
望まない妊娠，計画的でない妊娠は中絶につながることが多く，生れてきた子どもも新生児死亡率が約2倍，精神発達遅滞や脳性麻痺などの障害児となる率も高い．生育した子どもに対する虐待や，人間関係の問題，社会問題なども多くなるとされており，いかに計画的な妊娠をすることが

> 望をもっているものの，妊娠についてはまったく知識がなく不安が強いとのこと．
>
> P) 葉酸摂取[*8]を推奨．両親学級の受講を勧め，役所の担当窓口を教える．妊娠の兆候と妊娠した際の受診の仕方について説明し，いったん終診．毎年冬には必ずインフルエンザワクチンを接種するよう勧めた．
>
> 〈6か月後〉
>
> A) 本日自宅での妊娠反応陽性．当院での妊娠反応も陽性で，最終月経から妊娠7週と推定．経腟エコーではCRL測定できないものの，胎芽の中に心拍を認めたため子宮内妊娠と診断．葉酸摂取は続けていた．
>
> P) 正常子宮内妊娠確定．2週間後にCRL測定し，分娩予定日を確定したのちに母子手帳の発行を行う．その後すみやかに妊婦健診へつなげる．葉酸摂取は継続．

人の健康だけでなく人生にも影響を与えるかということがわかる．総合診療医はこの点を深く理解し，妊娠可能な女性に対する家族計画の重要性をいつでも説明できるようにしておかなくてはならない．総合診療医は挙児希望の女性に対するケアだけでなく，妊娠を望まないカップルに対する避妊指導も確実に実践できる能力が必要である．

② 適切な体重管理

肥満は糖尿病，妊娠糖尿病，高血圧のリスクになる．肥満が巨大児，肩甲難産，手術分娩（帝王切開や吸引分娩など），先天性奇形，子宮内胎児発育遅延，流産や死産，妊娠高血圧症候群や子癇の危険性が高まることが知られている．やせ（BMI＜18.5）は切迫早産，早産，低出生体重児分娩のリスクとなる．適切な体重管理を妊娠前から推奨する．

③ 感染症のスクリーニングと治療

性感染症（sexually transmitted infection；STI）としての淋病とクラミジアは適切にスクリーニングを行う．リスクに応じてHIVや梅毒，結核のスクリーニングも考慮する．外陰部ヘルペスの既往がある場合，**妊娠後期から抗ウイルス薬の服用が経腟分娩のためには必要である．**

④ 予防接種のレビュー

水痘の罹患状況，MRワクチンの接種状況を確認する．風疹抗体価が低いことがわかっていれば妊娠前に計画的に予防接種の実施をする．インフルエンザワクチンは妊婦でも安全に接種可能である．

⑤ 催奇形性のある薬剤使用状況

定期処方薬のレビューはもちろん，サプリメントや市販薬についても指導を行う．催奇形性（参考ウェブサイト：http://toxnet.nlm.nih.gov/）のある薬剤を使用しているのであれば可能な限りリスクの少ない薬への変更を検討する．**市販の風邪薬にも妊娠中には危険のある血管収縮薬が入っていたり，漢方のなかでも麻黄が入っているもの（代表的な処方では葛根湯）は比較的リスクが高く使用は避けるべきである．**また外用薬であっても尋常性痤瘡の治療薬にレチノイド含有のものがあり，催奇形性があるので皮膚科の薬とはいえ注意が必要である．

[*7] **総合診療医の視点**

妊娠前ケアには対象となる女性だけではなく，パートナーとなる男性を含めた家族へのアプローチも必要である．子どもを産み育てるという大きな家族の変化を迎えるために必要な準備が整っているか，さまざまな角度から健康な家族のための包括的なカウンセリングが総合診療医には求められる．

[*8] 【葉酸摂取】

産婦人科診療ガイドラインでは「市販のサプリメント類によって0.4mg／日の葉酸を妊娠前から摂取すると，児の神経管閉鎖障害発症リスクが低減することが期待できる」とされている．**保険診療では処方できないので，市販のサプリメントで妊娠1か月以上前から，妊娠中（12週まで）までの内服を推奨するべきである．**通常の市販価格は1か月あたり500円前後である．

● 参考文献

1) Farahi N, Zolotor A. Recommendations for preconception counseling and care. Am Fam Physician. 2013；88：499-506. Review. Erratum in：Am Fam Physician. 2014；89：316.
2) 日本産科婦人科学会，日本産婦人科医会．産婦人科診療ガイドライン婦人科産科編2014．日本産科婦人科学会；2014．
3) 厚生労働省．「妊婦への魚介類の摂食と水銀に関する注意事項」パンフレット．

青年期8
妊娠中のcommon diseaseの対応

井上真智子（浜松医科大学医学部 地域家庭医療学講座）

症例26

28歳女性．昨日夜より38℃の発熱あり，寒気と咽頭痛，鼻水があるため受診した．今朝から少し咳が出始めている．2歳の娘がおり，先日風邪を引いていた．現在，妊娠18週とのことである．

カルテ

 # 急性上気道炎，妊娠18週

〈診察日〉
A）妊娠中期の上気道炎症状．頻脈，頻呼吸，酸素飽和度低下はみられず**全身状態は良好である**[*1]．周囲にインフルエンザにかかっていた人はおらず，現在の流行状況と症状から**インフルエンザの可能性は低い**[*2]．水分や食事の摂取は可能で，全身状態は良好のため，**対症療法で経過をみる**[*3]．
2歳の娘は保育園での集団保育を受けていることから，今後も感冒などの感染に注意が必要である．
小児期に気管支喘息の既往あり，喘息発

[*1] まず全身状態をよく評価する．妊婦以外の場合と同様，インフルエンザ，肺炎，急性副鼻腔炎，溶連菌感染症などに注意し，特に妊娠によって発生リスクおよび重症化リスクの上昇する疾患を意識して診察にあたる．
　●妊娠中に注意すべき感染症
発熱のみの場合は，尿路感染症，深部静脈血栓症，絨毛膜羊膜炎なども鑑別に挙げる．急性腎盂腎炎，急性虫垂炎は非妊娠時と症状の現れ方の違いを考慮する．また，風疹，水痘は胎児への先天的な異常（先天性風疹症候群，先天性水痘症候群）を生じうる．流行性耳下腺炎は第1三半期の感染により流産リスクが上昇，麻疹は，流早産，胎児死亡，低出生体重児のリスクが上昇する．

[*2] 妊娠中および産後はインフルエンザに罹患すると重症化しやすく，死亡率が増加すると報告されている．鑑別に挙げて考慮し，流行状況と症状経過，迅速検査結果から診断する．**妊娠中および産後2週間（流産や死産を含む）では，抗インフルエンザ薬の投与をできるだけ早く開始することが勧められている．**

[*3] 急性上気道炎に対する対症療法は，発熱，頭痛，咽頭痛に対して，妊娠中の使用に関して安全性の高い薬剤としてカロナール®（アセトアミノフェ

ン）が中心となる．**非ステロイド性抗炎症薬（NSAIDs）は，妊娠後期においては禁忌となる．**妊娠中の処方の注意を**1**に示す．妊娠中は漢方薬の処方は安全だと思われがちだが，麻黄（エフェドリン塩酸塩）が含まれる製剤は過度の発汗をきたし，胎児胎盤への血流低下を起こしうるので避ける．具体的には，麻黄湯，葛根湯，小青竜湯などに注意する．

[*4] 妊娠中の気管支喘息発作は，胎児の低酸素状態を招きうるため，積極的にコントロールする．吸入β_2刺激薬（LABA），吸入ステロイド薬は非妊時と同様に使用可能である．テオフィリン製剤は胎盤移行性があるため避ける．**妊娠中は生理的に呼吸性アルカローシスを呈しているため**，血液ガス所見の解釈には注意する．

[*5] 妊娠中は肺死腔の増加により肺炎リスクが上昇する．頻脈，頻呼吸，酸素飽和度低下など，肺炎を疑わせる所見がある場合は，胸部X線の撮影を行って評価する．1回の胸部単純X線による被曝量は＜0.01mGyである．放射線の妊娠への影響は，ある一定量（閾線量）の被曝を受けない限り現れない確定的影響であり，閾線量は，着床前

作が妊娠中に出現する可能性*4や肺炎のリスクに対し，咳の悪化や喘鳴がみられるようであれば，すみやかに受診するよう説明した*5.
本人は喫煙していないが，夫が喫煙者であることから受動喫煙の胎児への影響*6や本人の症状悪化のリスクについて説明し，禁煙を勧めた.

P）鼻汁，咳は強くないため，発熱，咽頭痛に対してカロナール®1,200mg/分3を3日分処方．水分摂取を促す．腹痛や不正出血などあれば受診するように指示し*7，風邪が治り次第，（季節性の流行に備えて）インフルエンザワクチンを受けることを勧めた*8.

期の胎芽・胎児死亡（流産），器官形成期の奇形発生に対していずれも100mGyである.
急性肺炎では基本的に入院管理を行い，酸素化と胎児の状態のモニターを行う.

*6 妊娠中の喫煙や受動喫煙の胎児へのリスクについて，説明する.

*7 **総合診療医の視点**
妊娠中のcommon diseaseへの対応においては，妊娠経過が順調か，胎児の状態は問題ないか（胎児のwell-being），母体の状態は良好かを確認する．具体的には，腹痛，不正出血，胎動減少がないかを尋ね，腹部緊満（子宮収縮）の有無を触診で確認する.

*8 **インフルエンザワクチンは全妊娠期間を通して，どの時点でも接種が勧められている**．妊娠初期に接種した場合の奇形発生率増加は報告されていないが，わが国では器官形成期を避けて接種する傾向がある．本人の罹患リスクを避けるため，家族にもワクチン接種を勧める．その他，妊娠中は接種できないが，妊娠前に接種しておくべきワクチン（生ワクチン）として，麻疹，風疹，水痘，流行性耳下腺炎（おたふくかぜ）がある．生ワクチンの接種後2か月は避妊を行う.

1 妊娠中の処方の注意

- リスクとベネフィットを考慮し，できるだけシンプルな処方を行う.
- 添付文書およびFDAの安全性情報を確認する.
- 妊娠に関するベースラインのリスクを認識する.
  —妊娠の約15％に自然流産．年齢とともにその割合は上昇する.
  —先天異常の発生リスクは2〜3％で，9割以上が染色体や遺伝子異常である.
- 最終月経から4週未満は無影響期，4週〜7週末までは絶対過敏期，8週から11週末までは相対過敏期.
- NSAIDsは，湿布も含めて妊娠後期では禁忌.
  —動脈管収縮，羊水減少，出生後の遷延性肺高血圧の原因になりうる.

2 妊娠中・授乳中の投薬についての情報

- 国立成育医療研究センター 厚生労働省事業 妊娠と薬情報センター
- 妊娠中・授乳中のお薬Q & A.
  http://www.ncchd.go.jp/kusuri/lactation/qa.html
- 授乳中の薬の影響「安全に使用できると思われる薬」「授乳中の治療に適さないと判断される薬」.
  http://www.ncchd.go.jp/kusuri/lactation/druglist.html

- 米国国立医学図書館（NLM） Toxicology Data Network（TOXNET）
- 妊娠中の薬剤使用に関するデータベース〔Developmental and Reproductive Toxicology Database (DART)〕.
  http://toxnet.nlm.nih.gov/newtoxnet/dart.htm
- 授乳中の薬剤使用に関するデータベース〔Drugs and Lactation Database (LactMed)〕.
  http://toxnet.nlm.nih.gov/newtoxnet/lactmed.htm

3 妊娠中にインフルエンザにかかったら

- できるだけ早く抗インフルエンザ薬を開始する〔オセルタミビル（タミフル®）またはザナミビル（リレンザ®）〕.
- 治療はリスクを上回ることが知られている.
- 発症後2日以上経過していてもベネフィットがある.
- 発熱時はアセトアミノフェン（カロナール®）を用いる.

●参考文献
1) 伊藤真也，村島温子編．薬物治療コンサルテーション 妊娠と授乳．東京：南山堂；2010.
2) 林昌洋ほか編．実践 妊娠と薬 第2版．東京：じほう；2010.
3) Briggs GG, et al. Drugs in Pregnancy and Lactation：A reference guide to fetal and neonatal risk 10th edition. Lippincott Williams & Wilkins；2014.

各論

青年期 9
不妊症

井上真智子（浜松医科大学医学部 地域家庭医療学講座）

症例27

風邪で受診した33歳女性．月経歴を尋ねると，月経不順があることがわかった．「結婚してもうすぐ1年になるんですけど，まだ子どもができないんです．何か検査したほうがいいのでしょうか」と聞かれた．

カルテ

 # 不妊の心配，月経不順

〈診察日〉

A) 月経不順については，月経周期が35～40日であることがわかったが，3か月以上の無月経や頻発月経は認めていない[*1]．基礎体温をつけたことがないとのことで，まずつけて排卵の有無や時期を確認することとする[*2]．
これまで妊娠・出産歴はないため[*3]，性交渉のタイミングを図っても妊娠に至らない場合は，早めに婦人科での精査を受けて原因を同定することが望ましい[*4]．
子宮頸癌検診は自治体で2年ごとに受け

[*1] 不妊の原因は多岐にわたる（**1**）が，女性側の因子として排卵障害の有無について，**まず月経周期の確認から始める**．月経不順には，頻発月経，希発月経などがある．無排卵周期，多嚢胞性卵巣症候群（polycystic ovarian syndrome；PCOS），高プロラクチン血症，早発卵巣機能不全などを考慮する[1]．

[*2] 基礎体温（basal body temperature；BBT）をつけることは，月経周期と排卵の有無を知るうえで，まず基本となる．①二相性になっているか，②低温期と高温期に0.3℃以上の差があるか，③高温期は10日以上あるか（黄体機能不全がないか）を，確認する（**2**）．排卵日（低温期最終日）を0日として，-1，-2日（排卵前日・前々日）が最も妊娠しやすいタイミングといわれる．

[*3] これまでの妊娠・出産歴（流産・死産・中絶を含む）を確認する．排卵，受精，着床のどの段階に問題がありうるのかを知る手がかりになる．その後に原因が発生した可能性も考慮し，一通りの評価が必要である．2回以上連続して流産・死産があった場合は，「不育症」としての精査が必要である[2]．

[*4] 妊孕能は30歳以降，年齢とともに低下する．子宮筋腫，子宮内膜症，子宮内膜ポリープなど妊孕性に影響する疾患も年齢とともに増加するため，排卵のタイミングを考慮しても自然妊娠に至らない場合は，**待っていても妊娠に至らない原因（卵管閉鎖や無精子症）や治療することで妊孕性を高めることができる疾患がないかにつき，早い時点で精査を行うことが勧められる**．
婦人科で行う検査には，エコーや子宮卵管造影，精液検査に加え，フーナーテストや内分泌機能検査（月経開始後3～5日にFSH，LH，E2，甲状腺機能，高温期5～10日目にプロラクチン，プロゲステロンの測定）を行う．

[*5] 子宮頸癌検診を受けることを勧める．**妊娠前ケアの一環としても重要である**．妊娠前ケアにはそのほかに，**神経管閉鎖障害予防のための葉酸摂取の勧め，麻疹・風疹など予防接種歴の確認，性行為感染症検査，禁煙**などがある．

[*6] クラミジアによる卵管炎の既往は，卵管閉鎖のリスクにつながる可能性がある．また，骨盤腹膜炎の既往や子宮内膜症による骨盤内の癒着，卵巣嚢腫の存在は受精や受精卵の通過障害などにつながりうる．子宮筋腫（特に粘膜下筋腫），子宮内膜ポリープなどは着床障害を起こしうる．クラミジアは無症状で放置されていることも多いため，**性**

ている*5 が，クラミジアなど性行為感染症の検査や経膣エコーは未実施であるため，子宮筋腫や卵巣嚢腫の有無について一度実施して確認したほうがよい*6．
月経時に下腹痛，腰痛，頭痛があり，鎮痛薬を服用している．月経前の浮腫やイライラもみられるとのことから，月経前症候群，月経困難症に対し，痛み止めに加え，当帰芍薬散を1，2か月試してみることにした*7．

P) それでも妊娠に至らない場合は，1年以上経過しているため夫婦で相談のうえ，婦人科にての原因精査を行い，治療方針を検討することを勧める*8,9．

行為感染症検査，骨盤内エコーは基本的な検査として実施する．

*7 月経困難症や月経前症候群では，東洋医学的に瘀血の存在が考えられる．頭痛，肩こり，浮腫，冷え，不眠，痔疾などを伴うこともある．駆瘀血剤のなかで，当帰芍薬散は妊娠前・妊娠中に安全に用いられ，月経周期の改善や安胎作用も知られている．

*8 妊娠を望みつつ1年以上経過しても妊娠に至らない場合は，精査を勧める．35歳以上でリスク因子があれば，6か月経過した時点であっても精査を行うことが勧められる[1]．

*9
総合診療医の視点
総合診療医としては，婦人科への橋渡しをすみやかに行うとともに，紹介後に生じる葛藤や悩み（治療を行うか行わないか，治療内容と時期に関する意志決定，夫婦間での意向の相違など）に対して，支持的に関わっていく．

1 不妊の原因
1. 女性の不妊症原因
    ① 排卵因子（排卵障害）
    ② 卵管因子（閉塞，狭窄，癒着）
    ③ 子宮因子（子宮筋腫，子宮内膜ポリープ，先天奇形）
    ④ 頸管因子（子宮頸管炎，頸管粘液分泌不全など）
    ⑤ 免疫因子（抗精子抗体など）
    ⑥ 原因不明：全体の約1/3を占める
2. 男性の不妊症原因
    ① 性機能障害
    ② 精液性状低下：造精機能障害（乏精子症，精子運動率低下・精子無力症，奇形率の増加，精索静脈瘤の関与など），無精子症（性腺機能低下症，精巣炎，染色体異常）など

不妊の3大原因は，排卵因子，卵管因子，男性不妊である．

2 基礎体温の推移

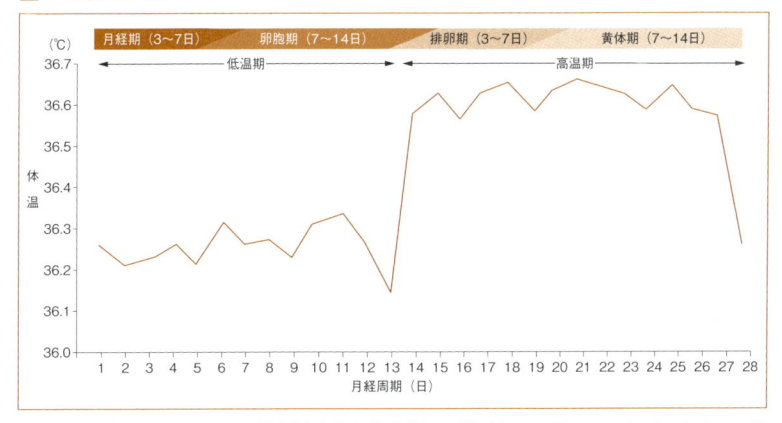

排卵時期を知るには，市販の排卵検査薬も基礎体温の補助として用いることができる．一般に，排卵の24～36時間前にLHが放出されるLHサージがある．排卵予定の3，4日前から早朝尿で検査し，初めて陽性となった日の翌日あるいは翌々日を排卵日と判断する．

● 参考文献
1) 一般社団法人日本生殖医学会．不妊症Q&A．http://www.jsrm.or.jp/public/index.html
2) 厚生労働省研究班「Fuiku-Labo」．不育症治療に関する再評価と新たなる治療法の開発に関する研究．http://www.fuiku.jp/fuiku/

各論

青年期 10
子育て・育児相談

西村真紀（川崎医療生協 あさお診療所）

症例28

12歳男児と38歳女性（小学6年生の受験生とその母親）．10月のある午後外来で受診．子どもは模擬試験のたびにトイレに何度も行っている．母親は子どもの受験日の下痢が心配である．また母親も不眠の訴えがある．

*1 【過敏性腸症候群】
日本小児心身医学会[1]によると西欧諸国では中学生の6％，高校生の14％にみられるといわれる．また，一般の小児科では小児（4〜18歳）の0.2％，3次医療（救急医療などの高度医療機関）では22〜45％にこの病気の患者がみられたという報告がある．

*2 不眠症は「睡眠障害」の項（p.96），不安障害は「不安障害」の項（p.60）を参照．

*3　**総合診療医の視点**
心理社会的問題が関与するこれらの疾患に関しては家族背景の情報が重要である．「子育てで母親が孤立していないか？」「夫の協力は？」「夫との関係性は？」「精神的サポートは？」など．

*4 【子どもだけの医療面接が必要】
本人抜きで話を進めないことが大切である．対処法を親と子一緒に話し合うとともに，**一方で本人に対して守秘性を保証する**ことも忘れないようにする．話を打ち明けられる先生（医師）だと思ってもらうことが第一歩である．

*5　**総合診療医の視点**
●学童，生徒のQOL
子どものQOL尺度としてはKINDLE® 日本語

カルテ

＃子：過敏性腸症候群*1
母親：不眠症・不安障害疑い*2

〈診察日〉
S) 母親：この子試験のたびにお腹を壊してトイレに何回も行くんです．入試の日が近くて心配です．それに私も塾の送り迎えなどで疲れているのに眠れなくて．お薬いただけますか？
子：無言．
家族構成*3：母親，父親，子の3人．父親は営業マンで深夜に帰宅．母親は専業主婦．子育てはほとんど母親に任されている．

O) 母親：general：ふつう
子：general：やや元気がない
腹部：平坦軟，圧痛なし
貧血なし

A)P) 過敏性腸症候群であり症状悪化の引き金は受験のようである．
① 以下の質問を子どもにする（**母親には診察室を出て行ってもらって***4）．
- どんなときに悪化するのか，どう対処しているのか：模擬試験の当日朝から腹痛＋下痢が続き試験中に必ず1回はトイレのために席を立っている．食べるとグルグルとお腹が動くので朝ご飯を抜いたりしているがあまり効果がない．
- 心配は何か：入試の日にお腹が痛くなるのが怖い．入試だとトイレに行けないのではないか．
- 家族とうまくやっているか．仲のよい

版[2]がある．その項目としては身体的，情動的，自尊感情，家族，友達，学校とあり筆者はそのうち後者の3つからスクリーニングとしてこの3つの質問をするようにしている．

友達はいるか，勉強はうまくいっているか*5：特に問題はない．
・ほかに伝えておきたいことはないか*6：特になし．
② (母親に入ってきてもらい) 子どもの診察結果と提案を伝える．
・**下痢止めを模擬試験の朝に飲んでみる***7
処方) ロペラミド 2mg/日，分1，朝食後
・入学試験はトイレに行くことは許されているのでトイレに行ってよい
③ **母親の不眠：原因は？**：受験のストレス，寝る前に緑茶や紅茶*8．
→子どもの症状対処について話をするとやや安心した様子．治療薬を使う前に夜の緑茶をやめて様子をみることになった．
④ **母子手帳でワクチン接種歴を確認し，インフルエンザの予防接種を勧めた***9．

〈1か月後〉
子：模擬試験の朝にロペラミドを服用したところ，下痢はなかったとのこと．表情も明るくなった．
母親：子どもの症状が改善してホッとしている．緑茶をやめたのと子どものことで少し安心したので以前よりも長く眠れるようになった．このまま薬は飲まずに様子をみることになった．
母親と子にインフルエンザの予防接種を行った．父親は別の日に来ることになっている．

〈入試直前〉
本番前にロペラミドの処方をもらいに母子で来院．処方と受験のエールを送った．

*6 親抜きで何か伝えたいことがないかを聞いておくと，家族関係での問題がある場合の手がかりが得られるかもしれない．

*7 受験，試合，発表会など大事なイベントを抱える子どもに関して母親が体調を心配して相談に来ることがある．薬を使うにしても，副作用や効果の確認のためにも，いきなり当日服用することにならないようあらかじめお試しをしてもらうことが重要である．そのためにも総合診療医として，普段からその子が何年生でどんな生活を送っているのか，イベントでの体調不安はないかなど話題にしておくことも大事であるといえる．
「試験当日のため下痢止めの練習をしましょう．下痢止めは普段は使わないほうがいいんだけれど模擬試験の日に朝飲んでみてください．効き目とかそのあと便秘にならないか，それも模擬テストの一部と考え結果を教えてください」と伝える．

*8 母親のストレスにも共感的態度で臨み，症状にはきちんと対応する．

*9 この年代の親子には**予防接種のキャッチアップ**も忘れないことが肝心である．

まとめ

受験期の親子は大変神経質になっている．医学的に重大な疾患ではなく受験期を終えると改善することも十分予想される．しかし受験期に症状をとることは重要であり，治療方針を十分話し合い，体調管理に関して不安なまま入試当日を迎えないように計画的に治療を試みるとよい．精神的なものだとしても**子どもの症状に真摯に向き合い治療することで，心身相関(心理的ストレスから身体症状が現れそのために身体活動が低下，それがまた心理的ストレスになるというもの)を断ち切ることができる**．こうした対応は医師−患者関係を強化し，体のことで相談できる医師がいるという安心から親子の精神的ストレスの軽減にもなると考える．

● 参考文献
1) 日本小児心身医学会．
http://www.jisinsin.jp/detail/02-shimada.htm
2) KINDL 日本語版．http://www.kindl.org/english/language-versions/japanese/

各論

青年期 11
ヘルスメンテナンス

阪本直人（筑波大学医学医療系 地域医療教育学/筑波大学附属病院総合診療科）

症例29

24歳女性．アレルギー性鼻炎で，半年前より当科に通院している．鼻炎症状は落ち着いている．診察中，近況を聞いたところ，数か月前に異動があり，課長補佐に就任したとのこと．こちらが祝辞を述べる間もなく，堰を切ったように，責任は重くなり，残業が増えたなどの不満を話した．

*1【プロブレムリストに"#ヘルスメンテナンス"を追加しよう】
　身体診察のバイブルともいえる教科書"Bates' Guide to Physical Examination and History-Taking"には，"#ヘルスメンテナンス"を他のプロブレムと同様の扱いで，常に列挙する習慣をつけることの重要性が述べられている．

*2　**総合診療医の視点**
　日常の忙しい診療では，当面のプロブレムを解決することだけに目を奪われがちである．しかし，継続診療を担う医師は，その利点を活かし，カウンセリングやスクリーニング，危険因子の是正などのヘルスメンテナンスにも少しずつ関わっていくことができる．その介入は，患者のみならず，家族のヘルスアウトカム向上にまでその効果は広がる．

*3【ヘルスメンテナンスの介入チャンス】[2]
　壮年期11「ヘルスメンテナンス」の項（p.108）の*3を参照．

*4　ライフステージに合わせた適切な項目を推奨するには，根拠に基づいたヘルスメンテナンスガ

カルテ

ヘルスメンテナンス[*1]

〈診察日〉
A）数か月前に，職位の昇進と異動に伴う職場環境の変化というライフイベント[*1,2,3]が同時に発生し，大きなストレス源になっていることが伺えた．そのため，USPSTF[*4]などのヘルスメンテナンス項目から，ストレス曝露によって生じうる健康問題等に焦点をあてた評価が必要である．

P）ストレス曝露状況や睡眠衛生の把握を行う．飲酒，喫煙の状況も確認する．うつ病のスクリーニングを行う．

A）P）そこで，現在の生活状況を詳しく聞いた．すると，休日には昨年結婚した夫との時間を過ごすことができているとのことで，今のところ睡眠の問題はなく，うつ病スクリーニングは陰性であった．
夫に話を聞いてもらうなどで，ストレスを溜め込まず言語化すること，職場内の問題の対処方法など，ストレスコーピング法を具体的に指導した．

〈2週間後〉
A）P）言語化によるストレス解消ができ，周囲からのサポートも順調に得られてきているとのこと．
その後，雑談中に妊娠を計画しているこ

イドラインが必要である．有用なものとして米国予防医学専門委員会（the U.S. Preventive Services Task Force；USPSTF）がある．

●USPSTFの概要紹介
USPSTFは，スクリーニング（screening tests），カウンセリング（counseling），予防接種・予防的薬物投与（preventive medications）の3領域に関し，「米国においては」という文脈ではあるが，最もevidence-basedかつ，cost effectiveな標準的介入を提示・推奨している．小児から

とがわかった．そこで，妊娠前ケアとして，子宮頸癌検診，風疹をはじめとしたこの時期に必要な感染症の抗体検査とその結果に応じた予防接種（インフルエンザも含む）について説明した．併せて，葉酸摂取のアドバイスを行った．

〈1か月後〉

各種感染症の抗体値のチェックと子宮頸癌検診の結果説明をした後，家族内喫煙の有無について確認した．すると，夫の再喫煙が判明．ただ，気を使ってベランダで吸っているとのこと．受動喫煙による健康被害の説明やホタル族でも害はあまり減らせないことを説明．
禁煙の支援ができることを説明した．
同じ内容を夫にも伝えてみるよう促した．また，ストレスによる再喫煙ではないか，睡眠や飲酒のことで困っていないか，医師が心配しており，いつでも気軽に相談に応じる旨も伝えてもらい，夫の来院を推奨した．

〈2か月後〉

土曜日の午後，患者の診察に夫が同席した．夫は，最近仕事が忙しく，食生活が不規則となり，飲酒量も増えているとのこと．1年で7kg体重が増え，妻にいびきを指摘されている．夫の父親は，糖尿病，脳梗塞の既往があるとのこと．次回改めて診察することにして，予約をとった．

妊産婦，高齢者に至る全年齢を対象に，癌や生活習慣病に始まり，事故やDV，うつ病などの領域について，項目ごとに推奨レベルが示されている． さらに，推奨されるスクリーニング手段や対象となる年齢および条件，スクリーニング計画（間隔および開始年齢から終了年齢まで）についても詳細なデータと根拠が開示されている．

● USPSTF活用時の注意点

ある程度統一されたヘルスメンテナンス推奨ガ

1 青年期における代表的なヘルスメンテナンス推奨項目一覧

領域	推奨項目	推奨度	男性	女性	特定の集団（この節では，妊婦）
スクリーニング	高血圧	A	✓	✓	
	喫煙[a]	A	✓	✓	✓
	子宮頸癌[b]	A		✓	
	クラミジア[c]	A		✓	✓
	脂質異常症[d]	A	✓	✓	
	肥満	B	✓	✓	
	過度のアルコール摂取[e]	B	✓	✓	
	うつ病	B	✓	✓	
	無症候性細菌尿	A			✓
	ワクチン接種歴，または血清学的検査による風疹感受性	B		✓	
カウンセリング	HIVを含む性感染症[f]	B	✓	✓	
	意図しない妊娠を防ぐための避妊	A		✓	
	授乳[g]	B		✓	✓

USPSTFの推奨度：A 強く勧める，B 勧める，C どちらともいえない，D 勧めない，I 十分な情報がない
※USPSFTやわが国[1]の推奨レベルがA,Bのものを中心に抜粋．USPSTFの推奨度については，壮年期11「ヘルスメンテナンス」の項（p.109）も参照．
a) 必要に応じカウンセリング．妊婦には妊娠に関連した指導も行う．最低限（3分未満）のカウンセリングでも禁煙率は上昇する．
b) 性交渉を開始していれば，21歳から開始．細胞診を21～65歳を対象に3年ごと．わが国では，20歳以上に細胞診を推奨．推奨グレードB．
c) 25歳未満の性交渉の経験のある女性とリスクの高い女性．無症状な25歳未満の全妊婦，およびリスクの高い妊婦．
d) 35歳以上の男性に5年ごと，CVDリスクの高い女性と45歳以上の女性全員に5年ごと．
e) 行動カウンセリングも併せて行う．
f) ハイリスクに対し，行動カウンセリング，予防指導（特に思春期に対する予防指導を重視）．
g) 行動変容の促進，体系立てられた教育と行動カウンセリングプログラム．妊娠中からの本人と家族への介入が効果的．
※USPSTFはこまめにアップデートされているため，必要に応じオリジナルを参照のこと．

イドラインがないわが国の現状において，USPSTFはエビデンスが充実し，非常に有益な情報源である．しかし，人種の違い（特に胃癌は日本人に多いが，米国製のUSPSTFにはその項目がない），保険制度（健診は，わが国では公的医療保険でカバーされない），検査に対するアクセシビリティ（手軽に大腸カメラが施行できるわが国とそうでない米国）などの背景が異なるため，**ガイドラインの推奨項目だけをみて適応するのではなく，ガイドラインの背景にあるエビデンスを十分に理解し，患者ごとに考慮したうえで，応用する必要がある．**

なお，わが国の実情を考慮した癌検診のデータは国立がん研究センターの「科学的根拠に基づくがん検診 推進のページ」[1]などが利用できる．

● 参考文献

壮年期11「ヘルスメンテナンス」の項（p.109）の参考文献を参照．

壮年期

壮年期 症例から考えられるプロブレムリスト

考えられるプロブレム の色文字は，総合診療医としての視点のプロブレムです

症例A　48歳男性．会社員．

会社の定期健診で2年前から指摘されていた高コレステロール血症と肝機能異常が「要精査」と判定されたため来院．営業職で外食も多く，この10年で15kgほど体重が増えた（BMI 29）．アルコールも週5日以上飲んでおり，特にこの数年は自宅でも飲酒するようになっている．家族には心筋梗塞や脳卒中の人が多く，自分も同じ病気にかかるのではないかと心配している．最近叔父が大腸癌で亡くなり，大腸癌を含めた検診についても検討している．

考えられるプロブレム

#1 脂質代謝異常
#2 肥満症
#3 肝機能障害（脂肪肝疑い）
#4 一次予防と二次予防
#5 アルコール依存症疑い
#6 健康不安
#7 動脈硬化疾患の家族歴
#8 大腸癌の家族歴
#9 不健康な食生活

症例B　56歳女性．主婦．

5年前より糖尿病として外来通院をしている．現在は内服薬のみで治療されているが，徐々に血圧も上がってきて高血圧の処方も受けている．肥満体型で栄養指導を受けたものの，食事制限や運動についてはなかなか実行に移せないでいる．予約は忘れずに来院するものの，そのたびに食事制限や運動療法が実行できない理由を一生懸命に話すばかりである．夫は仕事で多忙で，本人の医療問題についてはあまり関心がない様子だとのこと．

考えられるプロブレム

#1 糖尿病
#2 高血圧
#3 肥満
#4 運動不足
#5 二次予防
#6 自己効力感不足
#7 家族アプローチ

症例C 47歳女性．パート（工場勤務）．

息子が大学進学を希望しており，2年前から工場でパート勤務を始めた．手作業が多く普段から肩こりがひどいが，この半年ほど昼夜を問わずのぼせた感じがあり，夜間は発汗も多く眠れない日が続いている．睡眠がよくとれない夜の翌日も勤務があり，そのときはふらつき，食欲低下も感じる．月経は不規則になってきており，月経痛もたまにあるが周期が不規則であるため予測できない．婦人科検診は受けておらず，漠然と体調不安があるため医療機関受診をためらっていた．

先週より意欲の低下，興味の減退を感じ仕事を早退する日が続いたため婦人科検診のできる当院外来を受診した．受診時はありとあらゆる症状について30分以上にわたり話し続けている．

考えられるプロブレム

#1 肩こり
#2 更年期障害疑い
#3 不眠
#4 ふらつき
#5 食欲低下
#6 抑うつ気分
#7 多愁訴

症例D 58歳男性．会社員．

10日前より上気道炎症状あり．徐々に咳嗽と喀痰がひどくなったため来院．胸部X線など精査され肺炎として内服抗菌薬開始．3日目に外来フォローしたところ，症状は改善傾向であるものの，倦怠感が強く欠勤を続けているとのこと．倦怠感について精査するも明らかな原因は見当たらない．本人は「疲れが一気に噴き出した．もう会社には行きたくない」という．体調が悪くても病院受診を許してくれなかった上司のこと，職場での困難なプロジェクトのこと，自宅で同居している無職の長男（34歳）のことなど，たくさんのストレスを抱えているとのこと．

考えられるプロブレム

#1 肺炎
#2 倦怠感
#3 仕事でのストレス
#4 ライフサイクル
#5 医療アクセス制限
#6 無職の長男との同居

壮年期の診療のポイント

動脈硬化性疾患や悪性腫瘍の予防と早期発見

　慢性疾患をリスクとした動脈硬化性疾患や悪性腫瘍の予防と早期発見は健康寿命を伸ばし，疾患による予後を改善する．職場の健康診断や人間ドックを受ける機会は多く，壮年期の健康管理の重要な柱となっている．職場の定期健康診断は労働安全衛生法により以下の項目が40歳以上では必須となっている．

　① 既往歴および業務歴の調査
　② 自覚症状および他覚症状の有無の検査
　③ 身長，体重，腹囲，視力および聴力（1,000 + 4,000Hz）
　④ 胸部Ｘ線検査および喀痰検査
　⑤ 血圧の測定
　⑥ 血色素量および赤血球数の検査（貧血検査）
　⑦ トランスアミナーゼ（AST/ALT）γ-GTP（肝機能検査）
　⑧ LDL，HDLコレステロールおよび血清中性脂肪の検査（血中脂質検査）
　⑨ 血糖検査
　⑩ 尿中の糖および蛋白の有無の検査（尿検査）
　⑪ 心電図検査

　定期健診で異常と判断された場合（症例Ａ）で「要精密検査」「要治療」とされた場合は医療機関の受診となる．その際には通常の精密検査と併せて一次予防としての生活習慣改善指導と二次予防としてのリスク管理が必要になる〔「高血圧症」の項（p.88）参照〕．
　異常が出た検査値以外に家族歴や喫煙歴などさまざまなリスクの評価を行い，包括的に健康増進と疾患予防を行うことが総合診療医には求められる．
　悪性腫瘍のスクリーニングについては無症候なのか有症状なのか，リスクがあるのかないのか，リスクとベネフィットのバランスといったことを考慮して個別に計画を立てることが重要である．
　症例Ａでは外食を避ける工夫や，長期的に見た健康に対する考え方の共有に始まり，患者本人が考える「健康を維持するためのモチベーション」を言語化し，サポートする必要がある．たとえば「子どもたちが社会人になるまで苦労させないで済むように，55歳までは元気に働ける体を維持したい」という本人の目標に向かって具体的な目標体重の設定や，実行可能な運動メニューの作成を行いサポートを続けることが有用である．

慢性疾患と一次予防・二次予防

　糖尿病，高血圧，脂質代謝異常症などの慢性疾患の多くがこの年代に発症する（症例B）．慢性疾患のほとんどが体調不良を起こさないため，治療は心筋梗塞や脳卒中，慢性腎臓病といった動脈硬化性疾患の予防（二次予防）が目的となる．治療の中心は生活習慣の改善と薬物療法であるが，定期的な通院や検査の身体的・精神的・経済的・社会的負担と相まって，望ましい形で治療継続することはたいへんな困難を伴う場合がある．生活習慣の改善は一次予防としての健康増進の意味合いも含まれており，行動変容や動機付け面接といった行動科学の知識・技術が総合診療医には不可欠である．

　慢性疾患の管理は外来通院で看護師・薬剤師・管理栄養士や運動療法士，場合によっては臨床心理士を含めた多職種でのアプローチが有用である．総合診療医はこの多職種連携の中心となってリーダーシップを発揮し，患者のケアを指揮する必要がある．

　症例Bでは患者に自己管理能力のないことがマイナスの影響を与えている．自己効力感，特に自己統制的自己効力感をもたせるためにこれまでの成功体験や代理体験を聞き出し，根気強く自己変革のタイミングを待つことと，動機付け面接法を用いてモチベーションの源泉を強化していく必要もあるだろう．

身体機能と内臓機能の変化（ホルモン含む）

　壮年期は筋力や持久力，バランス機能などの身体機能は低下し，さまざまな内臓機能の変化，特にホルモンバランスの変化などが起こる．女性では女性ホルモンの低下に伴い更年期障害をはじめとしたさまざまな身体的な変化が生じる．更年期障害は程度の差こそあれ女性であれば誰でも経験するもの（症例C）であるが，その訴え方や日常生活への影響には大きな個人差がある．場合によっては愁訴が多い場合には不定愁訴として捉えられることもあり，適切な治療の機会が損なわれている場合もあることを総合診療医は理解しておくべきである．ホルモンの変化だけでなく，身体機能の変化が精神面・心理面および社会機能に与える影響を総合診療医は深く理解し，診療に反映させなくてはならない．生物心理社会的モデルはそのような心と体，そして社会とのつながり方を理解するために有用なモデルである．すべての診療場面で活用してほしい．

　たとえば症例Cのように「不眠」という主訴に対処するときに，「更年期障害に伴う身体的な不快感」を解決することなしに不眠に対して眠剤を処方するだけの解決方法は不必要なベンゾジアゼピン依存症を作り出すことになり不適切である．適切な更年期障害に対する解決策は「更年期障害」の項（p.100）を参照いただきたい．またこの患者が生活のために肩こりを抱えてでも工場勤務を続けることができるよう，日常生活に支障が出ない工夫を一緒に考えることも総合診療医ならではの視点といえる．

ライフサイクルと社会的役割の負担（❶）

　壮年期は一般に社会人として集団の管理を行ったり，経験豊かなベテランとして扱われることも多い．それだけ社会的責任が重いこともあるため，それがストレスになり健康に影響を与えることを診療中に想起してほしい．壮年期で元気な人は定期的に医療機関を受診する習慣がなく，臨時受診のみのつながりとなる．そのため壮年期の患者が来院した場合には「この受診がこの人の健康に介入する数少ない機会である」ということを総合診療医は意識すべきである．急性疾患で来院した患者の急性疾患にだけ対応するのではなく，統計学的に見た死因（❷）を頭に入れて対処する必要がある．❷を見て自殺が各年齢階級で必ず入っていることに驚きはないだろうか．それだけこの年代は死亡の総数こそ高齢者よりはかなり少ないが，割合として悪性新生物と同じ程度に自殺について積極的な介入が必要な状況であることを知っておくべきである．年齢調整死亡率をみても男性の自殺率は女性の自殺率の2倍以上であり，特に注目すべきであろう．また寄与危険率という点では日本人の癌の原因として喫煙と感染（主にピロリ菌感染）がそれぞれ20％と大きな割合を占めており，適切な介入が有効であると考えられる[1]．リスク要因別の関連死亡者数も喫煙が12％，高血圧が9％と飛び抜けており，その後に運動不足，高血糖，塩分の過剰摂取が続いている．適切な生活習慣病のスクリーニングおよび介入と禁煙と運動の奨励がこれらのリスクが主に影響する循環器死亡と悪性新生物死亡の減少に有効と考えられる[2]．自殺予防のための取り組みについてここでは詳細は扱わないが，適切な気分障害，特にうつ病のスクリーニングと自殺のリスク評価を行うことが大前提となる．総合診療医はどの年代の患者に対しても適切なうつ病スクリーニングができ，自殺リスクの評価ができなくてはならない．

〈小嶋　一〉

1 壮年期の家族ライフサイクルの特徴

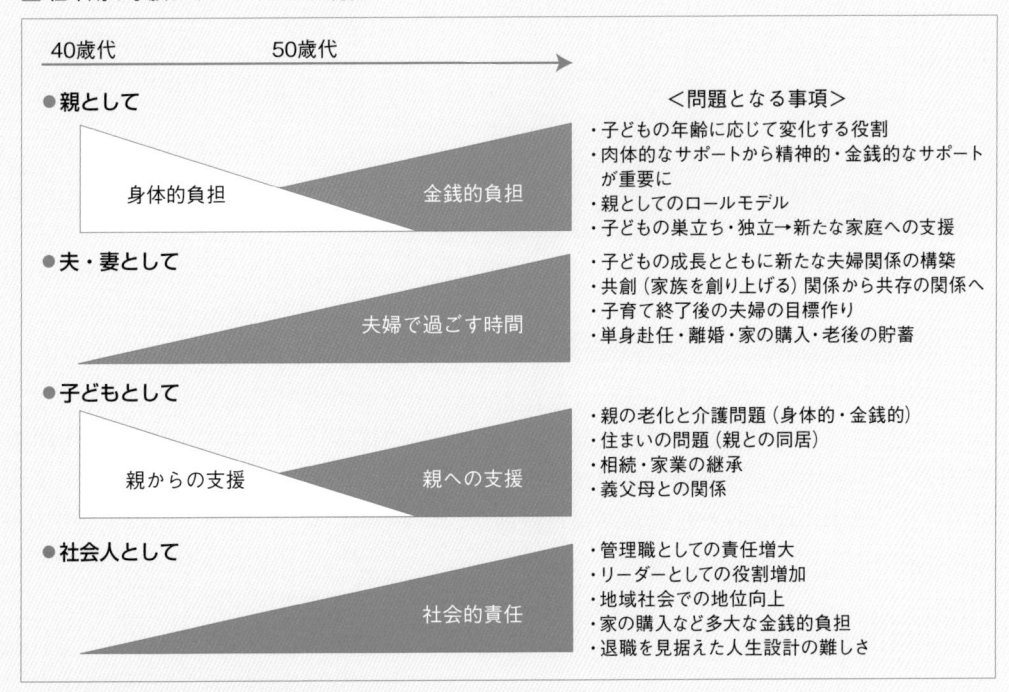

40歳代 → 50歳代

● 親として
- 身体的負担 → 金銭的負担

＜問題となる事項＞
- 子どもの年齢に応じて変化する役割
- 肉体的なサポートから精神的・金銭的なサポートが重要に
- 親としてのロールモデル
- 子どもの巣立ち・独立→新たな家庭への支援

● 夫・妻として
- 夫婦で過ごす時間

- 子どもの成長とともに新たな夫婦関係の構築
- 共創（家族を創り上げる）関係から共存の関係へ
- 子育て終了後の夫婦の目標作り
- 単身赴任・離婚・家の購入・老後の貯蓄

● 子どもとして
- 親からの支援 → 親への支援

- 親の老化と介護問題（身体的・金銭的）
- 住まいの問題（親との同居）
- 相続・家業の継承
- 義父母との関係

● 社会人として
- 社会的責任

- 管理職としての責任増大
- リーダーとしての役割増加
- 地域社会での地位向上
- 家の購入など多大な金銭的負担
- 退職を見据えた人生設計の難しさ

2 年代別男女別死因

年齢階級	死因1位（男／女）	死因2位（男／女）	死因3位（男／女）
40～44歳	自殺／悪性新生物	悪性新生物／自殺	心疾患／心疾患
45～49歳	悪性新生物／悪性新生物	自殺／自殺	心疾患／脳血管疾患
50～54歳	悪性新生物／悪性新生物	心疾患／脳血管疾患	自殺／自殺
55～60歳	悪性新生物／悪性新生物	心疾患／脳血管疾患	自殺／心疾患

（厚生労働省. 2009.）

● 参考文献
1) Inoue M, et al. Attributable causes of cancer in Japan in 2005—systematic assessment to estimate current burden of cancer attributable to known preventable risk factors in Japan. Annals of Oncology 2012；23：1362-9.
2) Ikeda N, et al. Adult mortality attributable to preventable risk factors for non-communicable diseases and injuries in Japan：a comparative risk assessment. PLoS Med 2012；9：e1001160.

各論

壮年期 1
高血圧症

本村和久（沖縄県立中部病院 プライマリケア・総合内科）

症例30

52歳男性．会社員．3年前に職場の健診で軽度の高血圧症を指摘，近医で妻と栄養指導を受けたことがあるが，薬物療法の話となる前に，外来は自己中断．1年前から単身赴任，再度健診で高血圧症を指摘，受診となった．

---

*1 「高血圧治療ガイドライン 2014（JSH2014）」[1]によると脳心血管リスクは **1**（p.176）のように分類される．本症例では「低リスク」．

*2 ガイドライン[1]では，診察時の血圧よりも家庭血圧を重視している．

*3 二次性高血圧症の代表的な原因を **2** にまとめた．

2 二次性高血圧症の代表的な原因

- 腎性高血圧症（腎実質性高血圧，糖尿病性腎症，腎血管性高血圧など）
- 原発性アルドステロン症
- 褐色細胞腫
- Cushing症候群
- 甲状腺機能亢進症
- 甲状腺機能低下症
- 副甲状腺機能亢進症
- 薬剤誘発性高血圧
- 睡眠時無呼吸症候群

〔参考：日本高血圧学会．高血圧治療ガイドライン 2014（JSH2014）.〕
〔参考：James PA, et al. 2014 evidence-based guideline for the management of high blood pressure in adults（JNC 8）. JAMA. 2014；311：507-20.〕

カルテ

 # 高血圧症（二次性高血圧症の疑い），本態性高血圧症

〈診察日〉

A) 家族歴があり，健診の血圧は 145/95mmHg と I 度の**高血圧症**[*1]．高血圧症の診断にはさらに，**自宅での血圧測定が重要**[*2]．身体所見で異常なし．**二次性高血圧症**[*3]の可能性だが，妻にいびきは指摘されるとのこと．**睡眠時無呼吸症候群**[*3]の可能性はある．喫煙歴はない．単身赴任で外食，弁当中心の食生活が問題．健診の結果で，心電図，血液・尿検査ともに異常なし．本態性高血圧症とすると低リスク群か．

P) 家庭血圧の測定を勧める．血圧計は持っているとのこと．正確に測れているか確認するため，次回**血圧計を持参するようお願いした**[*4]．塩分制限について説明，栄養師からの栄養指導を予約．また，「以前に塩分制限弁当の宅配を取っていたが高くてやめた」とのこと．塩分量とカロリー数が外食でもわかる本や**ウェブサイト**[*5]を紹介，好きな「ラーメンとチャーハンと餃子セット」の塩分量（約12g）とカロリー数（約1,600kcal）を伝えた．**塩分量は1日6g以下，毎日30分以上の運動習慣**[*6]を勧めた．睡眠時無呼吸症候群の可能性について説明，簡易型のポリソムノグラフィーで検査を行うこととした．原発性アルドステロン症の可能性についても説明，次回血

---

*4 自宅での血圧測定が不正確な場合もあり，筆者は患者に血圧計の持参を勧めている．

液検査を行う．

〈1か月後〉

A)P) 家庭血圧は，140/90〜150/100mmHgとⅠ度の高血圧症．持参の血圧計と病院の血圧計との測定値に違いはなく，測り方も問題がなかった．ポリソムノグラフィー，レニン・アルドステロン比は正常であり，二次性高血圧症は，否定的である．減塩については，本人が勉強しており，「6g以下で頑張っています」とのこと．また，毎日30分のウォーキングを始めている．低リスク群であり，食事，運動療法の効果も期待して，降圧剤は使用せず，「とても頑張っていますね．この調子で」と話をして，経過観察．

〈3か月後〉

A)P) 家庭血圧は2回/日測定されており，125/80〜135/85mmHgと血圧は低下．またこの3か月で5kgの減量に成功．前回の減塩ができているかどうか確認するために，随時尿*7の尿中ナトリウムと尿中クレアチニンから食塩摂取量を推定したところ，随時尿の尿中ナトリウムは30mEq/Lと尿中クレアチニン100mg/dLであった．年齢52歳，体重80kg，身長170cmとして，食塩摂取量を計算すると5.84g/日と目標を達成していた．「完璧ですね」と話をすると「頑張った分だけ血圧が下がって，とてもうれしいです」とのことだった．

*5 たとえば，下記ホームページで外食でも大まかな数値を知ることができる．
- eatsmart．http://www.eatsmart.jp/
- 簡単！栄養andカロリー計算「外食のカロリー」．http://www.eiyoukeisan.com/calorie/gram-photo/g_zgaisyoku.html

*6 生活習慣の改善で見込める血圧低下の割合を **3** にまとめた．

*7 **総合診療医の視点**
日本高血圧学会では，随時尿で計算できるとしており，下記の式の利用を勧めている〔計算用アプリもある（http://app-liv.jp/608838166/）〕．
食塩摂取量(g/日)＝0.0585×21.98×{(随時尿中Na/随時尿中Cr)×(−2.04×年齢＋14.89×体重＋16.14×身長−2244.45)}^0.392（注：0.392乗の意）
ただし，計算式による値の正確性には議論[3]があり，ガイドライン[1]でも「複数回の測定を施行し，食事の聞き取りなども併せて行う」ことを推奨している．

3 生活習慣の改善と血圧低下の割合

生活習慣の修正方法	改善の指標	収縮期血圧低下の割合
体重減量	BMI 18.5〜24.9を維持	10kgの減量5〜20mmHg
DASH食	果物・野菜が多く，飽和脂肪酸が少ない低脂肪食品	8〜14mmHg
減塩食	塩分6g（Naで2.4g）以下	2〜8mmHg
運動	週4日，1日30分以上の定期的な有酸素運動（早歩き）	4〜9mmHg
節酒	エタノール換算で，男性30mL/日，女性15mL/日以下	2〜4mmHg

〔本村和久．臨床医学の現在（プライマリ・ケア レビュー）高血圧症の治療．日本プライマリ・ケア連合学会誌 2010；33．〕

● 参考文献

1) 日本高血圧学会．高血圧治療ガイドライン2014（JSH2014）．http://www.jpnsh.jp/download_gl.html
2) 土橋卓也ほか．高血圧管理における食塩摂取量の評価と応用 日本高血圧学会 減塩委員会報告．日本高血圧学会減塩委員会報告 2012．東京：日本高血圧学会；39-50．
3) Ji C, et al. Systematic review of studies comparing 24-hour and spot urine collections for estimating population salt intake. Rev Panam Salud Publica 2012；32：307-15．

各論

壮年期 2
糖尿病

青木拓也（京都大学大学院医学研究科 社会健康医学系専攻）

症例31

52歳男性．独居で仕事はタクシー運転手．昨年も職場の健康診断で糖尿病を指摘されていたが，今年は結果がさらに悪くなったため不安になり受診した．

*1 初診では，**病態評価と合併症評価を実施する**（**1**）．

*2 動脈硬化の併存リスクとして，性，年齢，高血圧，脂質異常症，肥満，喫煙，大血管疾患既往，家族歴が重要である．

*3 糖尿病は無症状であることが多いため，治療目的（合併症予防によるQOLの維持と健康寿命の確保）を十分に説明し，行動変容を促す．治療目標値はHbA1c＜7%であるが，低血糖のリスクが高い，余命が短い，重度の細小血管障害や大血管合併症を合併している，長期罹患で目標到達が困難，といった患者では目標値を緩和する．

*4 食事・運動習慣を中心に，ある典型的な1日を患者に振り返ってもらい，**生活習慣を具体的に把握する**．併せて過去の食事運動療法の指導歴も聴取する．

*5 **糖尿病はチームアプローチが効果的な疾患であり，専門職連携を積極的に行う．**

*6 【紹介のタイミング】
- 1型糖尿病，二次性糖尿病，妊娠糖尿病の場合
- 頻回低血糖などコントロールが不良な場合
- 急性代謝失調（糖尿病性ケトアシドーシス，高血糖高浸透圧症候群，重症低血糖）や合併症（虚

カルテ

糖尿病

〈診察日〉

A）HbA1c 8.0%，空腹時血糖 150mg/dLと糖尿病診断基準を満たす．初診であり**病態評価と合併症評価**[*1]を行う．高血圧，脂質異常症，大血管症の既往など併存疾患[*2]は認めない．

P）まず本人と糖尿病の治療目的と目標値を共有した[*3]．血液・尿・心電図検査を実施し，眼科への紹介状を渡す．具体的な**生活習慣を聴取**[*4]したうえで，**看護師**[*5]から食事療法について説明するとともに，**管理栄養士**[*5]の予約をとった．2週後再診．

〈2週間後〉

A）抗GAD抗体検査，Cペプチドindexは正常であったが，HOMA-Rが高値であり，インスリン抵抗性を認める．**2型糖尿病と診断**[*6]．間食を減らすなど，一定の行動変容がみられている．ただ仕事の時間が不規則であるため，**治療と就労の両立**

血性心疾患や糖尿病性網膜症など）の評価・治療が必要な場合
- 悪性腫瘍の関与が疑われる場合

*7 【総合診療医の視点】
糖尿病の治療継続には就労との両立など，社会的因への配慮が必要である．特に，短い受診間隔，待ち時間，高い治療費が障害になりやすい．

*8 【総合診療医の視点】
糖尿病患者の約40%は何らかの心理的問題を抱えており，うつ病の合併率も高いため評価が必要である．専門的な心理ケアの必要があれば紹介も考慮する．

90

が難しい*7 と感じている．WHO-5 精神的健康状態表は高得点であり，心理的問題*8 は認めない．

P) 食事運動療法について，動機付け面接法を用い，自発的かつ具体的な目標を設定した*9．4 週後再診．今後受診間隔は徐々に延長する点，診察予約時間は本人の仕事に合わせて柔軟に対応する点を説明．

〈3 か月後〉

A) 食事療法によって HbA1c 7.6% まで降下したが，治療目標値には達していない．

P) 本人と相談のうえ，メトグルコ®（メトホルミン塩酸塩）内服を開始する*10．現在の食事運動療法についても支持・強化を図る．

〈6 か月後〉

A) HbA1c 6.8% まで降下し，治療目標値に達した．服薬状況も問題なし．

P) メトグルコ® を継続し，今後も定期的な血糖値，合併症，併存症の評価を行っていく．またこれまで大腸癌検診を受けたことがなく，便潜血検査を推奨した*11．

*9 行動変容にはさまざまなスキルや枠組みがある〔「喫煙」の項 1 （p.174）参照〕．いくつかの手札を持っておき，状況に応じて組み合わせて用いる．

*10 禁忌がない場合，メトホルミン塩酸塩が第 1 選択である（2）．ただし治療の選択は患者の好みやコンテキスト（仕事内容，経済状況）などを踏まえ，shared decision making で行う．

*11 **総合診療医の視点**
受診の理由となっている当該慢性疾患以外にも，予防医療の視点を取り入れる．

1 糖尿病の病態評価・合併症評価

病態評価	合併症評価
・75g 経口糖負荷試験（OGTT） ・抗 GAD 抗体 ・空腹時血中 C ペプチド ・HOMA-β ・HOMA-R	・眼科医による眼底検査 ・尿中微量アルブミン・蛋白定量 ・足の視診・深部腱反射，振動覚検査，モノフィラメントによる触圧覚検査 ・頸部・腹部血管雑音，四肢動脈拍動 ・安静時心電図 ・口腔内視診（歯周病）

2 2 型糖尿病治療薬の概要

薬剤	HbA1c 減少	低血糖リスク	体重変化	副作用	コスト
メトホルミン塩酸塩（第 1 選択薬）	>1〜2%	低い	なし/減少	胃腸障害，乳酸アシドーシス	安価
スルホニル尿素薬	>1〜2%	中間	増加	低血糖	安価
チアゾリジン薬	>1〜2%	低い	増加	浮腫，心不全，骨折	安価
DPP-4 阻害薬	>0.5〜1%	低い	なし	少ない	高価
SGLT2 阻害薬	>0.5〜1%	低い	減少	脱水，皮膚症状，尿路感染	高価
GLP-1 受容体作動薬	>1〜2%	低い	減少	胃腸障害	高価
インスリン	>2%	高い	増加	低血糖	高価

〔参考：American Diabetes Association. Standards of medical care in diabetes—2015. Diabetes Care 2015；38（Supplement1）．〕

● 参考文献
1) 日本糖尿病学会．科学的根拠に基づく糖尿病診療ガイドライン 2013．東京：南江堂；2013．
2) PEYROT, et al. Psychosocial problems and barriers to improved diabetes management：results of the Cross‐National Diabetes Attitudes, Wishes and Needs（DAWN）Study. Diabetic medicine 2005；22：1379-85.

各論

壮年期 3
健診の異常

齋木啓子（ふれあいファミリークリニック）

症例32

42歳男性．職場の健診を受けたところ，昨年までは異常がなかった血中脂質，肝機能検査の項目で要再検の指示[*1]があり，健診結果を持って受診した．

[*1] 厚生労働省が報告している健診項目別有所見率によると，血中脂質（約30％），肝機能検査（約15％），血圧（約12％）が上位を占めている．

[*2] 健診項目別有所見率を見ると，上位5項目は血中脂質検査，肝機能検査，血圧，血糖検査，心電図検査の順となっており，外来に持ち込まれる健診異常の相談内容もこれを反映した形となっている[3,4]．血中脂質検査と肝機能検査への対応は，カルテと注記で触れた通りである．
血圧と血糖検査に関しては，診断基準を意識したアプローチと生活習慣改善が重要である点は共通している．心電図検査異常に関しては，反時計回転，R波増高，T波異常が多いとされるが，いずれも健常者にも見られる所見であるため，症状や病態に合わせて解釈する必要がある．

[*3] LDL-Cは，検査機関によっては直接法で測定しているが，標準化が不十分であり，わが国における正確性の検討でも安定した結果が得られていないため，Friedewaldの式（TC − HDL-C − TG/5）を用いて算出する（ただし，TGが400mg未満の場合）．

[*4] 測定条件・方法による誤差を除外するために再検する．
血中脂質は空腹時採血が原則であり，空腹時とは

カルテ

健診の異常[*2]

〈診察日〉

O) 非喫煙者．既往歴：特記すべき事項なし，家族歴：父親が大腸癌．
身長173cm，体重73kg（昨年から+5kg），BMI 24.4
血圧 118/68mmHg
身体所見：特記すべき所見なし．
採血結果：TC 220mg/dL，HDL-C 38mg/dL，TG 145mg/dL（LDL-C 153mg/dL[*3]）
AST 25U/L，ALT 50U/L，GGT 70U/L（AST/ALT比 0.5[*4]）
健診結果：糖尿病・耐糖能異常なし．

A) 空腹時の再検[*4]でも血中脂質異常・肝機能検査異常あり．機会飲酒，常用薬なし．病歴，身体所見，他の健診結果から，**糖尿病，甲状腺機能低下症，ネフローゼ症候群，薬剤性などの二次性脂質異常症やFHは否定的**[*5,6]．ここ1年間で急激に体重が増加しており，生活習慣の影響が大きい．管理区分はカテゴリーⅡ[*7]．AST/ALT比＜1[*3]であり，脂肪肝が疑わしい．

P) 生活指導を行い[*8]，体重66kg（BMI 22）を目標に月に1〜2kgペースで減量を図る．

10〜12時間以上の絶食を指す．肝機能検査においては，再検で異常を確認するとともに，AST/ALT比を算出し，原因の絞り込みに活用する．

[*5] 再検でも診断基準を満たした場合，原発性，二次性を考慮する．

[*6] 【紹介のタイミング】
①未治療時LDL-C180mg/dL以上，②腱黄色腫/皮膚結節性黄色腫，③FH/早発性冠動脈疾患の家族歴（2親等以内）があれば，FHを疑って専門医への紹介を検討する．

肝機能検査異常精査のために，超音波検査，肝炎ウイルス検査を追加する*9．
検査結果説明のために2週間後再診．

〈2週間後〉

A) 超音波検査では脂肪肝．HBs抗原陰性，HCV抗体陰性．検査結果も体重増加による脂質異常症，脂肪肝の診断に矛盾しない．管理目標値 **1** (p.177) を目指して，**薬物療法は開始せずに***10，生活習慣改善を継続．

P) 前回受診後から，通勤の際に1駅分歩く，妻が作るお弁当を昼食に持参するなど，**具体的に生活習慣が改善できている***11ので，3か月後に再診，再検査とする．

〈3か月後〉

生活習慣改善は継続できており，体重70kgまで減少．空腹時再検したところ，**血中脂質，肝機能検査ともに異常なし***12．目標体重を目指して生活習慣改善を継続するよう説明し，終診．

TC：総コレステロール (total cholesterol)
HDL-C：HDLコレステロール (high density lipoprotein cholesterol)
LDL-C：LDLコレステロール (low density lipoprotein cholesterol)
FH：家族性高コレステロール血症 (familial hypercholesterolemia)

*7 個々の患者背景に基づいてリスクを評価し，リスク別の治療方針・管理目標値を求めるべくカテゴリーを分類する **1** (p.177)．

*8 いかなるカテゴリーにおいても，（食事療法・運動療法といった）生活習慣の改善が基本である．動脈硬化性疾患を予防するためには，血中脂質を下げるだけでは不十分であり，動脈硬化を促進する他のリスクファクターである高血圧，耐糖能異常，肥満などの改善も必要であるため，安易に薬物療法を開始するのではなく，すべてに共通する生活習慣の改善を基本とすべきである．

*9 病歴，身体所見，AST/ALT比などを参考に，可能性が高い原因に応じて，超音波検査や追加の採血を実施する．その際，過去に肝炎ウイルス検査を受診したことがなければHBV（HBs抗原），HCV（HCV抗体）を確認する．

*10 ガイドラインで示されている管理目標値はあくまで到達努力目標であり，薬物療法開始基準値ではない．また，検査値の正常化は代替エンドポイントであり，真のエンドポイントは動脈硬化性疾患の予防であることを念頭に，過剰投薬に注意する．生活習慣の改善だけでは管理不十分な場合に，薬物療法を考慮することになるが，性別・年齢を考慮してカテゴリー分類されていることからもわかるように，**若年者や女性など絶対リスクが低い患者に対する投薬開始は特に慎重になるべきである．**

*11 【総合診療医の視点】
脂質異常症はもちろんのこと，脂肪肝，アルコール性肝疾患などに代表される肝機能障害も生活習慣と密接に関連していることから，継続的な生活指導が重要である．実現可能な生活指導を行うためには，患者本人の健診異常に対するFIFE〔Feeling（感情），Ideas（解釈），Function（影響），Expectations（期待）〕や，家族，職業などのコンテクストを考慮した目標設定・役割分担が必要であり，総合診療医の手腕が問われるところである．

*12【紹介のタイミング】
生活習慣改善を継続しているにもかかわらず，半年以上にわたり肝機能検査異常が持続している場合は，自己免疫性肝炎などの肝疾患の可能性を考え，肝生検も念頭に入れ専門医へ紹介する．

● 参考文献
1) 2013 ACC/AHA Guideline on the Treatment of Blood Cholesterol to Reduce Atherosclerotic Cardiovascular Risk in Adults : A Report of the American College of Cardiology/ American Heart Association Task Force on Practice Guidelines.
2) Marshall, M. Approach to the patient with abnormal liver function tests.
3) 厚生労働省．平成25年定期健康診断結果・項目別有所見率の年次推移．
4) 厚生労働省．第5次循環器疾患基礎調査結果の概要．

各論

壮年期 4
COPD

朝倉健太郎（大福診療所）

症例33

60歳男性．3年前，感冒を契機に咳や痰が悪化．市中病院を受診した際に「肺気腫」と診断を受け治療を受けていた．吸入薬による治療を半年ほど行っていたが，その後，中断．最近，痰や咳が増え，坂道を登る際に息切れがひどくなることを主訴に受診した．

カルテ

COPD

〈診察日〉
- 喫煙歴[*1]
  20歳代～：1日10本程度×15年
  35歳ごろ～現在：1日40～60本×25年
  ※これまで禁煙を試みたことはない．
- 仕事[*2]：長らく営業の仕事．現在は管理職．

A)P) 肺気腫の診断を受けているが，当時は自覚症状がなく，仕事が忙しかったこともあり受診中断となっていた．現在，FEV_1/FVC は62%と低下，息切れ，喀痰，咳が続く[*3,4]．抗Ch吸入薬を開始[*5]．禁煙は最重要課題として勧めていく[*6]．仕事上ストレスも多く，どうしてもタバコは離せない．職場にはヘビースモーカ

[*1] これまでの喫煙歴，禁煙の経験を細かく把握する．禁煙はニコチン依存症患者にとっては相応に困難を要する．禁煙に成功したとしてもそれを生涯にわたって持続していかなくてはならない．禁煙を確立するまで何度か失敗を経ることはよくあることである．

[*2] **総合診療医の視点**
生活背景，家族や周囲の状況，価値観，禁煙の障壁，人生観なども考慮しながら継続的に関わることで禁煙サポートを行うことは，総合診療医が最も得意とする戦略である．

[*3] 診断には気管支拡張薬投与後に肺機能検査を行い，$FEV_1\%$（1秒率）〔FEV_1（1秒量）/FVC（努力肺活量）〕が70%未満の際，慢性閉塞性肺疾患（chronic obstructive pulmonary disease；COPD）と診断する．重症度判定には%FEV_1（対標準1秒量）を用いる．一方，米国の調査では，新たに診断されるCOPDの4割弱に肺機能検査が用いられていないといった現状もある．

[*4] NICE調査によると日本人の有病率は8.6%，60歳代で12.2%，70歳代で17.4%にのぼるが，診断されていない患者，治療を受けていない患者も多数いることが指摘されている．

[*5] 抗Ch吸入薬のほか，短時間作用型β_2刺激薬（short acting β_2 agonist；SABA）/長時間作用型β_2刺激薬（long acting β_2 agonist；LABA）吸入薬，吸入ステロイド薬（inhaled corticosteroid；ICS），カルボシステイン内服などが用いられる．中等度から重度で症状コントロールが困難な場合，ICS単独よりLABAおよびICSの併用が推奨される．重症度および症状に応じた治療が必要となり，重症になれば在宅酸素療法も検討することになる．一方，それらに加え教育，栄養，呼吸リハビリテーション，禁煙，ワクチンなど，早期より複合的な介入を行っていく必要がある．特に栄養や呼吸リハビリテーションは外来診療ではないがしろになりがちだが，多職種で取り組むことで基本的で有用な介入になりうる．

ーも多い*2.「悪いことはわかっているが，やめるのは困難だと思う」と，関心はあるものの行動変容には結びついていない*7. 支持的に，自己効力感を高める働きかけを続けていくこと*7.

〈1か月後〉
抗Ch吸入薬を開始して症状は少し楽になったという．心地よく散歩ができるとのことで，運動・リハビリテーションの重要性を説明*5．インフルエンザワクチンの接種を勧め同意される．禁煙はまだ少し難しそうなので，軽く言及するに留める*8.

〈4か月後〉
少し風邪を引いてしんどいと思ったが，市販薬で改善したとのこと．孫が生まれるとのことで，「禁煙外来を受診したい」と相談あり*7〜9.

*6 禁煙はCOPDの進行を止める最も効果的かつ費用対効果の高い介入方法である．医師はCOPDに限らず，すべての患者に対して禁煙について強く助言すべきである（**1**）．

*7 禁煙の意思や考えを聞き出し，禁煙に伴うメリット，デメリットについて話し合う．Prochaskaらが提唱した行動変容ステージ〔「喫煙」の項**1**（p.174）参照〕のどの段階に位置するのか，それに応じたアプローチ，自己効力感を高める地道な働きかけが介入の糸口となる．

*8 行動変容の進まない患者に対し，受診のたびに禁煙について働きかけるのは，患者にとっても医師にとっても辛いことかもしれない．しかし，禁煙に関するわずか3分程度の限られた言及であっても禁煙継続率が高まるともいわれており，粘り強い取り組みが求められる．時には数年来のアプローチで禁煙に結びつくこともある．「風邪を引いてしんどかった」「友人に肺癌がみつかった」「孫が生まれる」といったエピソードは禁煙の動機付けになることがあり，そのチャンスを見逃さないようにしたい．

*9 禁煙外来は，バレニクリン酒石酸塩（チャンピックス®）などの薬物を使用しながら3か月の禁煙サポートを行う行動科学的プログラムである．バレニクリン酒石酸塩による禁煙のNNTは6〜9と比較的高く，プログラムへの取り組みを推奨する．外来患者に全例喫煙の有無を確認し，禁煙についてチームで包括的に取り組むsystem based approachが行えるとより効果的である．

1 すべての患者に行うべき助言〔5-Aストラテジー（United States Preventive Services Task Force）〕

- Ask about tobacco use：
  すべての患者に喫煙状況を尋ねる．
- Advise to quit through clear personalized messages：
  個別性のあるメッセージで明確に禁煙を勧める．
- Assess willingness to quit：
  喫煙の意思を尋ねる（行動変容ステージの評価）．
- Assist to quit：
  禁煙の意思がある場合は具体的な行動を勧め，そうでない場合は動機付けを高めるアプローチを行う．
- Arrange follow-up and support：
  禁煙支援を継続的に行う．

（United States Preventive Services Task Force. http://www.uspreventiveservicestaskforce.org/Page/Document/RecommendationStatementFinal/tobacco-use-in-adults-and-pregnant-women-counseling-and-interventions）

● 参考文献
1) DynaMed EBSCO. "COPD" "Treatment for tobacco use".
2) 藤沼康樹編. 新・総合診療医学 家庭医療学編. 東京：カイ書林；2012.

壮年期 5
睡眠障害

横林賢一（広島大学病院 総合内科・総合診療科）

症例34

42歳男性．ここ3か月ほど寝付きが悪く，日中も眠気があり体がだるいため，高血圧のため定期通院している妻に連れられて受診した．

*1 **成人の約3割が悩まされている「眠れない」訴えをよく聞くのが第一歩**．「眠れない」ことにより，日中の生活に問題が生じる（日中の眠気・倦怠感により仕事の能率が落ちるなど）場合に，評価・治療が必要になる．**不眠患者に漫然と睡眠薬を処方し続ける，という診療スタイルは好ましくない**．

*2 1か月未満の短期不眠と1か月以上の長期不眠に分けられる．

*3 病歴から入眠障害（就床後入眠までに30～60分以上かかる），中途覚醒（一晩に2回以上覚醒），早朝覚醒（通常の起床時刻よりも2時間以上早く覚醒），熟眠障害のどの状況か判断する．

*4 **総合診療医の視点**
タバコ，アルコール問題の合併も多く，他の健康危険因子の発見と介入も並行して実施したい．

*5 同居している者に病歴を聞くことも重要．患者の睡眠習慣や日中の様子，アルコール・タバコ・カフェインなどの摂取の有無，夜間のいびき・無呼吸・不随意運動の有無を聴取する．

*6 【紹介のタイミング】（不眠外来；精神科など）
- 睡眠時無呼吸症候群，むずむず脚症候群，周期性四肢麻痺などの特異的睡眠障害が疑われる場合

カルテ

睡眠障害

〈診察日〉
A) 日中の眠気，倦怠感があり介入が必要*1．1か月以上持続しており，長期不眠*2，入眠障害*3パターンを疑う．特定のストレスはなさそう．アルコール，カフェイン摂取なし*4．本人・同居している妻*5からの病歴からは，うつ病（抑うつ気分なし，興味の消失なし），睡眠時無呼吸症候群，むずむず脚症候群*6は考えにくい．

P)「睡眠障害対処の12の指針*7」の内容（①）を説明し紙を渡すとともに，「睡眠日記*8」を渡し，2週間記載してもらう．2週間後再診．

〈2週間後〉
A) 睡眠日記からは入眠障害パターンで時に中途覚醒もあり．「12の指針」は守ってい

- 1か月以上睡眠薬を投与してもまったく効果が見られない場合
- 精神的疾患（中等度以上のうつ病，双極性障害，統合失調症など）が疑われる場合

*7 治療のゴールは，眠れないことにより生じる疲労，不調感，注意・集中力低下など，日中のQOLを改善すること．認知行動療法（眠れないことに対する考え方の改善のサポートなど）や環境要因の調整など，まずは非薬物治療から試みる．「睡眠障害対処の12の指針」（①）は，すべての患者と共有する．

*8 ベッドに入った時間，実際に眠れた時間，夜間起きた回数，起床時間，昼寝時間，総睡眠時間や熟眠感，日中の眠気につき2週間分記載してもらう．

*9 **必要であれば睡眠薬を処方し，適切に離脱する**
- ベンゾジアゼピン受容体作動薬〔ベンゾジアゼピン系（ベンゾ），非ベンゾジアゼピン系（非ベンゾ）がある〕．

るが，日中の眠気や倦怠感は持続している．
P) 本人の内服加療の希望あり，レンドルミン®（ブロチゾラム）1錠処方*9し，2週間後再診．レンドルミン®の副作用（**2**）についても説明．

〈4週間後〉
レンドルミン®投与で入眠障害，中途覚醒とも良好．**翌日への持ち越し現象なし***10．処方継続希望あり，継続．以後，1か月ごとのフォローとする．

〈6か月後〉
睡眠障害のない状態が4か月継続している．不眠に対する恐怖感もなし．**減薬***11 提案したところ了承されたため，レンドルミン® 3/4錠に減薬し，3週間後に再診．不眠が再度出現したらその前に受診するよう説明．以後，減薬を重ね睡眠薬離脱．離脱後1か月不眠の訴えなく終診となった．

- 入眠障害の場合：超短時間型〔マイスリー®（ゾルピデム酒石酸塩），ハルシオン®（トリアゾラム），アモバン®（ゾピクロン），ルネスタ®（エスゾピクロン）〕あるいは短時間型〔レンドルミン®（ブロチゾラム）〕
- 中途覚醒・早朝覚醒の場合：中時間型〔ユーロジン®（エスタゾラム）〕や長時間型〔ドラール®（クアゼパム）〕
- メラトニン受容体作動薬
- ロゼレム®（ラメルテオン）

不眠症患者の就寝前投与で，入眠潜時の短縮，総睡眠時間の増加効果あり．ベンゾジアゼピン受容体作動薬より催眠作用はやや弱いが，安全性が高い（記憶障害，反跳現象，筋弛緩作用，依存が起きない）．

*10 副作用の評価も必ず行う（**2**）．

1 睡眠障害対処の12の指針

1. 睡眠時間は人それぞれ，日中の眠気で困らなければ十分
2. 刺激物を避け，眠る前には自分なりのリラックス法
3. 眠たくなってから床に就く，就床時刻にこだわりすぎない
4. 同じ時刻に毎日起床
5. 光の利用でよい睡眠
6. 規則正しい3度の食事，規則的な運動週間
7. 昼寝をするなら，15時前の20〜30分
8. 眠りが浅いときは，むしろ積極的に遅寝・早起きに
9. 睡眠中の激しいイビキ・呼吸停止や足のぴくつき・むずむず感は要注意
10. 十分眠っても日中の眠気が強いときは専門医に
11. 睡眠薬代わりの寝酒は不眠のもと
12. 睡眠薬は医師の指示で正しく使えば安全

2 睡眠薬の副作用

副作用	内容	起こしやすい薬剤・状態	対応
持ち越し効果	睡眠薬の効果が翌朝以降も持続	中間型・長時間型／高齢者	睡眠薬減量　短時間型へ変更
記憶障害	内服後〜翌朝の出来事を忘れる	超短時間型・短時間型／アルコールと併用	睡眠薬減量　内服後すみやかに就寝
早朝覚醒　日中不安	朝早く目が覚める，日中の不安が増強	超短時間型・短時間型	作用時間の長い睡眠薬に変更
反跳性不眠・退薬症候	内服の突然の中止で以前より強い不眠が出現	超短時間型・短時間型	少しずつ減薬

*11 離脱開始の判定基準：
①不眠およびその原因がほぼ消失している
②不眠に対する恐怖感が消失している

離脱方法：睡眠薬の用量を2〜4週おきに3/4，1/2次いで1/4に減量する（漸減法）．減量により再び不眠が出現すれば，その前の用量に戻す．漸減法がうまくいかない場合はいったん作用時間の長い睡眠薬に置き換えた後，漸減法を試みる．

● 参考文献
1) 内山真編．睡眠障害の対応と治療ガイドライン 第2版．東京：じほう；2012.
2) 厚生労働科学研究・障害者対策総合研究事業「睡眠薬の適正使用及び減量・中止のための診療ガイドラインに関する研究班」および日本睡眠学会・睡眠薬使用ガイドライン作成ワーキンググループ編．睡眠薬の適正な使用と休薬のための診療ガイドライン．2013. http://www.ncnp.go.jp/pdf/press_130611_2.pdf
3) Ramakrishnan K, Scheid DC. Treatment Options for Insomnia. Am Fam Physician 2007；76：517-26.

壮年期 6
多愁訴

渡邊力也（市立福知山市民病院 総合内科）

症例35

58歳女性．半年ほど前から時々，動悸症状を自覚していた．毎日起こるわけではないため経過観察していた．経過中に胸焼け感も感じられたため，4か月前にA総合病院を受診し心電図検査と上部消化管内視鏡検査を受けるも異常なしとのことで経過観察していたが，症状の改善を認めなかった．また1か月ほど前からは，ふらつきも認めるようになった．B診療所を受診し，投薬を受けるも改善しなかった．1週間前からは倦怠感も自覚するようになったためB診療所から紹介され受診した．

*1 1次医療において数か月にわたり存在し不定愁訴と考えられていた症状の10%が実は器質的疾患と判明していたという報告もある．

*2 身体表現性障害を疑わせる特徴としては，以下のものがあった．
- 慢性のまたは常に変化している説明のつかない症状
- 多数の症状（特に，失神，月経異常，頭痛，胸痛，めまい，動悸は可能性が高くなる）
- あいまいな愁訴
- 3人以上の医師が器質的疾患を診断できない
- 医師側がフラストレーションを感じる
- 頻回受診，専門科への紹介を繰り返す，多種類の服薬

*3 治療可能な原因疾患があるにもかかわらず，心因性と誤診して見逃しているパターンもありうるため対応には慎重になるべきである．**具体的な鑑別**

カルテ

多愁訴

〈診察日〉

A）長い経過にわたる多彩な症状である．一元的に説明しうるものとして想起できる疾患は見当がつかないが……．まずは器質的疾患による除外が必要である*1．特徴としては身体表現性障害に由来する多愁訴を考える*2が，鑑別疾患を挙げながら，器質的疾患を否定することが重要である*3．

P）血液検査で器質的疾患をできる範囲で否定していく．上部消化管検査・心電図検査は一度施行されている．4か月期間があいているということと患者の希望もあったため，再度鑑別のために再検する方針で了承を得た*4．
緊急を要する状況ではないため，予約にて各種検査を行う予定である*5．

〈1週間後〉
検査後，上部消化管内視鏡検査では原因となりうる異常は示しておらず，血液検査・心電図からも動悸やACSを示唆するような異常は認めなかった．
その間も症状に波はあるものの大きく改善は示していない，との訴えあり．

A）器質的な疾患が存在する可能性は低い．
しかし，本人に関わり始めて日も浅く，医師患者関係が構築されていない段階で

疾患としては，「悪性腫瘍・膠原病・内分泌疾患（糖尿病，甲状腺機能亢進症・低下症，副腎機能低下症）」が挙げられる．

*4 高頻度のものから除外をしていく．

*5 その後の経過を確認，変化があるかどうかフォローしていく意味でもある程度の時間をあけて再評価する方針が望ましい．

器質的疾患を完全に否定し，身体表現性障害と断定することで，さらにドクターショッピングを繰り返すおそれもある．

P) 患者の苦痛をねぎらいつつ[*6]，相談のうえで今度はふらつきの原因として可能性のある心疾患・脳血管疾患の否定のために心エコー・頭部CT検査を追加で予約した[*7]．

〈2週間後〉

心エコー・頭部CTでも異常所見は指摘できなかった．これまでの結果を踏まえ，器質的疾患の存在は低く身体表現性障害であろうことを説明し，一方で器質的疾患があるとしても初期の場合には検査で陰性として出ることがあるため，経過をみて検査を再検討する旨を伝えた[*8]．
ここで解釈モデル（**1**）を確認[*9]したところ，「これだけいろんな症状が出たり，長く続いたりするので，怖い病気がないか心配だった．なぜこういうことが起こるのか気になってしまう」と述べた．
うつ病も鑑別が必要であり，希死念慮も確認をしたうえで，薬物療法として，SSRIのジェイゾロフト®（塩酸セルトラリン）の投薬を少量から開始する[*10]ことを提案したものの，現時点では自然経過をみたいという申し出があり無投薬の状態で経過をみる方針とした．
1か月後に再評価のための診察を予定した．

ACS：急性冠症候群（acute coronary syndrome）

[*6] 「大丈夫ですよ」などのような気休め的対応では反対に不満を誘発するおそれがあるので慢性の経過で愁訴を訴えている，複数の医療機関を受診し

● 参考文献
1) 伴信太郎監訳. 家庭療法の技術. 東京：日経BP社；2011.
2) 竹本毅訳. 不定愁訴のABC. 東京：日経BP社；2014.
3) 前野哲博. 一般内科における不定愁訴. 臨床精神医学 2012；41：269-74.
4) 宮崎仁. MUS（medically unexplained symptoms）—心療への扉となるもの—. 治療 2010；92：213-8.

ている（ドクターショッピングを繰り返す）場合には特に注意を払う．

[*7] 安易に根拠のない診断をつけたり，心因性を原因としたものであると説き伏せると，身体的異常として診てほしいという患者の要求を無視したものとなり，反発を招くことになる．

[*8] 器質的疾患の診断がつかない／つけられないとき，その段階で「器質的疾患なし」として終診するのは危険である．必ずしも症状の治癒を望んでいるわけではなく，原因としての説明と支援を求めていることもある．
診断がついていないからこそ，「どのような症状が出たらすぐに受診してもらうべきか」を伝えておくことは忘れないようにしたい．そのための説明文書として，症状・疾患についてのパンフレットを施設として作成し配布・説明することも形に残るため有効である．

[*9] **総合診療医の視点**
患者の解釈モデルを再度確認し，正当性を認める必要がある．不確実性を認識し，今ある症状を受け入れる姿勢が必要とされる．

[*10] 薬物療法として抗うつ薬が効果的とされている．三環系抗うつ薬・SSRIなどで対応する．副作用があるため少量から開始し，忍容性があれば徐々に用量を増やすことも検討していく．

1 解釈モデルの要素

・Feeling（感情）
　病気によるさまざまな症状を感じ，検査結果を目にした患者は，今後の病気の進展に対する不安や恐怖などのさまざまな感情に支配される．

・Idea（解釈・思い）
　病気に対する感情的な反応の後には，症状や検査結果などに対して患者なりの自己理解を進めていくプロセスが訪れる．腹痛に対して，直前の食事による食中毒を想起したり，最近親戚が罹患した大腸癌を想起したり，さまざまな環境要因によって，このプロセスは非常に多様なものとなる．

・Function（生活機能への影響）
　病気によって生活，仕事，人間関係などはさまざまな影響を受けることとなるが，それによって健康問題がもつ意味は大きく変わってくる．

・Expectation（期待）
　ここまでの病い情報や過去の検査・治療の経験などを踏まえて，患者は今回の病気に対する検査や治療の内容について，ある種の期待を抱き診療に臨んでいる．

（参考：草場鉄周編. 家庭療法のエッセンス. 東京：カイ書林；2012.）

壮年期 7
更年期障害

小嶋 一（手稲家庭医療クリニック）

症例36

48歳女性．1年ほど前から月経量の減少があり，月経も不規則となってきた．この6か月はまったく月経がない．月経量の減少と同時期から夜間にのぼせたような火照る感覚があり，暑くない日でもよく汗をかくようになったため更年期障害と考え来院．

*1 「更年期（閉経の前後5年，合計10年間→一般的には45〜55歳）に現れる多種多様な症状のなかで，器質的変化に起因しない症状を更年期症状と呼び，これらの症状のなかで日常生活に支障をきたす病態が更年期障害」と定義されている．

*2 更年期症状は大きく次の3つに分かれる．
① 自律神経失調症状（エストロゲン欠落症状＝火照り，のぼせ，過剰発汗，動悸）
② 精神神経症状（情緒不安定，イライラ，抑うつ，不眠，集中力低下，しびれ感，頭重感など）
③ その他（肩こり・腰痛や関節痛などの運動器症状，食欲低下や胃もたれなどの消化器症状，かゆみなどの皮膚症状，排尿障害や外陰部違和感などの泌尿生殖器症状，倦怠感・易疲労感など）

*3 **総合診療医の視点**
これらの症状は必ずしも更年期障害とは限らず，ライフサイクルを含めた複雑な生物心理社会的な状況が絡み合った症状の場合もある．診断と治療を慎重に進めながら症状の経過をフォローしつつ，心理面，社会面からの介入も忘れないようにする必要がある．

カルテ

＃更年期障害

〈診察日〉
A）身体症状のため入眠困難，イライラも出現し日常生活に支障*1が出現している．間欠的な食欲不振や気分の落ち込み，動悸，手足のピリピリするような症状など生活に支障は出ないが気になる症状も出現している*2,3．血液検査で甲状腺機能異常や貧血もなく，構造化面接でもうつ病は否定的．神経学的所見でも異常なし*4．
P）いちばん辛い症状は体の火照りとイライラとのこと．内分泌学的検索を進めつつ，更年期障害が確定したらホルモン補充療法も検討する．本人の希望もあり，それまで加味逍遙散を処方し2週間後に再診．

〈2週間後〉
A）漢方薬はしっかり2週間内服したがほ

*4 更年期障害の鑑別診断としては甲状腺機能異常症（亢進症も低下症も可能性あり），うつ病，不安障害，重症貧血や不整脈などが主なものである．更年期障害と診断しホルモン補充療法を検討する際にも確認する必要があるため，上記の疾患を含めて血算，肝機能を含めた生化学検査，甲状腺機能検査（FT_3・FT_4・TSH），心電図は確認しておくとよい．

*5 閉経を示唆する検査所見は「FSH＞40mIU/mLかつエストラジオール＜20pg/mL」であるが，更年期女性に無月経が12か月以上続いた場合は血液検査は必要なく，またこの値から閉経の正確な時期を予測することは難しいとされている．

とんど効果なし．採血では女性ホルモンのパターンも**閉経を示唆**[*5]しており，禁忌もないため**ホルモン補充療法の適応あり**[*6,7]．

P) ホルモン補充療法の禁忌と副作用[*8]を説明し，開始前に**子宮頸癌検診**[*9]を実施．ホルモン補充療法開始して4週間後に再診．

〈6週間後〉

A) 火照り，イライラともに著明に改善．入眠困難やその他の症状もほとんどなくなった．

P) ホルモン補充療法継続．5年以内にホルモン補充療法は終了して乳癌のリスクを上げないよう説明．今後は処方の継続と癌検診の実施状況を含めた状態確認を定期的にする．

間休薬の周期投与．

- 子宮非摘出症例

結合型エストロゲン（プレマリン®）0.625mg/日および，メドロキシプロゲステロン酢酸エステル（プロベラ®，ヒスロン®）2.5mg/日を連日併用．

[*8] ホルモン補充療法の禁忌は以下のとおりである．
- 重度の活動性肝疾患
- 現在の乳癌とその既往
- 現在の子宮内膜癌，低悪性度子宮内膜間質肉腫
- 原因不明の不正性器出血
- 妊娠が疑われる場合
- 急性血栓性静脈炎または血栓性塞栓症とその既往
- 冠動脈疾患既往者
- 脳卒中既往者

副作用や有害事象として不正性器出血（治療開始後1年でも約30％に出現），乳房痛，乳癌のリスク上昇，深部静脈血栓症が主なものとして挙げられる．さまざまな研究が発表されているが乳癌発症の危険性については「高めない」という研究と「高める」という研究が両方存在している．**しかし乳癌のせいで死亡率が上昇したという結果は出ていない**．乳癌の発生率は5年以上ホルモン療法を続けると上昇することがわかっているので，5年以内に治療を終了することを勧めることが大切である．またホルモン補充療法前，使用中，使用後5年間にわたり定期的に乳癌検診を受けるよう勧めなくてはならない．

[*9] **総合診療医の視点**
更年期障害のような頻度が高い疾患に対して有効性の高いホルモン補充療法をアクセスよく実施するために，総合診療医であっても，子宮頸癌検診など婦人科診療を積極的に取り入れていくべきである．

[*6] 更年期障害の治療法は薬物療法として①ホルモン補充療法，②漢方，③抗うつ薬（SSRI・SNRI）があり，非薬物療法として抗うつ薬と併用する精神療法やヨガ，運動療法や禁煙などがあるが有効であるというエビデンスは乏しい．**有効性などからホルモン補充療法が第一選択となっているため，総合診療医であってもホルモン補充療法には習熟しておく必要がある．**

[*7] 【実際の処方例】
- 子宮摘出症例等

結合型エストロゲン（プレマリン®）0.625～1.25mg/日内服あるいはエストラジオール経皮剤（E_2経皮パッチ）（エストラーナ®テープ）0.72mg/隔日貼付する．21（22）日間投与し1週

● 参考文献

1) 日本産科婦人科学会，日本産婦人科医会．産婦人科診療ガイドライン　婦人科外来編 2011.
   http://www.jaog.or.jp/all/document/guide_gyne2011.pdf
2) Nelson HD, Humphrey LL, Nygren P, Teutsch SM, Allan JD. Postmenopausal hormone replacement therapy：scientific review. JAMA. 2002；288：872-81.
3) Saeki T, et al. No increase of breast cancer incidence in Japanese women who received hormone replacement therapy：overview of a case-control study of breast cancer risk in Japan. Int J Clin Oncol. 2008；13：8-11.

各論

壮年期 8
仕事上のストレス

安藤慎吾（北海道医療生協 緑愛クリニック）

症例37

43歳男性．嘱託産業医を務める会社の職員である．男性の上司から，この1か月間，男性の欠勤が急に増え，勤務時の表情も暗く悩みもありそうだと，産業医としての対応を求められた．

*1 総合診療医が労働者のストレスの問題に関わる機会は，日常の診療のほかに，産業医としての業務における場合がある．開業医や勤務医では日本医師会認定産業医の資格を取得して産業医の選任を受ける場合が多いと思われる．仕事上のストレスや疲労を原因とするメンタルヘルス面の問題により休業や退職に至る労働者もあり，**メンタルヘルスの問題に関わることが嘱託産業医にも求められる状況にある．**

*2 メンタルヘルスに関する**面談に際し，健康情報の守秘義務から，上司などへの報告は本人の同意を原則とすることを本人に説明する．**一方，本人の健康・安全の確保に必要な際，精神科医などとの情報交換の必要時には，本人の同意の範囲を考慮しつつ円滑に進めることに留意したい．

*3 『平成24年労働者健康状況調査』によると，「**強い不安，悩み，ストレスがある労働者**」が約6割という状況であり，そのうち，職場の人間関係の問題，仕事の質・量の問題が比較的多く挙げられる．**総合診療医の日常診療と同様に，そのような訴えを理解しようと受け止める態度が，適切な対応への第一歩と思われる．**

カルテ

仕事上のストレス

〈診察日〉
S) 社内相談室にて産業医として*1 面談*2 した．男性は別の上司からの急な仕事の依頼など業務の進め方に不満があり，その態度に以前から**強いストレス***3 を感じているという．仕事が頭から離れず寝つきが悪く，朝も起きられず，日中の倦怠感や，抑うつ気分が約3か月続いているという．
A) うつ病の疑い．
P) 男性からの医療機関受診の希望も考慮し，「診療情報提供書」を作成，精神科に受診を勧めた*4．

〈2週間後〉
A) 精神科の受診後，診断書を持参．抑うつ状態の診断．自宅療養が望ましいとの記載と，抗うつ薬，睡眠薬の処方あり．
P) 男性が休職となる可能性（**1**）を産業医

*4 【紹介のタイミング】
希死念慮が強い，幻覚・妄想がある，躁状態やその既往がある場合，適切に精神科に紹介することも産業医の役割と考えられる．特に，希死念慮が強い場合は緊急性を要する．

*5 **総合診療医の視点**
職場のメンタルヘルスの問題でも，状況の把握や支援体制の整備等に際し，職場の産業保健スタッフとの連携・協働は重要．職場環境や業務等の理解に努めるとともに，時には家族関係など職場外の日常生活も考慮に入れ，面談や総合的な支援を行いたい．また，予防的観点からも，健康講話などの機会を活かし，疾患や問題への職場での理解を深める役割を果たしたい．産業医として関わる際，治療をする立場でないことや，時に事業主側の利益・観点と表面上相反するように見える状況や立場に戸惑うことがありうる．

として上司に伝え，業務軽減策の検討を依頼*5．その後男性は自宅療養となった．

〈5か月後〉

A）P）男性が精神科主治医の診断書を持参．職場への復帰を相談してきたという．診断書には，半日程度の試し出勤*6は可能との記載あり．主治医診断書を基に上司たちとも検討*7．不眠は解消，規則的な生活を送る程度には差し支えない状態に改善している．ストレスの原因だった上司は男性の休職中にたまたま他部署に異動していた．検討の結果，午前のみの試し出勤を開始．

〈6か月後〉

A）P）試し出勤開始後も比較的順調に経過．その4週間後に，時間外就業の禁止を条件に正式に職場復帰．復帰時，1，2か月後に産業医*8面談を実施．睡眠や疲労など生活リズムも順調，就労状況も特に問題なく経過している．

1 職場復帰支援の流れ

第1ステップ　病気休業開始および休業中のケア
　↓
第2ステップ　主治医による職場復帰可能の診断
　↓
第3ステップ　職場復帰の可否の判断及び職場復帰支援プランの作成
　↓
第4ステップ　最終的な職場復帰の決定
　　　　　職場復帰
　↓
第5ステップ　職場復帰後のフォローアップ

（厚生労働省 中央労働災害防止協会．心の健康問題により休業した労働者の職場復帰支援の手引き．）

複雑な状況を勘案しながらも，労働者の健康確保に努力したい．

*6 事業場の独自の職場復帰プログラム（試し出勤プログラム）の作成や利用，または都道府県のリワーク支援（職場復帰支援）の利用検討も有用であろう．

*7 職場復帰の際に産業医は，就業の可否の判断，就業における配慮や必要な措置の助言などを求められる．精神科主治医の診断を基に復帰の判断を進めることが多いが，産業医からの情報提供や，主治医受診時に家族や職場内スタッフの同伴が特に必要な場合もある．産業医には職場環境や業務などの十分な理解のうえで復帰を検討できることが期待されている．

*8 産業医として選任されるには，総合診療医の場合，日本医師会認定産業医の資格を得て，その要件を満たす場合が多いと思われる．認定産業医の資格申請には，基礎研修として前期研修14単位，実地研修10単位，後期研修26単位の計50単位以上の修了が必要である．以降5年間で生涯研修20単位以上の修了により資格更新が可能となる．常時50人以上の労働者を使用する事業場には産業医の選任が義務づけられ，開業医や勤務医では診療時間の一部を割いて，それらの事業場の非常勤の嘱託産業医として選任を受け，業務にあたることが多いだろう．実際の業務は，職場巡視を基本とし，安全衛生委員会への出席，健康診断結果に基づく事後措置や，健康講話などの労働衛生教育，時にメンタルヘルス不調者や脳血管・心疾患者の職場復帰支援などが含まれる．

職場や労働などの背景を意識して労働者の健康問題に取り組むことは，総合診療医の日常的なアプローチとも共通するところが大きいと感じる．職域を対象として，予防から個々の労働者の健康管理や支援など，幅広く，継続性をもって関われる可能性もある．嘱託であっても，産業医活動に興味をもって取り組むことで，職場，労働者の健康を守るという役割を果たすことに加え，総合診療医としての幅が広がる機会ともなりうるのではないだろうか．

● 参考文献

1) 森晃爾編．産業保健ハンドブック 改訂11版．東京：労働調査会；2013．

各論

壮年期 9
労働環境の問題

安藤慎吾（北海道医療生協 緑愛クリニック）

症例38

48歳男性．嘱託産業医を務める会社で経理部門に所属の社員である．上司を通じ，産業医としての，長時間労働の面談依頼を受けた．

[*1] 長時間労働により疲労の蓄積した労働者に対して医師による面接指導の実施が，労働安全衛生法により義務づけられている．**面接指導の目的は，脳・心臓疾患の発症や，長時間労働による精神的負荷の軽減，うつ病などのストレスが関係する疾患の発症の予防である．**

[*2] 面接指導のチェックリストやマニュアルが産業医学振興財団のホームページから入手可能である．それらを参考にすると，面接指導の手順は①対象者の選定，②対象者の勤務状況の把握（事業者から労働時間等の情報入手），③医師による面接指導（疲労・ストレス蓄積状況，うつ病等の評価），④評価と区分判定，⑤対象者に対する保健，生活，医学上の指導，⑥事業者に対する事後措置の意見具申のような流れになる．

[*3] 時間外・休日労働が月45時間を超えて長くなるほど，睡眠・休養の機会が減少，疲労蓄積の原因となり，業務と脳・心臓疾患の発症との関連性が強まると推定されている．**面接指導に関しては，月100時間超の時間外・休日労働を行い，疲労の蓄積が認められる者を義務，月80時間超の時間外労働の者等を努力義務とする．**

カルテ

長時間労働

〈診察日〉

O) 社内相談室にて産業医として面談[*1]を実施した．面談[*2]に先立つ人事部門からの情報提供では，男性の前月の超過勤務[*3]は105時間，その前3か月の平均は86時間．最近の健康診断結果では，高血圧の疑い．
面談では，自宅への帰宅が午後10時台と遅く，疲労の蓄積は若干あるものの，抑うつ気分や不眠などメンタル面の不調はないという．パソコン作業が多く，目の疲れ，視力低下を自覚している．高血圧疑いと指摘も，医療機関には未受診．

A)P) 産業医による面接指導の対象となる長時間労働．すでに指摘の高血圧のため医療機関の受診を勧める．

[*4] 過労死など，過重労働による健康障害防止のために，時間外・休日労働時間の削減，年次有給休暇の取得促進，健康診断の実施やその結果に基づく適切な事後措置の徹底が，具体的な方策として重要．ただし，全体としての労働時間の短縮の必要性を理解し，個別には業務負担の大きい部署や人員配置の見直し等の必要がある．また，衛生管理者や産業看護職など事業場内の産業保健スタッフや人事労務部門との連携も重要．

[*5] **総合診療医の視点**
成人の日常生活の多くを占める労働が健康に及ぼす影響は少なくない．産業医業務でなくても，日常の診療において，状況に応じて患者の職業や職歴を問診に加えてはどうか．患者の健康問題の背景の理解に役立ったり，時には職業性疾病の原因特定の手がかりが得られることもある．

〈1か月後〉
A) 衛生委員会にて，**長時間労働による面接指導対象者には業務負担への配慮が必要**[*4]と発言．対象者もようやく受診，降圧薬の処方を開始されたと報告あり．
P) 現状の改善に向け，当該部署の上司を交えて検討へ．

〈2か月後〉
A)P) 初回面談以降，1か月ごとに対象者と面談．**残業時間は減少し，通院，内服を継続**[*5]し，血圧は改善傾向．**長時間労働を衛生委員会で引き続き議題とする**[*6]など，社内でも動きの広がりがみられる．産業医としては職場のパソコン作業による健康問題の改善案を外部の**専門機関**[*7]に相談したり，**法改正**[*8]を今後の衛生委員会の話題にする予定．

[*6] **総合診療医の視点**
長時間労働を生み出す職場の状況の改善に嘱託産業医として関与するには，産業保健スタッフと連携し，職場の勤務状況や労働環境の理解が必要．その点では，総合診療医の日常的な実践において重視する「他職種との連携・協働」と相通じるところが大きい．

[*7] 事業場により労働環境は多様であり，選任された嘱託産業医に必要な知識なども多岐にわたる．現在国の定める第12次労働災害防止計画では健康・職業性疾病対策として，メンタルヘルス対策に取り組む事業場の割合を80％以上，過重労働対策では週労働時間60時間以上の雇用者割合を30％以上減少，社会福祉施設の腰痛を含む腰痛の死傷者数を10％以上減少，熱中症の死傷者数を20％以上減少，受動喫煙を受ける労働者の割合を15％以下などと，数値目標とともに重点対策を挙げている．産業保健の最近のトピックスや動きは，厚生労働省ホームページ内「安全衛生関係リーフレット等一覧」や参考文献の「産業保健ハンドブック」[1)]などがわかりやすく，「産業医の職務Q＆A」（産業医学振興財団．現在第10版）も参考になる．医師会による産業医向け研修会も開催されている．事業場外資源ではたとえば産業保健総合支援センターの支援サービス等の利用が可能であり，事業場のニーズに対応するよう努めたい．

[*8] 労働者の**ストレスチェックを事業者に義務付ける改正労働安全衛生法**が2015年12月に施行される．医師や保健師等が実施者となり，検査には「職業性ストレス簡易調査票（57項目）」が推奨される見込みである．高ストレス者とされた労働者の申し出により医師による面接指導の実施が義務，**職場の集団的分析の結果を職場環境の改善に生かすことが事業者の努力義務とされる．検査結果は実施者が労働者本人に直接通知し，本人の同意なしに事業者に直接提供してはならない．**面接指導の申し出を理由とした労働者への不利益な扱いは禁止．また，ストレスチェックを受けないことや，面接指導の結果を理由とした**解雇等の不利益な取扱いも禁止**されるべきとされる．
今回の改正の目的が，労働者の**メンタルヘルス不調の未然防止**という一次予防や，ストレスを生む職場環境の改善と理解し，産業医として運用には慎重な配慮をしつつ，事業場内の適切な体制作りに寄与したいところである．

● 参考文献
1) 森晃爾編．産業保健ハンドブック 改訂11版．東京：労働調査会；2013．
2) 厚生労働省 産業医学振興財団．長時間労働者への面接指導チェックリスト（医師用）・マニュアル（医師用）．
http://www.zsisz.or.jp/insurance/topics/checklist.html
3) 中央労働災害防止協会．労働衛生のしおり 平成26年度．東京：中央労働災害防止協会，2014．

各論

壮年期 10
家族ライフサイクル

松坂英樹（松坂内科医院）

症例39

56歳女性．初診．2～3か月前から頭痛[*1]が出現．その後は数日おきだったが，ここ1週間は毎日出現するようになったため外来を受診した．

[*1] **総合診療医の視点**
頭痛や腹痛などの訴えには心理社会的問題が隠れていることが多く，家族図の作成など背景を意識した問診が必要．

[*2] 家族メンバーの名前，関係や全体像を思い出すために必須のツール．家族メンバー間のつながりの視覚的な図．家系図の意味だけでなく，それらの関係の特徴も示す．家族図の情報は名前，年齢，結婚，子ども，同居家族，重大な病気，死亡などを含んでいるべきである．また，感情的な親密さや距離，家族メンバー間での葛藤，その他関連する関係なども含めるとよい．

[*3] care for the care giver（介護者を支える）という言葉がある．**介護者は苦労を理解されず，または負担を軽減されず苦しんでいることがある．**常に介護者の負担には気をつけたい．

[*4] 2質問法．**抑うつ気分，興味の減退が1か月続くかを質問する．**1つ以上当てはまれば陽性，2つとも当てはまらなければ陰性．感度96％，特異度57％（LR + 2.23，LR − 0.07）．

[*5] 家族カンファレンス前の作業として面談に適切な人を選ぶことは大切になる．
他の家族メンバーに来るように依頼することによ

カルテ

#義理の母親の介護問題，家族ライフサイクルの移行期（巣立ち期：親世代）[1]

〈診察日〉
A）病歴から器質性頭痛は否定的．機能性頭痛の診断基準も満たさない．背景を確認し家族図[*2]を作成（[2]）．同居の義母の認知機能が低下し，介護に手がかかるようになったころから頭痛が出現[*3]．うつスクリーニングは陰性[*4]．
P）義母の状態の確認のため一度受診を促し，その際に夫にも一緒に来院してもらい[*5]今後の相談をする．頭痛に対しては鎮痛薬で経過をみる．

〈1週間後〉
A）義母と夫と受診．義母の血液検査施行[*6]．質問紙法で認知機能の軽度低下あり．
P）相談のうえ，介護保険を導入することに

り，起きている問題はその患者だけの問題ではないことを暗示的に認めることになる．これはある家族メンバーにとっては初耳かもしれないし，患者と同様に苦しんでいるのを認めているメンバーがいるかもしれない．家族カンファレンスは患者が家族からサポートされ，認められる機会である．入院・終末期ケア・高齢者の入所・患者のケアを障害している家族の葛藤や機能不全がある状況では家族カンファレンスを開くべきとされている．

[*6] 治療可能な認知症を見つけるために血液検査（甲状腺機能，炎症反応，ビタミンB_{12}など）や必要に応じて画像検査を行うことは重要．

[*7] 日帰りで利用できる通所介護サービス．

[*8] **総合診療医の視点**
ライフサイクルの移行期には特有の問題があり，移行期の際に予測される問題について質問をす

家族ライフサイクル

なり，夫にもできる範囲で協力をしてもらうことになった．

〈3週間後〉
A）訴えへの適切な対応と，デイサービス*7 の利用で義母は落ち着いてきた．頭痛は改善傾向にあったが，今後のライフサイクルの問題として予測される*8，娘の巣立ちに対する不安について話を聞いた．
P）娘は遠方の大学の受験を予定している．これまで話を聞いてくれていた娘の存在の喪失による頭痛の悪化が懸念される．今後も継続的に外来通院をしてもらい，夫や友人など身近にある資源に目を向けられるようアドバイスをしていく．

〈5か月後〉
長女は石川県の大学に合格し，遠方で一人暮らしを開始．あらかじめそうなったときのことについて話ができていたため，現在のところ頭痛は月に数回程度で落ち着いている．

1 家族ライフサイクル（巣立ち期：親世代）
- 家族ライフサイクルの段階→子どもを送り出し次の段階に移る
- 移行の感情プロセス：鍵となる原則→家族システムに複数の人が出入りするのを受け入れる

〈発達に必要な家族状態の2次的な変化〉
- 夫婦の関係（子どものいない2人の関係）を再構築する
- 成長した子どもと親たちという大人同士の関係を築く
- 婿や嫁，孫を含めた関係を再構築する
- 両親や祖父母の老いや死に向き合う

（参考：Susan H.McDaniel ほか著，松下明監訳．家族志向のプライマリ・ケア．東京：丸善；2012.）

2 家族図

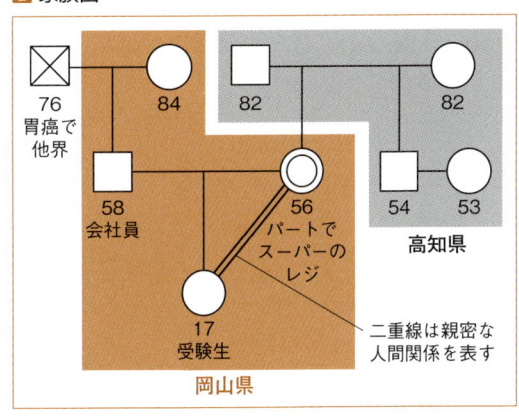

家族図の書き方の詳細については松下明監訳．家族志向のプライマリ・ケア．東京；丸善出版：2012．を参照．

る（③）．問題をあらかじめ話し合っておくことで，起こりうる問題へ準備をした状態で対応することができる．

3 家族ライフサイクルの移行期（巣立ち期：親世代）に起こりうる問題の例

3つの視点	起こりうる問題	ポイント
両親（配偶者側も）	・認知症や脳梗塞などによる介護の問題 ・肉親との死別による悲嘆反応	・両親の状況，居住地域（距離）の把握など ・兄弟などの家族資源の確認
自身と配偶者	・疾病への罹患，女性の場合は閉経に伴う諸問題 ・昇進，退職，配置換え，リストラなど ・うつ状態，アルコール問題には常に注意が必要	・健康診断，癌検診を受けているかどうか ・職種，業務内容も確認しておく ・うつスクリーニング，CAGE (Cut down, Annoyed, Guilty, and Eye-opener)，AUDIT (the Alcohol Use Disorders Identification Test) など
子ども	・進学，就職 ・結婚，妊娠，出産	・年齢をおさえておくと，進学などのタイミングは予測できる ・進学などにより家庭の経済的負担が増加する可能性もある ・親子の関係性も聞いておく

上記内容は，触れられたくない場合もあり注意が必要．事前にある程度の家族構成を把握しておく必要がある．
※家族図を作るコツ：盆暮れ正月など家族間の移動がある時期，または年度末などは家族の話題を出しやすい．情報は定期的に更新しておくことが望ましい．

● 参考文献
1) Whooley MA, Avins AL, Miranda J, et al. Case-finding instruments for depression: two questions are as good as many. J Gen Intern Med 1997; 12: 439-45.

各論

壮年期 11
ヘルスメンテナンス

阪本直人(筑波大学医学医療系 地域医療教育学/筑波大学附属病院総合診療科)

症例40

52歳女性．職場健診で高血圧を指摘され，当院に通院している．血圧は，減塩にて目標値に近づきつつある．

*1 【プロブレムリストに"#ヘルスメンテナンス"を追加しよう】
　身体診察のバイブルともいえる教科書"Bates' Guide to Physical Examination and History-Taking"には，"#ヘルスメンテナンス"を他のプロブレムと同様の扱いで，常に列挙する習慣をつけることの重要性が述べられている．

*2 【総合診療医の視点】
日常の忙しい診療では，当面のプロブレムを解決することだけに目を奪われがちである．しかし，継続診療を担う医師は，その利点を活かし，カウンセリングやスクリーニング，危険因子の是正などのヘルスメンテナンスにも少しずつ関わっていくことができる．その介入は，患者のみならず，家族のヘルスアウトカム向上にまでその効果は広がる．

*3 【ヘルスメンテナンスの介入チャンス】[2)]
　①優先順位の高い問題が解決されたとき，②患者やその家族が，推奨項目に関連するテーマに触れたとき，③予防接種や住民健診が話題に出たとき，④ライフイベントが発生したとき．

*4 ライフステージに合わせた適切な項目を推奨するには，根拠に基づいたヘルスメンテナンスガイドラインが必要である．有用なものとして米国予防医学専門委員会（the U.S. preventive services

カルテ

#ヘルスメンテナンス*1

〈診察日〉

A) 血圧については，減塩生活を維持できていることから，この機会*1,2,3に，USPSTF*4などを参考に壮年期女性に推奨されるヘルスメンテナンスに関する介入を順次進めていく．まず，ヘルスメンテナンスについて，説明を行ったところ，脳梗塞により片麻痺となった夫の母親の介護もしながら，企業で研究員をしており，「まだまだ，病気になるわけにはいかないので，健康管理をしっかり行っていきたい」と意欲を示した．

P) 癌検診について，推奨されている子宮頸癌，胃癌，大腸癌，乳癌についての情報提供を行った．その際，たとえば乳癌のスクリーニングについてはマンモグラフィが推奨されているといったように，推奨されている検査方法についても併せて説明した．後日，ドックで行った癌検診の結果を持参してもらい，話し合う方針

task force；USPSTF）がある（http://www.uspreventiveservicestaskforce.org）．ヘルスメンテナンスの扱い方については，青年期11「ヘルスメンテナンス」の項（p.79）の「USPSTF活用時の注意点」を参照．

*5 現在では，USPSTFが推奨する癌検診や予防接種，カウンセリングなどの項目を素早く検索するツールが，USPSTFと同じサイトから提供されている．**ePSS（electronic preventive services selector）といい，画面上に年齢，性別，妊娠や喫煙の有無など5つの条件を入力するだけで，推奨レベルごとに項目を提示してくれる．** webブラウザ上で利用できるほか，iPhone，Android向けアプリケーションも無料で提供されている．ただし，ePSSは，初学者でも推奨項目を網羅でき，見落とさないメリットはあるものの，的確な活用

108

ヘルスメンテナンス

とした．

〈2週間後〉

A）いずれの癌検診の結果も陰性であった．癌検診のみならず，その他の項目に関するアドバイスの希望あり．

P）USPSTFやわが国[1]のガイドラインを参考にして，患者と話し合いをしながら，来年度以降の癌検診の計画を立てた．また，推奨項目（**1**）に漏れがないようePSS[*5]を用い，推奨度A，Bとなっているうつ病，喫煙などのスクリーニングやカウンセリングなどの項目を取り扱った．

〈2か月後〉

P）定期通院時に，夫や介護を受けている義理の母親にも患者と同様のヘルスメンテナンスを行うことを提案したところ希望あり．これまで作りためておいた患者教育資料を用い，義理の母親には，訪問看護に行った際に**看護師から**[*6]肺炎球菌ワクチン（「予防接種」の項（p.14）参照）の説明をしてもらうことにした．

1 壮年期における代表的なヘルスメンテナンス推奨項目一覧

領域	推奨項目	USPSFTでの推奨度	男性	女性
予防	心血管疾患（CVD）予防のためのアスピリン[a]	A	✓	✓
スクリーニング	高血圧	A	✓	✓
	喫煙[b]	A	✓	✓
	血圧測定[c]	A	✓	✓
	子宮頸癌[d]	A		✓
	乳癌[e]	B		✓
	胃癌[f]	—	✓	✓
	大腸癌[g]	A	✓	✓
	脂質異常症[h]	A	✓	✓
	肥満[i]	B	✓	✓
	HIV感染[j]	A	✓	✓
	2型糖尿病[k]	B	✓	✓
	過度のアルコール摂取[l]	B	✓	✓
	うつ病	B	✓	✓
	HIVを含む性感染症[m]	B	✓	✓
カウンセリング	意図しない妊娠を防ぐための避妊	A		✓

USPSTFの推奨度：A 強く勧める，B 勧める，C どちらともいえない，D 勧めない，I 十分な情報がない

※USPSFTやわが国[1]の推奨レベルがA，Bのものを中心に抜粋

a）45以上の男性（79歳まで）．心筋梗塞のリスク減少が消化管出血のリスクを上回る際に考慮する．他の血管リスクが検出された場合は5年ごと．わが国では脳出血が多く，アスピリンの害が利益を上回るか不明．わが国でのJPAD研究では，心血管疾患予防に有意差なし（JAMA, 2008 [PMID：18997198]）．
b）必要に応じカウンセリング．最低限（3分未満）のカウンセリングでも禁煙率は上昇する．
c）1〜2年おきに．
d）1〜3年ごとにパパニコロ・スメア検査を用いる．21〜65歳：3年ごとの細胞診（パパニコロ・スメア）．わが国では，20歳以上に細胞診を推奨．推奨グレードB．
e）50〜74歳．2年ごとのマンモグラフィ±触診法を推奨．わが国[1]では，40〜74歳：マンモグラフィを推奨（40〜64歳は視触診も併用）．推奨グレードB．
f）わが国[1]では，男女ともに40歳以上，毎年の胃X線検査を推奨．推奨グレードB．
g）50〜75歳の男女．わが国[1]では，40歳以上，毎年の便潜血検査を推奨．推奨グレードA．
h）35歳以上の男性に5年ごと，CVDリスクの高い女性と45歳以上の女性全員に5年ごと．
i）カウンセリング，行動への介入も合わせて．USPSTFでは，BMI＞30となっているが，わが国ではもう少し敷居を低くしてもよいと思われる．
j）15〜65歳．ハイリスク群は全年齢に推奨．
k）135/80mmHg以上の無症状の群，男女ともに．
l）行動カウンセリングも併せて行う．
m）ハイリスクに対し，行動カウンセリング，予防指導．
※USPSTFはこまめにアップデートされているため，必要に応じオリジナルを参照のこと．

には，各推奨項目について，背景にあるエビデンスの習熟が求められる．

•USPSTF活用時の注意点

青年期11「ヘルスメンテナンス」の項（p.79）参照．

[*6] 医師だけで，ヘルスメンテナンスの推奨を抱えてしまわないような工夫も重要である．そのためには，3〜10分程度の時間で説明できるヘルスメンテナンスに関するコンテンツを随時増やしておき，そして，医療スタッフも説明できるように整備（医療系学生実習にも活用可能）しておくとよい．**チーム医療による効果的な働きかけが，介入インパクトを最大化できる．**

● 参考文献
1）独立行政法人 国立がん研究センター がん予防・検診研究センター．科学的根拠に基づくがん検診推進のページ．http://canscreen.ncc.go.jp/
2）八重樫 牧人，岩田 健太郎監．総合診療・感染症科マニュアル．東京；医学書院；2011.
3）Jeannette E, South-Paul ほか．家庭医療の技術 ファミリーフィジシャン養成講座．東京；日経BP社；2011.
4）日本プライマリ・ケア連合学会編．日本プライマリ・ケア連合学会基本研修ハンドブック．東京；南山堂；2012.

高齢期

総論

高齢期 症例から考えられるプロブレムリスト

考えられるプロブレム の色文字は，総合診療医としての視点のプロブレムです

症例A　78歳女性．独居，生活保護．

1年前に転倒し腰椎圧迫骨折を認めて以来，家の中を這って移動している．民生委員が時々訪問するが，そのたびに体重が減っているように見える．物忘れや物盗られ妄想があり民生委員に暴言を吐くので，あまり訪問したくないと考えている．今回は3日前から咳，痰，鼻汁を認めるため民生委員に連れられて車椅子で受診した．

考えられるプロブレム
- #1 咳，痰，鼻汁
- #2 腰椎圧迫骨折
- #3 物忘れ，物盗られ妄想，暴言
- #4 独居，生活保護
- #5 虚弱高齢者，低栄養
- #6 予防・健康増進

症例B　66歳男性．妻と二人暮らし．

高血圧，脂質異常症で当診療所に通院中．もともとは威勢のいい元気な患者だが，定期受診日の本日はいつものような活気がなく，大好きだった盆栽も最近はやろうと思わなくなったようである．詳しく話を聞くと，半年前に長年勤めていた会社を定年退職してから何もする気が起きずイライラするようになり，外部との交流もほとんどなくなったことがわかった．1年前に長女が結婚し妻と二人暮らしになったが，そのころから妻の対応がそっけなくなり，定年退職後はほとんど口をきいてくれなくなった．

考えられるプロブレム
- #1 抑うつ気分，興味の消失
- #2 高血圧
- #3 脂質異常症
- #4 ライフサイクル移行期（定年退職，子どもの巣立ち，妻との不仲）
- #5 AADL（仕事，ゴルフ）
- #6 予防・健康増進

症例C　80歳男性．長女と二人暮らし．

糖尿病・高血圧のためA内科に，変形性膝関節症のためB整形外科に，前立腺肥大症のためC泌尿器科に，足白癬のためD皮膚科に，アルツハイマー型認知症のためE神経内科に娘とともに通院していた．このたび，当診療所の近くにあるグループホームに入所することとなり，これまで通っていた医療機関が遠方となったため，当診療所でまとめて診療することになった．

考えられるプロブレム

- #1 アルツハイマー型認知症
- #2 糖尿病
- #3 高血圧
- #4 変形性膝関節症
- #5 前立腺肥大症
- #6 足白癬
- #7 施設入所
- #8 複数医療機関受診，多剤内服
- #9 予防・健康増進

症例D　80歳男性．妻と二人暮らし．

脳梗塞後遺症のため左半身麻痺と構音障害があり，1年前から月に2回，A医師が訪問診療を行っている．昨日から咳・痰と38.5℃の発熱を認めていると妻から診療所に連絡があり，A医師が不在であるため，急遽臨時往診することになった．妻によると，ここ数か月むせることが増えているようであった．診察上，SpO$_2$ 89％と低下を認め，右肺でラ音を聴取した．口腔内はう歯が多く，口臭も強かった．妻は「もう限界です．入院させてください」と涙を流していた．

考えられるプロブレム

- #1 肺炎の疑い
- #2 嚥下障害
- #3 不適切な口腔ケア
- #4 介護者の介護疲れ
- #5 予防・健康増進

症例E　90歳女性．長女と二人暮らし．

半年前から腰痛を訴えていたが放置していた．1か月ほど前から咳が出るようになり，2週間前から呼吸困難も認めるようになった．腰痛，咳嗽，呼吸困難が増悪し自制外となったため娘に連れられて病院を受診したところ，肝臓癌の肺転移，骨転移と診断された．本人の強い希望で自宅で過ごすことになり，入院ベッドの関係で早期退院を促され，疼痛・呼吸困難のコントロールが不十分なまま退院となった．当診療所で在宅管理を行うことになったが，長女は本人の希望を叶えてあげたいと思いつつも不安が強い．介護保険は申請していない．

考えられるプロブレム

- #1 肝臓癌肺転移，骨転移
- #2 癌性疼痛
- #3 呼吸困難
- #4 長女の不安
- #5 介護保険未申請

高齢期の診療のポイント

虚弱高齢者

　高齢期のケアでは，複数の健康問題を有する高齢者に対し，さまざまな資源・スタッフで包括的にアプローチすることが求められており，まさに総合診療医の腕の見せどころである．
　さらなる高齢化を迎えるわが国において，総合診療医はまず，虚弱高齢者に対するアプローチに習熟しておく必要がある．**症例Aのように，虚弱高齢者が何らかのイベントで医療機関を受診したときが評価・介入のチャンスである**．その第一歩として，**高齢者総合的機能評価（comprehensive geriatric assessment；CGA）を積極的に行うことが重要**である．CGAは高齢者の健康問題の評価を包括的に実施する方法で，機能レベルの評価と認知能の評価，支援や環境の評価を含む（**1**）．虚弱高齢者において最初に行う評価という意味から「start-up」を付けsCGA（start-up CGA）と呼ぶことにちなんで，S，C，G，Aの頭文字で評価内容を記憶するとよい（**2**，横林・佐藤らが開発）．

比較的元気な高齢者

　高齢期のケアでは，絶対数の多い「比較的元気」な高齢者の診療も重視する必要がある（症例B）．75歳以上の7割以上は，基本的日常生活動作（basic activities of daily living；BADL）・手段的日常生活動作（instrumental ADL；IADL）が自立しているため，**さらに高次の高度日常生活動作（advanced ADL；AADL），つまり趣味や仕事等を把握しておくことが重要**である．**AADLの低下は患者の生物心理社会的背景のいずれかのバランスが崩れていることを示唆するのみならず，QOL・生き甲斐の低下につながる**ため，定期診療時にAADLを確認しておくことが重要である．また高齢期は，**ライフサイクル上は喪失期**であり，身体・知的機能，社会での役割，収入，配偶者・友人などにおいて，さまざまな「喪失体験」を経験する時期であることを認識しておく必要がある．

polypharmacy, 複数医療機関受診, 施設入所

　高齢者は平均3〜5個以上の健康問題を抱えており，またわが国はフリーアクセスであるため，高齢者は複数の医療機関を受診している．結果，5剤以上の，しばしば臨床的に必要以上の薬剤が処方されている状態（polypharmacy）に陥っている（症例C）．**総合診療医は薬を足していくだけの足し算だけではなく，不要な薬剤を減量・中止する引き算にも長けた診療を行う必要がある**．また，polypharmacyや複数医療機関受診の整理は，患者および医療機関との信頼関係が重要になるため，総合診療医の本領を発揮しやすい領域といえよう．

特に施設に入所するタイミングは医療管理が1本化されやすいタイミングであるため，積極的に介入したい．

安定期の訪問診療

　高齢者数が著しく増加するにもかかわらず病院ベッド数はほぼ変わらない現状から，今後在宅医療の重要性はますます増してくる．在宅医療のうち，**症例D**のような脳梗塞後遺症や神経難病の進行期などの患者は，イベントが起こらない限り落ち着いていることが多いため，挨拶と血圧測定のみ行う「こんちは往診」になりがちである．このことは数か月に一度定期受診する生活習慣病等の高齢者の診療でも散見される．安定している定期診療患者ではmCGA (modified CGA)（**3**）を参考に診療し，イベントの早期発見・予防につなげてほしい．また，特に訪問診療ではしばしば患者のみに目が向けられるが，**介護者は同等あるいはそれ以上に疲弊している**ことが多いため，介護者の精神状態やAADLにも意識した観察・声掛けが重要である．

終末期ケア

　末期癌，看取りの対応も必要になる（**症例E**）．多くの癌患者が疼痛を経験するが我慢している例も少なくない．身体面だけでなく，社会面，精神面，スピリチュアルな面を総合的に評価し，適切なケアを行う．**残された家族のグリーフケアも総合診療医の重要な仕事である**．また，患者が死に直結する疾患にかかる前（生活習慣病等の定期通院時など）に，患者および家族とともに最期の迎え方について話し合い，可能なら事前指示書を作成しておくとよい．

（横林賢一）

1 CGAの構成

日常生活動作の評価	基本的日常生活動作（BADL）　移動，排泄，摂食，更衣，整容，入浴，階段昇降など
	手段的日常生活動作（IADL）　外出，買い物，家計，服薬管理，電話，料理など
精神心理機能の評価	認知機能・行動異常（BPSD），情緒・気分，意欲，QOL
社会経済因子の評価	介護者，居住状況，家計，住居，家族，キーパーソン，行政の関連など
その他の評価	栄養評価，服薬状況（薬の内容），事前指示取得など

2 CGAの初期評価　＊覚え方「sCGA」

- Support（サポート）……公式サポート（介護保険状況），非公式サポート（家族，友人）
- Cognition（認知機能）……簡易知能検査（mini-mental state examination；MMSE）/ 長谷川式，BPSDの評価
- Geriatric Giants（老年医学の巨人）……上記認知症＋うつ，尿失禁，転倒
- ADL，IADL，AADL

3 安定期のCGA　＊覚え方「mCGA」

- Medication（薬剤）……薬剤を減量・中止できないかにつき常に意識する
- Care the Caregiver（介護者のケア）……介護疲れなど介護者のケアも重要
- Geriatric Vitals（高齢者のバイタル）……5快〔快食・快眠・快便・快重（体重変化）・快動（動き）〕について評価
- Analgesia（疼痛）……身体，心理，社会的疼痛の緩和を図る

各論

高齢期 1
認知症

朝倉健太郎（大福診療所）

症例41

76歳女性．3年前より物忘れが目立つようになったと自覚していたが，最近，ますます目立つようになった．同伴した夫は，物忘れの頻度が自分の比じゃないという．2人ともやや不安げな様子．

カルテ

認知症[*1]

〈診察日〉
O）血圧：154/92mmHg [*2]
　神経学的所見：上肢に軽度の歯車様固縮を認める．歩行状態はやや緩慢な印象．HDS-R 20/30点と低下．時計描画検査は拙劣．
A)P）3年ほどの経過で進行．現在は物忘れが目立つという．認知障害の様子は明らかではないが，やや不安そうな面持ちで，質問に対し絶えず夫のほうを振り返る様子（head turning sign）が見受けられる．
幻視について夫に確認[*3]．「夕方になると何か変なものが見えるようで，ヘビが部屋の角で動いている，とおかしなことを言うんです」とのこと[*4]．
鑑別：レビー小体型認知症の疑い[*5]
treatable dementia：治療可能な認知

[*1] 認知症は，65歳以上では8～15%，75歳以上では20%に及び，日常診療におけるcommon conditionである．定期的に外来通院を行う高齢者はもちろん，他の健康問題で来院した高齢者においてもチャンスをみて認知症スクリーニング検査を考慮したい．限られた外来診療時に簡便に実施する方法として，3 item recallテストおよびclock drawingテストを組み合わせたMini-Cogがある．主治医意見作成時には長谷川式認知症スケール（Hasegawa's dementia scale for revised；HDS-R）などをルーチンで実施する，または看護師やケアマネジャー，研修に来る学生らにも協力してもらいアセスメントを実施するのも一法かもしれない．

[*2] 認知症高齢者は高い頻度で合併症をもつ．また**認知機能障害の程度に関係なく死亡率が高い**ともいわれており，身体疾患の評価は重要である．高齢者総合機能評価も併せて実施するとよい．

[*3] 物忘れに関する数年単位の病歴，家庭での生活の様子など，診察室以外の情報がきわめて重要である．一方，独居あるいはその配偶者にも認知症が疑われる場合は必要な情報が得られにくい．離れた家族の情報は時として有用であり，また時として偏りがある．ケアマネジャーをはじめ多方面か

らの情報検索と総合的な情報の吟味が必要である．

[*4] 妄想，幻覚，抑うつ気分，焦燥感，徘徊など**認知症に伴う行動心理症状（behavioral and psychological symptoms of dementia；BPSD）に注意を払う**．BPSDは認知症の進行に応じて繰り返し評価が必要である．

[*5] 認知症を引き起こす基礎疾患は70以上あるといわれるが，アルツハイマー型認知症（50%程度），脳血管性疾患（15～20%程度），レビー小体型認知症（5～15%程度），前頭側頭葉変性症（5%程度）が日常的によく遭遇する疾患である．

[*6] せん妄やうつ状態は一見，認知症と思わせる症状をとることがある．治療可能な認知症は全体の5%程度といわれており，なかでも**特発性正常圧水頭症**はその代表である．

症の除外*6
- 頭部画像検査 MRI を検討．水頭症や慢性硬膜下血腫，腫瘍などのチェック
- TSH，ビタミン B₁₂，電解質などのチェック*7

〈1週間後〉
血液検査，画像検査結果から treatable dementia は否定的．症状などからレビー小体型認知症を疑う*5．認知症の経過や今後のことについて本人，夫，娘も交えて相談することを提案．

〈2週間後〉(診療時間外に30分枠を設定)*8
夫，娘とともに来院*9．現在の状況，認知症が疑われること，今後予測される経過，準備すべきこと，本人の思い，家族の思いなどについて話し合う．幻視は日常生活に支障ない程度であり，今後，1か月前後で**定期的に受診してもらうこととする*10**．血圧についても自宅で測定を継続してもらう．

していない家族にもできるだけ関わってもらう．

*9 【総合診療医の視点】
生活状況について配慮することは認知症のケアにとって重要である．認知症患者とその家族の日常生活が滞りなく行えることは大きな目標の一つとなる．具体的な家族図（**1**）を作成しつつ，普段の生活状況について配慮する．なお，家族図は一度で作成する必要はなく，繰り返し聴取しながら適宜アップデートしていくとよい．

*10 【薬物療法】
進行を遅らせると期待されるコリンエステラーゼ阻害薬は，いずれも根本治療になることはなく，**副作用も含め十分吟味しながら用いたい**．レビー小体型認知症では幻視の症状コントロールにも有用とされている．BPSD に対しては抑肝散や NMDA 受容体アンタゴニストの併用も有効かもしれない．多用される傾向にある非定型抗精神病薬（リスペリドンなど）は死亡率を高めるといった調査もあり，またレビー小体型認知症においては特に薬物過敏性による過鎮静，動けなくなる（パーキンソニズムの急激な悪化）など顕著な副作用を呈することがあるため，十分な注意を要する．

---

*7 【認知症の症状を呈する可逆的原因「DEMENTIA」】
Drug（薬剤）
Emotional（うつ病など）
Metabolic（代謝性）
Eyes/**E**ars（視力／聴力障害）
Nutritional/**N**eurological（栄養障害／神経疾患）
Tumors/**T**rauma（腫瘍／外傷）
Infection（感染症）
Atherosclerosis/**A**lcohol/**A**nemia（動脈硬化／アルコール／貧血）

*8 認知症の進行に伴い，これまで普通にできていたことが徐々にできなくなり，見守りや介助が必要になっていく．診断初期には時間を十分に取り，**病気の説明，本人の思い，今後予測される経緯，具体的な対応，準備しておくべきこと（介護保険の準備，ケアマネジャーの擁立など），について時間をかけてじっくりと話し合う**．このとき同居

1 具体的な家族図の作成

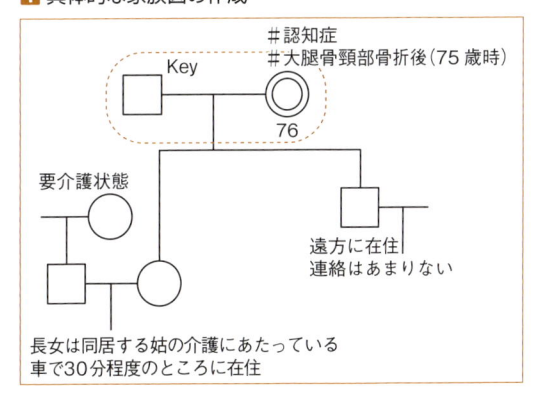

（家族図：#認知症 #大腿骨頸部骨折後（75歳時），Key 76歳女性を中心に，要介護状態の長男，遠方に在住連絡はあまりない次男など．長女は同居する姑の介護にあたっている 車で30分程度のところに在住）

● 参考文献
1) 平原佐斗司．医療と看護の質を向上させる認知症ステージアプローチ入門　早期診断，BPSD の対応から緩和ケアまで．東京：中央法規出版；2013．
2) 横林賢一．提言―日本のコモンディジーズ．東京：カイ書林；2013．
3) 前野哲博編．G ノート．Vol.1 No.2．羊土社；2014．

高齢期 2
パーキンソン病

飛松正樹（百瀬病院）

症例42

80歳男性．胃潰瘍，前立腺肥大症にてA病院に通院中であった．最近，歩行が遅く，通院が困難になってきたため自宅近くのB病院を受診することにした．診察の際に，右手が震えていることに気づいた．

*1 高齢者での有病率は高く，本人からの訴えがない場合もあるので，臨床医が積極的に診断し治療につなげる．

*2 パーキンソン病で振戦は初発症状であることが多い．安静時振戦で，睡眠時，労作時に消失する．3～5Hzと周波数が遅く，丸薬を丸めるようなpill-rolling tremorが特徴．

*3 症状は，振戦，無動，固縮，姿勢反射障害が特徴である．上下肢の症状は左右差があることが多い．**入室時からの歩行の様子（前かがみ，小刻み，すくみ足），動作（随意運動が遅い，仮面様顔貌，腕の振りの減少，振戦）を観察する．**

*4 身体診察で，歯車様固縮（上肢を伸展したときに検者が抵抗を断続的に感じる），姿勢反射障害（後ろや前に押されたときに姿勢を立て直せず倒れてしまう），Myerson兆候（眉間を指で叩くと瞬目が続く）などを確認する．

*5 高齢者では併存疾患のため薬剤も多くなりがちである．**パーキンソニズムを生じる薬も多いため薬剤情報を把握する．**

*6 臨床的に特徴的な症状からほぼ診断できるが，他

カルテ

パーキンソン病

〈診察日〉
A) 診断は受けていない*1 が，1年前から右手の震え*2 あり．表情も乏しく，歩行時の小刻み歩行*3，診察では上肢の歯車様固縮*4 ありパーキンソン病を疑う．脳血管障害の既往なし，抗精神薬の服用なし*5，認知機能の低下もなく，現時点では，他のパーキンソニズムは考えにくい*6．
P) 頭部CTをオーダーする．副作用について説明しメネシット®（レボドパ・カルビドパ水和物）を処方*7，2週間後に再診．
〈2週間後〉
A) 頭部CTで異常なし．初診時と比べ表情が

の神経疾患やパーキンソニズムをきたす疾患も多く鑑別を要する（**1**）．頭部CTやMRIでは通常異常を認めず，パーキンソン病では，特にドパミン製剤が効きやすいのも特徴である．診断が疑わしい場合には，神経内科へのコンサルトを考慮する．

*7 パーキンソン病の治療薬は複数あり，最も運動症状に効果が強いのがL-ドパ製剤である．**L-ドパ製剤は，長期間服用することで，運動合併症を生じることがあるので必要最小量から使用する**（**2**）．
- L-ドパ（メネシット®）：運動症状が強く，高齢者での初期治療
- ドパミンアゴニスト（ビ・シフロール®）：L-ドパ服用者での追加や若年者での初期治療
- 抗コリン薬（アーテン®）：若年者で軽症の場合
- COMT阻害薬（コムタン®）：wearing offに効果的
- アマンタジン（シンメトレル®）：ジスキネジアの治療
- ゾニサミド（トレリーフ®）：L-ドパ使用中のoff時間の短縮

*8 **総合診療医の視点**
身体症状のみでなく，心理状態，家族などの背

豊かになり，嘔気などの副作用も認めない．
P）メネシット®を増量とし2週間後に再診．
〈1か月後〉
A）メネシット®の効果あり歩行もスムーズになる．便秘，起立性低血圧の自律神経症状あり，不眠はあるものの**精神的にも安定**[*8]．妻も介護が楽になったと感じている．
P）緩下剤を処方．転倒予防のためリハビリ，介護サービスによる家屋改修をケアマネジャーと調整[*9]．
〈1年後〉
治療・リハビリによりADLは維持．幻覚やwearing offに注意しながら治療を継続[*10]．
ADL：日常生活動作（activities of daily living）

景にも気を配る．非運動症状として，自律神経症状（起立性低血圧，便秘，頻尿）や精神症状（睡眠障害，うつ状態）などがある．

[*9] 治療目標は，症状を軽減し，患者自身が自立した生活を送ることを支援することである．**神経内科専門医あるいは看護師，リハビリスタッフ，薬剤師，ケアマネジャーとも連携をとり治療を行っていく．**

[*10] レボドパの長期服用により，ジスキネジア（L-ドパによる不随意運動），wearing off現象（L-ドパの効果が切れる時間に症状が悪化する）などがみられる．幻覚はパーキンソン病でも認めることがあるし，レボドパの副作用として現れることもある．

1 パーキンソン病の鑑別

疾患	特徴
薬剤性パーキンソニズム	抗精神病薬，メトクロプラミド，スルピリドなどの服用あり．運動症状が両側性に多い
脳血管性パーキンソニズム	脳血管障害に引き続いて段階的に進行．他の神経欠落症状あり
正常圧水頭症	失調性歩行，失禁，認知症などの症状
進行性核上性麻痺	垂直性眼球運動障害，早期から転倒が多い
レビー小体型認知症	認知機能の障害や幻覚，失神あり
本態性振戦	家族内発生，運動時振戦が多い，L-ドパに反応なし

2 パーキンソン病の初期治療のアルゴリズム

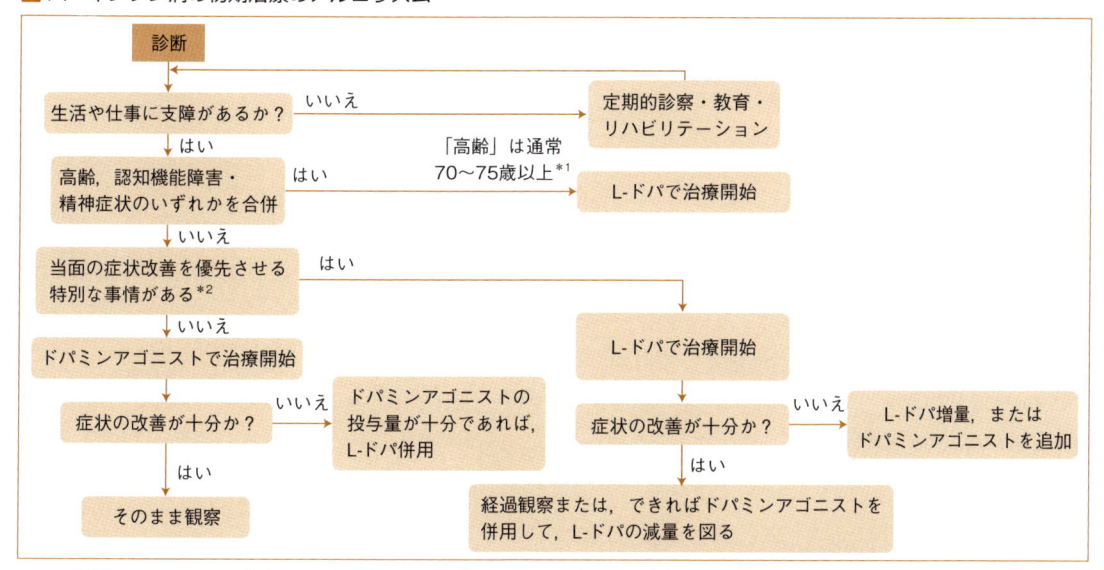

診断
↓
生活や仕事に支障があるか？ →いいえ→ 定期的診察・教育・リハビリテーション
↓はい
高齢，認知機能障害・精神症状のいずれかを合併 →はい→ L-ドパで治療開始
（「高齢」は通常70～75歳以上[*1]）
↓いいえ
当面の症状改善を優先させる特別な事情がある[*2] →はい→ L-ドパで治療開始
↓いいえ
ドパミンアゴニストで治療開始
↓
症状の改善が十分か？ →いいえ→ ドパミンアゴニストの投与量が十分であれば，L-ドパ併用
↓はい
そのまま観察

L-ドパで治療開始→症状の改善が十分か？ →いいえ→ L-ドパ増量，またはドパミンアゴニストを追加
↓はい
経過観察または，できればドパミンアゴニストを併用して，L-ドパの減量を図る

[*1]：年齢については，エビデンスはないものの，通常，70～75歳以上を高齢者と考えることが多い．
[*2]：例えば，症状が重い，転倒のリスクが高い，あるいは患者にとって症状改善の必要度が高い場合などが相当する．
（日本神経学会監，「パーキンソン病治療ガイドライン」作成委員会編．パーキンソン病治療ガイドライン2011．東京：医学書院；2011．）

● 参考文献
1) Shobha S. Rao, et al. Parkinson's Disease：Diagnosis and Treatment. Am Fam Physician 2006；74：2046-54.
2) 水野美邦．神経内科ハンドブック 第4版．東京：医学書院；2011．

高齢期 3
転倒

吉田　伸（飯塚病院）

症例43

80歳男性．独居．介護保険は要介護1．徐々に臥床時間が長くなり，家族の要請で訪問診療を開始している．ヘルパーから最近転倒していた情報を入手．

---

*1 まずは転倒歴を聞くことから始まる．①過去12か月以内に2回以上の転倒，②急性の転倒による受診，③歩行またはバランスの困難さのいずれかがあれば転倒スクリーニング陽性となる[1]．このとき，転倒に対する本人の解釈モデル（感情，解釈，影響，期待）を聞いておくと，ラポールの形成や治療ゴールの明確化につながる．

*2 高齢者の転倒は，多岐にわたる内因性リスクに誘発因子が加わって発生する．**1**を参考に患者の転倒リスクを見積もる．

*3 大腿骨頸部骨折，腰椎圧迫骨折の既往があり，骨粗鬆症と診断できる．これは骨折予防のために介入可能な疾患である．

*4 診察は get up and go テストを推奨する（**2**）．年齢ごとの平均タイムから評価する方法もあるが，患者の起立・歩行動作を一緒に確認することが大切．

*5 1か月間にバーセル指数または機能的自立度評価表（functional independence measure；FIM）が5ポイント以上悪化し，一時的に頻回の訪問リハビリが必要と認めた患者には6か月に1回，14日を限度として1日に4単位まで医療保険で医療機関からの訪問リハビリを短期集中的に実施可能[2]．

カルテ

\# 転倒

〈診察日〉
S）"実はこの1か月で2回転倒しており，歩くのが怖い" *1．
A）以下より，転倒ハイリスクと考える*2．
- 易骨折：大腿骨頸部骨折，腰椎圧迫骨折の既往*3
- 身体機能：視力低下，両下肢筋力低下，円背，get up and go テスト 25秒*4
- 環境：スリッパ使用，椅子を起立時の手すりにしている，トイレが暗い，足元に物が多い

HDS-R 26/30点と認知機能は保たれており，説明の理解も良好．危険予測は可能．

P）歯科受診による歯チェック，その後のビスホスホネート内服を提案したが，まだ受診希望はなく，いったん保留とした．**医療保険による急性増悪期訪問リハビリ*5**を提案し，本人了承．2週間の下肢筋力アップ，トイレまでの安定歩行を短期リハゴールとした．
ケアマネジャーと相談*6．ヘルパー業務に足元の片付けとメガネケースを枕元に置くことを依頼，介護保険枠での手すり設置を検討．介護保険の見直し．

〈2週間後〉
A）短期集中訪問リハにより，立ち上がりが

---

*6 セラピスト，ケアマネジャー，ヘルパー，家族らと多職種チームで介入．自宅，病棟，高齢者施設のセッティングのいずれでも，患者個別のアセスメントと患者のニーズに合わせた多因子的な介入が転倒率を減少させる[3]．わが国では介護保険を申請し，ケアマネジャーを中心としたケアチームや家族を巻き込んで環境調整やリハビリを実施するのがよい．

*7 【総合診療医の視点】
易転倒を引き起こす薬剤は絶対チェック．中枢

スムーズになり，get up and go テストのタイムと動作も短縮．本人もセラピストと一緒だと安心して歩行でき，大腿四頭筋の自主運動も習得し自己効力感が向上している．部屋も片付き，歩きやすくなっている．キーパーソンである息子が同伴しており，協力的である．

P) 息子に転倒リスクとその対応を説明．以下を依頼し，了承を得た．
- ストラップのある内履きまたはすべり止め靴下の購入
- 手すりの設置
- トイレ前に自動足元灯の設置

〈4 週間後〉

A) 屋内での活動量が上がり，トイレは自力で行けている．
外出に対する意欲も見せている．介護保険は要介護2に上がった．
一度夜間ふらついたとのことで聞くと，尿の回数が多いため，以前もらった**前立腺肥大の薬を内服したら立ちくらみがしたとのこと**[*7]

P) 服薬状況，起立性低血圧，前立腺肥大を評価．ケアマネジャーとデイケアによる継続リハビリを調整．

HDS-R：長谷川式認知症スケール (Hasegawa's dementia scale for revised)

神経作用の薬物（向精神病薬，麻薬，ベンゾジアゼピン，抗ヒスタミン薬，抗うつ薬，抗痙攣薬），起立性低血圧を引き起こす薬物（降圧薬，αブロッカー，抗不整脈薬）など．

参考文献
1) Douglas P Kiel. Falls in older persons：Risk factors and patient evaluation.
2) 永井康徳. たんぽぽ先生の在宅報酬算定マニュアル 改訂版. 東京：日経BP社：2014.
3) Lainie VM, et al. Management of Falls in Older Persons：A Prescription for Prevention. AFP 2011；84：1267-76.

---

1 多因子の相互関係による転倒の原因（ルーベンスタイン医師の仮説）

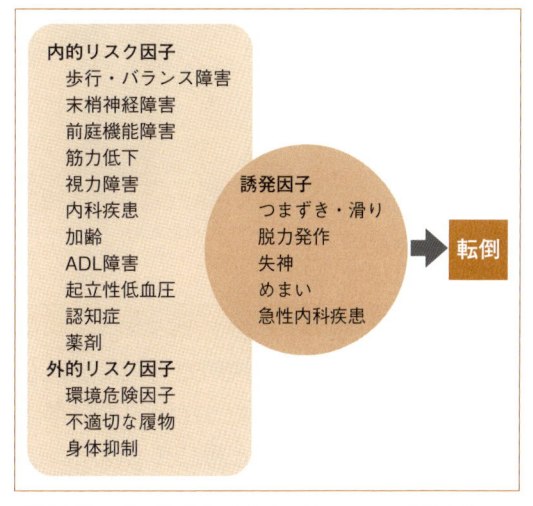

内的リスク因子
- 歩行・バランス障害
- 末梢神経障害
- 前庭機能障害
- 筋力低下
- 視力障害
- 内科疾患
- 加齢
- ADL障害
- 起立性低血圧
- 認知症
- 薬剤

外的リスク因子
- 環境危険因子
- 不適切な履物
- 身体抑制

誘発因子
- つまずき・滑り
- 脱力発作
- 失神
- めまい
- 急性内科疾患

→ 転倒

（参考：Douglas P Kiel. Falls in older persons：Risk factors and patient evaluation.）

2 高齢者歩行評価「get up and go テスト」

患者を背もたれが真っ直ぐでシートの高い椅子に座らせる
患者に以下を指示する
起立（可能ならアームレストを使わずに）
いったん静止して立つ
前方に3m歩く
転回して椅子に歩いて戻る
転回して座る
記録項目
座位でのバランス
座位から立位への移動
歩行のペースと安定性
よろめかずに転回できるか
改変質的スコアリング
1）転倒リスク：なし　歩行補助なしで良好な協調運動
2）転倒リスク：低　制御されてはいるが調整された運動
3）転倒リスク：中　協調のない運動
4）転倒リスク：高　監視が必要
5）転倒リスク：特高　介助または介助者の付き添いが必要
Timed test (record time from initial rising to re-seating)

Age (years)	Mean time (seconds)
60 to 69	8.1 (7.1 to 9.0)
70 to 79	9.2 (8.2 to 10.2)
80 to 99	11.3 (10.0 to 12.7)

（Douglas P Kiel. Falls in older persons：Risk factors and patient evaluation.）

各論

高齢期 4
尿失禁

吉田　伸（飯塚病院）

症例44

75歳男性．高血圧と糖尿病で外来に通院している．所定の診察が終わった後，「実は最近，尿が近くて困っている」と相談を受けた．

*1 **【下部尿路症状により尿の問題を同定する】**
高齢者では尿の問題を抱える患者は多く，QOLを低下させる．尿の問題に関する医学用語を整理するため，2002年の国際禁制学会では下部尿路症状（lower urinary tract symptom；LUTS）による分類が提唱された（**1**）（p.179）．**患者の尿に関する症状は，大まかに「蓄尿症状」「排尿症状」「排尿後症状」の3つに分けて考える**．外来で効率的に症状を確認するには，主要下部尿路症状スコア（core lower urinary tract symptom score；CLSS）（**2**）（p.178）を推奨する．

*2 **【夜間頻尿は鑑別を変える】**
夜間頻尿とは，夜間に排尿のために1回以上起きなければならないという愁訴であるが，日中頻尿とは鑑別を分けて考える．高齢者の夜間頻尿では特に水分過剰，薬剤性多尿（利尿薬など），糖尿病，尿崩症などによる夜間尿量の増加と，不安や中途覚醒による排尿行為または熟眠困難に伴う尿意の過敏といった睡眠障害の2つに大別される[2)]ので，これらの原因に焦点をあてて対応する．

*3 **総合診療医の視点**
●その日のチェック3つ！　尿路感染，薬剤，基礎疾患
高齢者の排尿障害では，初診時に特に3つを鑑別するとよい．尿路感染は膀胱炎，前立腺炎，尿道炎，腎盂腎炎などを含むが，いずれも抗菌

カルテ

＃ 頻尿，下部尿路症状

〈診察日〉

A）（s/o 前立腺肥大症，薬剤性，糖尿病）
下部尿路症状[*1]のうち，昼間頻尿，切迫性尿失禁，残尿感，特に尿勢低下と尿線途絶があり，年齢と性別から前立腺肥大症を疑う．夜間頻尿はない[*2]．鑑別疾患としてCaブロッカーによる排尿筋収縮不全や糖尿病による膀胱知覚低下も考える．尿検査からは尿路感染や腎疾患の所見はない[*3]．治療前に前立腺癌の鑑別が必要[*4]．

P）Caブロッカーを中止し，下部尿路症状と自宅血圧の確認を提案．PSAを測定してから直腸診を施行，腹部超音波検査で前立腺サイズ，残尿のチェック．2週間後に結果説明のため来院を指示．

〈2週間後〉

A）（s/o 前立腺肥大症，薬剤性，糖尿病 r/o 前立腺癌）
Caブロッカー中止後，蓄尿症状（頻尿，切迫性尿失禁），排尿後症状（残尿感）は

薬で治療可能である．
薬物は中枢抑制（尿意の低下），抗コリン作用（膀胱平滑筋収縮障害），α刺激（尿道括約筋の収縮），β遮断（膀胱平滑筋の弛緩障害）などの機序で下部尿路症状を惹起し，特に高齢者では副作用や相互作用の影響を受けやすいため，よく処方されるベンゾジアゼピン，総合感冒薬，抗うつ薬，向精神薬，さらに尿路症状そのものを対象とした過活動膀胱治療薬などの使用状況を確認する．基礎疾患のうち，糖尿病は多尿と末梢神経障害により，脳血管障害，パーキンソン病，認知症は神経因性膀胱および後述する機能性失禁として下部尿路症状を引き起こす．

122

改善しているが，排尿症状（尿勢低下，尿線途絶）は不変．IPSSでは中等症に分類．直腸診，PSA，腹部エコーの結果から，前立腺癌の可能性は低いと考える．

P）タムスロシン塩酸塩0.1mg/日，分1，夕を処方．2～3か月かけて排尿回数と出方を確認してもらうことと，立ちくらみの症状が強く出たら服用を中止するよう伝えた．4週間後の定期外来を予約．

〈6週間後〉

A）(s/o 前立腺肥大症，薬剤性，糖尿病，機能性失禁)

αブロッカーは副作用なく服用できており，蓄尿症状，排尿症状も改善してきている．夜間トイレに間に合わず失禁1回あり，**機能性が疑われる**[*5]．

P）定期的に排尿状況とPSAを確認していく．高齢者総合的機能評価を施行．家族とケアマネジャーに自宅の状況を確認．

IPSS：国際前立腺症状スコア（international prostate symptom score）

[*4]【高齢者では悪性腫瘍の鑑別を意識する】
前立腺肥大と前立腺癌を鑑別するため，前立腺特異抗原（prostate specific antigen；PSA）を計測する．PSAが4.0～9.9ng/mLでは1～2/10人，10.0～19.9ng/mLでは4～6/10人，20ng/mLでは8～9/10人に前立腺生検で癌が検出できるので，専門医紹介について患者と検討する[2]．**その際，手術適応はおおむね75歳未満，放射線療法はもう少し高齢まで，PSA 10ng/mL以上では骨転移のハイリスクであることなどを考慮する．**
腹部超音波検査では，膀胱に尿が貯留した状態で膀胱腫瘍の有無を判定でき，腎機能障害，尿異常所見がある場合では，上部尿路の水腎症，腎細胞癌なども評価できる．残尿や前立腺容量の測定も同時にでき，有用である．

[*5]【高齢者では機能性排尿障害の関与も考える】
膀胱機能は正常であっても，身体機能や精神機能の低下により尿失禁が見られる状態を機能性尿失禁といい，日常生活動作（activities of daily living；ADL）の低下した高齢者では疑ったら高齢者総合的機能評価につなげていくとよい．

中等度の前立腺肥大症の経尿道的前立腺切除術（transurethral resection of the prostate；TURP）非施行群に対して生活指導のみを行ったところ，25％以上の症例で症状が改善した[3]という疫学研究もあり，①教育と安心を与えること（たとえば，膀胱・前立腺の生理や下部尿路症状の解説，悪性でないことの周知，公開講座などへの参加呼びかけ），②水分摂取の制限（過度の飲水制限，コーヒー・アルコールの制限），③膀胱訓練，促し排尿など，④その他（刺激性食物の制限，排尿に影響する薬剤の情報提供，便通の調節，適度な運動，長時間の坐位や下半身の冷えを避ける）などの生活指導もよい．

● 参考文献
1) 日本排尿機能学会 男性下部尿路症状診療ガイドライン作成委員会. 男性下部尿路症状診療ガイドライン 2008.
2) 松木孝和. 泌尿器疾患診療ナビ. 東京；南山堂：2013.
3) 日本泌尿器科学会. 前立腺肥大症診療ガイドライン 2011. http://minds.jcqhc.or.jp/n/medical_user_main.php

高齢期 5

骨粗鬆症

小嶋秀治（三重大学大学院医学系研究科 亀山地域医療学講座）

症例45

64歳女性．母親が大腿骨頸部骨折を受傷して，骨粗鬆症と診断された．自分も骨粗鬆症ではないかと心配になり受診した．

カルテ

骨粗鬆症

〈診察日〉
A) 閉経後女性であり[*1]，10年骨折リスクは15%でスクリーニングが推奨される[*2]．
P) DXAのある施設へ骨密度測定を依頼し[*3]，1週間後再診．

〈1週間後〉
A) 骨密度はYAMの70%であった[*4]．続発性を考えにくく[*5,6]，原発性骨粗鬆症と診断．
P) 家屋の状況などについても確認[*7]．ボナロン®（アレンドロン酸ナトリウム水和物）

[*1] 骨粗鬆性骨折のリスクは，閉経後女性の2人に1人，男性の5人に1人にある．

[*2] 【スクリーニングが推奨される対象】
女性：① 65歳以上，② 60〜64歳で骨折高リスク〔FRAX®（WHOが開発した骨折リスク評価ツール）で10年骨折リスク9.3%以上〕
男性：① 70歳以上，② 50〜69歳で危険因子あり（骨粗鬆症の家族歴，ステロイド使用，運動習慣なし，喫煙，アルコール多飲）
※ FRAX®のホームページ：http://www.shef.ac.uk/FRAX/tool.jsp?lang=jp（「計算ツール」タブから「アジア」→「日本」を選択して使用．骨密度なしで入力）

[*3] 診断には，原則的に二重エネルギーX線吸収法（dual energy X-ray absorptiometry；DXA）による骨密度測定を行う．部位としては，腰椎（または大腿骨近位）で，腰椎椎体骨折多発や両股関節術後の例では橈骨や第2中手骨を用いる（この場合は%を使用）．
DXAの診療報酬は，腰椎で360点，大腿骨＋腰椎で450点である．

[*4] 原発性骨粗鬆症の診断基準は 1 を参照．

[*5] 種々の原因によるものを続発性骨粗鬆症といい，鑑別が重要（2）．女性では50%に潜在的原因が

あり，男性では50%が続発性といわれている．

[*6] 続発性を疑うときのみ検尿や採血を行う（スクリーニング）．男性では初期テスト，女性では追加テストで25-ハイドロキシビタミンDを計測．
初期：CBC，肝・腎機能，ALP，Ca，TSH，総テストステロン
追加：エストラジオール（前・周閉経期），Intact PTH，血清蛋白電気泳動

[*7] **総合診療医の視点**
視力，平衡感覚や歩行，および認知機能障害について評価する．明かり，毛足の長いじゅうたん，浴槽・トイレ・階段の手すりなど家の安全評価を行う（理学療法士に依頼することも有効）．覚醒やバランスに影響する薬剤中止を検討する．

[*8] ビスホスホネートが第1選択である（3）．男性については，ゾレドロン酸による結果のみ存在する．女性については，1〜3年間での治療必要数（NNT）は，椎体骨折で60〜89，非椎体骨折で50〜60である（ビタミンD，カルシウムを除く）．薬剤は現在一部に後発品もある．コストは，ビスホスホネートのデイリー製剤で1,285〜3,802円，ウィークリー製剤で1,258〜2,719円である（4週間処方）．

> 35mg/週，分1内服を開始*8．数週間後に問題なく内服できていることを確認し，以後数か月ごとにフォローする．
> 〈2年後〉
> DXAのある施設へ再検を依頼*9．転倒もなく，骨密度は上昇しており効果ありと判断．
> 〈5年後〉
> 抜歯するため，歯科医より情報提供依頼を受けた*10．転倒リスクもかなり低く，DXAを再検したところさらに上昇しており，内服を中止した*11．
> YAM：若年成人平均値（young adult mean）

*9 2年後にDXAで効果判定する．中手骨はフォローアップには向かない．

*10 ビスホスホネートを3年以上服薬している場合に，顎骨壊死（osteonecrosis of the jaw；ONJ）のリスクとされ，3か月の休薬を勧めることが多い．

*11 理想的な治療期間については，5年で中止を検討してよいとする意見もある．

1 原発性骨粗鬆症の診断基準

Ⅰ．脆弱性骨折あり
 1．椎体骨折または大腿骨近位部骨折あり
 2．その他の脆弱性骨折があり，骨密度がYAMの80%未満
Ⅱ．脆弱性骨折なし
 1．骨密度がYAMの70%以下または－2.5SD以下

〔日本骨代謝学会，日本骨粗鬆症学会合同原発性骨粗鬆症診断基準改訂検討委員会．原発性骨粗鬆症の診断基準（2012年度改訂版）．〕

2 続発性骨粗鬆症の原因（代表的なもの）

慢性疾患	アミロイドーシス，強直性脊椎炎，慢性閉塞性肺疾患（chronic obstructive pulmonary disease；COPD），AIDS，炎症性腸疾患，肝疾患，多発性骨髄腫，腎不全，関節リウマチ，全身性エリテマトーデス
内分泌性	運動性無月経，Cushing症候群，1型糖尿病，ヘモクロマトーシス，副腎皮質機能亢進症，原発性副甲状腺機能亢進症，甲状腺機能亢進症，性腺機能不全，低フォスファターゼ血症
薬剤性	抗痙攣薬，性腺機能を低下させる薬剤，グルココルチコイド，ヘパリン，免疫抑制薬，リチウム，甲状腺ホルモン過剰
栄養性	アルコール3単位以上／日（1単位：エタノール8～10g），神経性食思不振症，セリアック病，胃バイパス・胃切除，ビタミンD欠乏

3 各薬剤の効果・適応・有害事象

薬剤	椎体骨折	非椎体骨折	適応	有害事象（主なもの，トピック）
ビスホスホネート フォサマック®，ボナロン®，ベネット®，アクトネル®	○	○	ステロイド性，男性	上部消化管症状（OR 1.6～3.3） 顎骨壊死（0.03～4.3%） 非定型大腿骨骨折（女性10万人に2～100人）
ボンビバ®（静注）	○	×		
エビスタ®	○	×	ビスホスホネートに耐えられない閉経後女性 深部静脈血栓症の既往がない 血管運動症状なし，高乳癌リスク	肺塞栓（OR 1.82） 血栓塞栓症（OR 1.63） ホットフラッシュ（OR 1.58）
プラリア®（6か月に1回皮下注）	○	○	ビスホスホネート内服が困難 骨折高リスク	感染（RR 1.3）
フォルテオ®，テリボン®（使用は上限2年間）	○	○	ビスホスホネートで治療効果がない 骨折高リスク	高カルシウム（OR 13）
ビタミンD，カルシウム	最も弱い	最も弱い	—	—

○：有効，×：無効，OR：Odds Ratio，RR：Risk Ratio

● 参考文献
1) Sweet M, et al. Diagnosis and Treatment of Osteoporosis. Am Fam Physician 2009；79：193-200.
2) Crandall C, et al. Comparative Effectiveness of Pharmacologic Treatments to Prevent Fractures：An Updated Systematic Review. Ann Intern Med. 2014；161：7326/M14-0317.

高齢期 6
変形性膝関節症

松田　諭（北海道家庭医療学センター 栄町ファミリークリニック）

症例46

65歳女性．身長155cm，体重63kg，BMI 26.2．1年ほど前，長距離を歩いたときにしばらく右膝の痛みがあり他院にて変形性膝関節症と診断．今回は2日前に買い物で長時間歩いた後から歩行時に右膝の痛みが強く，階段の昇降や椅子からの立ち上がりが困難になったため，脂質異常症で定期通院している主治医に夫に付き添われ相談にきた．

---

*1 X線検査は早期の変形性膝関節症の病理学的変化に対して感度が低いため，X線検査にて異常がみられずとも除外はできない．一方X線検査で陽性所見があっても，患者に現在みられる症状の原因と限らない．膝の痛みに関するX線検査の基準として「オタワ膝関節ルール」がある．これは以下のいずれかがあれば膝正面・側面・膝蓋骨軸写を撮影するという基準である．①55歳以上，②膝蓋骨に圧痛を認める，③90°以上膝を曲げることができない，④外側骨頭（腓骨の上部）に圧痛を認める，⑤4歩以上歩けない．

*2 変形性膝関節症の関節痛は活動によって増悪し，安静によって軽減するのが特徴的である．より進行した場合には安静時や夜間の疼痛もみられることがある．

*3 変形性膝関節症のリスク因子は，女性，感染性関節疾患，肥満，加齢，過去の外傷歴などがあるが，そのうち肥満は唯一修正可能な最重要因子である．特にBMIが25以上の女性では，減量を勧めることが肝要である．

カルテ

変形性膝関節症

〈診察日〉

A) 年齢が55歳以上であり歩行が困難となっているため，**オタワ膝関節ルール**^{*1}からX線検査を実施．両側膝関節に骨棘を認め，**体動時の痛み**^{*2}，以前の既往・リスク因子^{*3}や有病率^{*4}から今回の膝の痛みも変形性膝関節症によるものと診断した^{*5}．
遷延性の痛みや膝の熱感などもないことから**当院で診ていくこととする**^{*6}．

P) 痛みが強く生活にも支障が出ているためステロイドの関節注射を実施．ロキソニン®（ロキソプロフェンナトリウム水和物）の定期内服と，荷重にて痛みも強いことから座位による大腿四頭筋訓練のみ

---

*4 変形性膝関節症は，厚生労働省が行った国民生活基盤調査において約700万人と推定されている．2005年のある調査では50歳以上の女性の74.6%，男性の53.5%が変形性膝関節症の患者という結果であった．

*5 変形性膝関節症の診断に有効な病歴・検査の感度・特異度について**1**に示す．

*6 障害されている関節のパターンが非典型的だったり，遷延する朝のこわばりや軟部組織腫脹といった炎症性関節障害を示唆する症状があったり，重度の変形性膝関節症もしくは非典型的な多関節の変形性関節症がみられた場合には専門医に紹介する．

*7 効果があるとされているのは，大腿四頭筋訓練などの筋力トレーニングや有酸素運動，薬物治療として非ステロイド性抗炎症薬（NSAIDs）やアセトアミノフェン，ステロイドの関節内注射である（**2**）．

指導し1週間後フォローとした[*7].

〈1週間後〉

A) 痛みはかなり改善し歩行は可能となっており，軽度歩行時の疼痛が残っている状態．運動療法については荷重をかけてもよい状態と考えられる．

P) 大腿四頭筋訓練に加え，ウォーキングや減量について情報提供．本人としては継続について心配していたが，付き添いにきていた夫も興味を示し**夫婦でウォーキングを行うことに同意を得て**[*8]，4週間後再診とした．

その後数か月の間，膝の痛みはあったが，夫とともにウォーキングが継続できており，減量にも成功．痛みもなくなった後もウォーキングも続けている．

[*8] **総合診療医の視点**
運動療法など本人の生活習慣に組み込むためには，個人のみならず家族や周囲の資源を用いながらアプローチすることが有効である．

2 特発性変形性膝関節症の治療

治療・マネジメント	エビデンスレベル
水中運動や陸上運動，エアロビックウォーキング，大腿四頭筋訓練，レジスタンス運動（スクワット等），太極拳：変形性膝関節症の痛みを軽減する	A
グルコサミン：変形性膝関節症の中等度の痛みがある場合に症状を改善させる可能性があるが，エビデンスははっきりしていない	B
コンドロイチン：変形性膝関節症の痛みを軽減させない	B
鍼灸：変形性膝関節症の患者に効果がある可能性があるかもしれないが，エビデンスとしては弱い	B
S-アデノシルメチオニン：変形性膝関節症の痛み，障害の程度の軽減についてNSAIDsと同等の効果がある	B
NSAIDs，アセトアミノフェン：変形性膝関節症の痛みに効果がある	A
トラマドール：変形性膝関節症の中等度から高度の痛みがある高齢者では，経験的に効果のある可能性は示唆されるが，使用による悪影響もあるため使用には限界がある	B
コルチコステロイドの関節内注射：変形性膝関節症の治療において，ほとんど悪影響なく短期効果がある	A
ヒアルロン酸の関節内注射：変形性膝関節症の治療として，エビデンスとしてはっきりしていない	B

（参考：Erika Ringdahl, Sandesh Pandit. Treatment of Knee Osteoarthritis. American Family Physician 2011；83.）

1 特発性変形性膝関節症の診断基準

臨床所見	臨床所見と画像所見	臨床所見と検査所見
膝の痛みに加え，以下の6項目のうち少なくとも3つ ・年齢＞50歳 ・こわばり＜30分 ・関節捻髪音 ・骨の圧痛 ・骨性肥大 ・触知できる熱感なし	膝の痛みに加え，以下の3項目のうち少なくとも1つ ・年齢＞50歳 ・こわばり＜30分 ・関節捻髪音 かつ X線で骨棘形成	膝の痛みに加え，以下の9項目のうち少なくとも5つ ・年齢＞50歳 ・こわばり＜30分 ・関節捻髪音 ・骨の圧痛 ・骨性肥大 ・触知できる熱感なし ・ESR＜40mm/時 ・RF＜40倍 ・滑液のOA徴候（透明，粘調，WBC＜2,000mm^3）
感度95%，特異度69% （LR＋3.1，LR−0.07）	感度91%，特異度86% （LR＋6.5，LR−0.10）	感度92%，特異度75% （LR＋3.7，LR−0.11）

（参考：竹本毅訳．イン・ザ・クリニック —診療現場ですぐに役立つエビデンス—．東京；メディカルサイエンスインターナショナル：2012．）

● 参考文献
1) Degenerative joint disease of the knee. DynaMed.

高齢期 7
腰痛

松田　諭（北海道家庭医療学センター 栄町ファミリークリニック）

症例47

72歳女性．以前より何度も腰痛を繰り返していたが，半年前から再度体動時に右の腰が痛くなり，しばらく自宅にあった湿布薬で様子をみていた．しかし痛みがなかなか改善しないため，高血圧，骨粗鬆症で定期通院している主治医に相談にきた．

*1　腰痛は6週間未満の急性腰痛，6週間から3か月までの亜急性腰痛，3か月以上の慢性腰痛に分けられる．「腰が痛い」という訴えは，厚生労働省の統計によるとわが国においては男性では第1位，女性においては第2位という結果であり，米国においても2番目に多い訴えで成人の84%が経験するといわれている．

*2　【紹介のタイミング】
圧迫骨折，化膿性骨髄炎，脊髄腫瘍，強直性脊椎炎，馬尾症候群などが疑われる場合には専門外来に紹介する（❶）．

*3　一般的に，神経症状の悪化，全身症状，外傷の病歴，悪性腫瘍の病歴，18歳以下あるいは50歳以上，感染のリスク，骨粗鬆症というような注意項目に該当するものがなければ，4～6週間は画像診断が必要ないとされている．

*4　「腰が痛い」という訴えで最も一般的にみられる原因は，大きく機械性腰痛，非機械性の脊髄疾患，非神経性・血管性疾患の3つに分類され，多くは筋骨格系の機械的疲労である（❷）．

*5　腰痛の自然歴においては，1週間以内に60%，6

カルテ

#腰痛
〈診察日〉

A) 腰痛の出現が約半年ということから分類としては慢性腰痛である*1．病歴や身体所見では体動時の痛みが増悪するものの，背部の視診，ROM，脊柱の触診・打診，SLR検査，L4/L5/S1の神経学的評価では所見を認めない．また，体重減少や夜間の安静時痛なども認めない*2．長期に続いていることや骨粗鬆症の基礎疾患もあることから腰部X線検査を行うも圧迫骨折などの所見はみられず*3，筋骨格系の機械的疲労による腰痛と考えられる*4．また以前より繰り返している腰痛でもあり，本人のQOLが低下しているため介入が必要である*5．

P) 腰痛により生活に家事などの支障もあるということからロキソニン®（ロキソプロフェンナトリウム水和物）を定期処方し*6，

週間以内に90%，そして12週以内に95%の患者が軽快するといわれている．しかし腰痛の再発をきたすことがよくあり，25～40%において6か月以内に再び腰痛をきたすといわれている．

*6　薬剤としては非ステロイド性抗炎症薬（NSAIDs）に効果があり，ベンゾジアゼピンも一時的に効果があるというエビデンスがある．しかし，アセトアミノフェンやベンゾジアゼピン以外の筋弛緩薬についてのエビデンスは十分ではない．

*7　慢性腰痛では，有酸素運動，筋力トレーニング，ウォーキングなどの運動療法は痛みを軽減する．そのほかの治療として，認知行動療法も効果があり，マッサージやヨガ，温熱療法も一時的に効果があるというエビデンスがある．

*8　
総合診療医の視点
腰痛を起こすリスク因子はそれぞれの全体的な

腰痛体操を指導*7．2週間後に再診．
〈2週間後〉
A) 痛みについてはロキソニン®を内服すると改善するものの，内服し忘れると痛みが出現している．腰痛体操はロキソニン®を内服すると痛みが軽減するため，それほど必要ないのではとの本人の解釈もあり運動療法についての介入は困難と考えられる*8．

P) さらに環境因子を聴取するとマットレスは固めであるとのことより，中等度の固さのマットレスが痛みを軽減する可能性があることを伝え*9，2週間後に再診．

〈4週間後〉
前回受診後よりマットレスを変更したところ，ロキソニン®を内服せずとも痛みは軽減．その後，しばらく腰痛を起こさずに経過している．

ROM：可動域 (range of motion)
SLR：下肢挙上 (straight leg raising)

健康度合い，職業，ライフスタイル，心理社会的問題，文化的因子などが関わっている．そのため，家庭医は単に腰痛を診るだけではなく総合的な関わりのなかで包括的に患者を理解し，アプローチしていく必要がある．

*9 マットレスは硬いものよりも中等度のもののほうが痛みの軽減に関与するというエビデンスがある．

1 腰痛症の Red Flags

	臨床所見
全身状態	4～6週間の保存療法でも改善しない 夜間疼痛や安静時痛 筋力低下や感覚障害の進行
癌	50歳以上 癌あるいは癌を強く疑わせるような病歴 原因不明の体重減少
感染	静脈麻薬の使用 最近の尿路感染症，皮膚感染症，褥瘡性潰瘍 免疫抑制状態 発熱，悪寒
骨折	50歳以上 骨粗鬆症の既往 慢性のステロイド使用 薬物乱用 強い外傷

（参考：Philip D. Sloane, et al. Essentials of Family Medicine sixth edition. 2012.）

2 腰痛症の鑑別診断

機械性の腰痛/下肢痛（97％）	非機械性の脊髄疾患（1％）	血管性疾患（2％）
腰椎圧迫，腰椎捻挫（70％） 年齢による椎間板や関節面の変形（10％） 椎間板ヘルニア（4％） 脊柱管狭窄（3％） 骨粗鬆症による圧迫骨折（4％） 脊椎すべり症（2％） 外傷性骨折（＜1％） 先天性疾患（＜1％） ・重症脊椎後弯症 ・重症脊椎側弯症 ・移行椎 脊椎分離症 椎間板分離 など	悪性疾患（0.7％） ・多発性骨髄腫 ・癌の骨転移 ・白血病 ・脊髄腫瘍 ・後腹膜腫瘍 ・原発性脊椎腫瘍 感染（0.01％） ・骨髄炎 ・敗血症性椎間板炎 ・腸腰筋膿瘍 ・硬膜外膿瘍 炎症性関節炎：HLA-B27関連（0.3％） ・強直性脊椎炎 ・乾癬性脊椎炎 ・ライター症候群 ・炎症性腸疾患 骨軟化症 パジェット病	骨盤内疾患 ・前立腺炎 ・子宮内膜症 ・慢性骨盤内炎症性疾患 腎臓疾患 ・腎結石症 ・腎盂腎炎 ・腎盂膿瘍 大動脈瘤 胃腸疾患 ・膵炎

（参考：Stephanie G Wheeler, et al. Approach to the diagnosis and evaluation of low back pain in adults.）

● 参考文献
1) 藤沼康樹編．腰が痛い．新・総合診療医療学　家庭医療学編．東京；カイ書林：2012．

各論

高齢期 8

皮膚トラブル（皮脂欠乏症，白癬）

太田　浩（地域医療振興協会 揖斐川町春日診療所）

症例48

65歳女性．2週間前から右手首，背中がかゆいため，高血圧の定期受診時に相談した．介護施設で働いていて，施設で疥癬の利用者がいたため心配していた．冬になったが，入浴介助など汗をかく仕事だった．また，女性の夫は，1週間前に受診し，趾間型白癬で抗真菌外用薬の治療を開始していた．

*1 **皮膚のかゆみは，皮膚病変によるものと潜在する全身疾患によるものがある．ほとんどの患者に原因となる皮膚疾患が見つかる．かゆい部位の確認が重要である．** 持続時間，増悪寛解因子，内服薬，外用薬，化粧品の使用歴，職業や趣味による曝露，旅行歴，動物への接触歴を聴取する．皮膚掻痒症の原因で最も多いのは，皮脂欠乏症である．皮膚病変が見つからない場合は，腎疾患，肝疾患，甲状腺疾患，糖尿病，リンパ腫等の可能性を考えていく．

*2 【総合診療医の視点】
白癬，汗疹，しもやけ，皮脂欠乏症などの皮膚トラブルは，発症しやすい季節に繰り返し発症している患者もいる．季節，生活のなかに誘因を見つけ，慢性疾患，急性疾患，予防接種，健康診断の受診時に患者ごとに生活指導，早期発見を行いたい．

*3 【総合診療医の視点】
白癬菌で，家庭内で感染を繰り返すことがある．同居する家族に対する治療，生活指導を行いたい．

カルテ

皮脂欠乏症，体部白癬

〈診察日〉

A）手首に環状の紅斑*1 があり，体部白癬を疑う．汗をかきやすい仕事では，白癬になりやすい．過去のカルテを確認すると **以前も同様の皮疹を訴えている***2．同居する夫も趾間型白癬で通院しており，**家庭内感染も疑われる***3．背中には明らかな皮疹はなく，皮膚は乾燥していた．掻き傷があった．皮脂欠乏症と診断した．入浴について問診すると，熱い風呂に入浴するのが好きで，背中をナイロンのタオルで洗っていた．

P）辺縁の環状に並ぶ丘疹を検査材料として採取し，**KOH直接検鏡を行った***4．糸状菌を認め，体部白癬と診断．マイコスポール®クリーム（ビホナゾール）*5 を処方．1日1回塗布とした．汗はよく拭くように指導した．夫婦2人への白

*4 皮膚真菌症は，それぞれ特徴的な臨床像を示すため，臨床所見からある程度の診断が可能であるが，**病変部の真菌の存在を確認することが必要である．** KOHによる直接検鏡では，真菌がいるであろう場所から検体採取することが重要である．
体部白癬では，丘疹の頂点の角質や小水疱蓋を検査材料とする．また，趾間型白癬では，皮膚病変の辺縁の落屑を検査材料とする．皮膚から完全に遊離した材料では真菌は見つからない．趾間型足白癬の浸軟した部位にも真菌はいない．

*5 体部白癬では，2週間ほど抗真菌外用薬を使用し，自覚症状がなくなれば，治療を中止してよい．趾間型白癬や小水疱型白癬では，抗真菌外用薬の約1か月の投与で治癒するが，足白癬は自覚症状に乏しいことがある．趾間型足白癬や小水疱型足白癬では，趾間から足全体に外用抗真菌薬を塗り残しなく，最低1か月は塗り続けなければならない．また，趾間型足白癬で浸軟がひどい場合，1

癬治療を行っていく*6.
背中の皮脂欠乏症には，プロペト®（白色ワセリン）を処方し，入浴後すぐに塗布とした*7. 熱い風呂に入るのは避け，ぬるめの湯に短時間つかること，身体を洗うときは，石けんは週に2，3回とし，石けんを使うときも手のひらで泡立てて，優しく洗うよう指導した*8（**1**）．

〈4週間後〉
手首のかゆみはなくなり，皮膚も改善しマイコスポール®クリーム塗布を終了とした．背中のかゆみは軽くなったが，塗布をやめるとかゆくなるため，春まで塗布を続けることにした．風呂の温度を少し低くし，身体も石けんを手のひらで泡立て，優しく洗うようになった．

〈6週間後〉
夫の趾間型白癬もかゆみはなくなり，皮膚も改善し，マイコスポール®クリーム塗布を終了した．

次刺激性の接触性皮膚炎になることがあるため，注意が必要である．

*6 家庭内に白癬患者がいると足ふきマット，スリッパ，畳，床，タオルなどに白癬菌が存在する．家族内感染，再感染を繰り返すことがあるので，家族の治療も重要である．皮膚に白癬菌が付着しても，必ずしも感染はしない．白癬菌が皮膚に付いても乾燥したり洗い流したりすれば，感染しない．高温多湿の環境と長時間の接触が感染につながる．通気性のよくない靴下や靴は感染，白癬菌の増殖につながる．

*7 皮脂欠乏症は，皮脂や汗の分泌が低下し，皮膚が乾燥している状態である．皮膚は光沢を失い，か

ゆみを訴えることがある．加齢とともに皮脂分泌量は減り，皮膚は乾燥しやすくなる．冬など乾燥した環境下で，高齢者の下腿伸側や背部に好発する．皮脂欠乏症では，皮膚バリア機能が低下し，外的刺激に弱い．保湿剤の塗布による保湿が重要である．アルコールや尿素を含まない保湿剤が望ましい．入浴直後に塗布するのが効果的である．高齢者では背中など自分で塗れないことがあるので確認が必要である．冬は皮脂欠乏症が悪化しやすい．湿疹ができることもある．ステロイド軟膏で治療し，湿疹が改善したら，保湿剤塗布を続ける．皮脂欠乏症は，貨幣状湿疹の原因にもなる．冬に悪化した皮脂欠乏症は，春になると改善することが多い．

*8 **皮脂欠乏症の予防，治療には生活指導も重要である．** わが国の高齢者では，熱い風呂に入り，ナイロンタオルで身体を洗う人もいる．熱い湯に入ること，強くこすることは皮膚の刺激になる．石けんは皮脂を落としてしまうので汗や汚れがひどくないときは使用を控えたほうがよい．肌に刺激の少ない肌着を身に着けたり，部屋の乾燥を防いだりすることも重要である．

1 皮脂欠乏症の生活指導

1. 熱い風呂に入るのは避け，ぬるめの湯に入る．
2. 身体を洗うときは，石けんの使用は週2，3回とする．泡立てて手のひらで優しく洗う．
3. 冬は部屋の乾燥を避ける，加湿器を使用する．
4. 電気毛布，こたつの過度の使用は避け，使用する場合も温度を低くする．
5. 肌着は刺激の少ない木綿の素材にする．
6. かゆくても背中を掻かない，爪は短くする．
7. アルコール，カフェイン，香辛料など血管を拡張させるものは摂りすぎない．

● 参考文献
1) 渡辺晋一ほか．皮膚真菌症診断・治療ガイドライン．日皮会誌 2009；119：851-62．
2) Reamy BV, et al. A diagnostic approach to Pruritus. Am Fam Physician 2010；84：195-202．
3) Moses S. Pruritus. Am Fam Physician 2003；68：1135-42．

高齢期 9
褥瘡

太田　浩（地域医療振興協会 揖斐川町春日診療所）

症例49

94歳男性．心筋梗塞の既往があり，外来通院していた．1か月前から食欲が低下，1週間前から歩けなくなり，家族から往診の依頼があった．食事のむせがあり，食事や水分が摂れていなかった．寝返りもできず，仙骨部に褥瘡ができていた[*1]．

[*1] 褥瘡は，体圧（皮膚の垂直の圧力）とずり応力（皮膚がずれたり，引っ張られたりして起きる力）によってできる．体圧やずり応力が加わることになった原因が重要である．

[*2] 褥瘡リスクを予測するスケールは複数あり，ブレーデンスケール，OHスケール，K式スケールなどが使用されている．扱う項目はそれぞれ異なるが，皮膚の認知（圧迫の不快感を認知できるか），体動の度合い，皮膚の湿潤，摩擦とずれ，病的骨突出，関節拘縮，浮腫，介護者の知識不足が挙げられている．OHスケールを **1** に示す．

[*3] **総合診療医の視点**
褥瘡は，患者の全身管理の一部であり，家族の介護力も大きく影響する．褥瘡は介護力の破綻のサインである．患者だけでなく，家族もケアの対象である．患者，家族の背景を踏まえたケアが重要である．

[*4] 褥瘡の状態を評価するためにDESIGN（**2**）がある．真皮を越えて褥瘡が存在するかどうかが重要である．真皮内にとどまる褥瘡は3週程度で治癒する．真皮を越えた褥瘡は，治癒に数か月を要する．2008年にDESIGNの各項目を詳細に評価す

カルテ

\# 褥瘡

〈診察日〉

A）嚥下障害，低栄養，寝たきり，仙骨部の骨の突出があった．浮腫や関節拘縮はなかった．**褥瘡リスクのある状態であった**[*2]．患者，家族ともに体調悪化の精査を望まず，在宅医療を希望した．認知症の妻，息子夫婦と同居していた．息子夫婦は共働きであり，**日中の介護力は弱い**[*3]仙骨部褥瘡は真皮までの褥瘡であった[*4]．

P）嚥下機能を評価し，食事形態を工夫した．エアマットレス，介護ベッドを導入．穴あきポリエチレンをおむつに貼ったものを被覆材として褥瘡にあてた[*5]．訪問診療，訪問看護，訪問介護，訪問リハビリ

るDESIGN-Rが公表されている．

[*5] **褥瘡治療には，体圧分散寝具（マットレス），栄養状態の介入，局所療法が重要である．**
体圧分散寝具には大きく分けて，静止型マットレス（ウレタンフォームなど），圧切替え型マットレス（エアマットレス）がある．エアマットレスは圧分散機能に優れるが，マットレスの中に埋まってしまいやすい．寝返りなどの体動ができる場合は，静止型マットレスが向いており，寝返りができない場合は，エアマットレスが向いている．自動体位変換機能のあるエアマットレスもあり，介護負担軽減に有効である．
在宅で接する褥瘡のほとんどは栄養障害を伴っている．体重，摂取カロリー，血清アルブミン値が指標になる．簡易栄養状態評価表，主観的包括的栄養評価のようなスクリーニングツールもある．摂取量が不足する場合は，栄養補助食品が有効である．嚥下障害があるときは，食事形態の工夫や口腔ケアが有効である．
褥瘡の局所療法では，創傷被覆材による湿潤環境維持，浸出液と壊死物質の除去が重要である．乾燥は創を損傷し，治癒を遅らせる．湿潤環境にしたほうが創は早く改善する．被覆材には，ポリウ

テーションを開始．訪問看護，訪問診療で褥瘡の経過の確認を行い，被覆材を交換したが，訪問のない日は家族にも交換してもらった．昼食の食事介助，口腔ケア，おむつ交換，ずり応力を避ける工夫，拘縮予防のリハビリテーションを行った*6．

〈4週間後〉
寝たきりであったが，食事量は増え，褥瘡も徐々に小さくなり，治癒した．**訪問頻度を減らしたが，訪問サービスは継続した***6．

〈9か月後〉
徐々に経口摂取が減少，るいそうが進行し，仙骨部に真皮に至る褥瘡ができた．再度，治療を行ったが，**褥瘡は治癒せず，老衰で亡くなった***7．

レタンフィルム，ハイドロコロイド，ポリウレタンフォーム，開放性ウェットドレッシング療法などが用いられる．**一般の創傷治療と異なり，褥瘡は体圧やずり応力のかかる部位にできる．被覆材に浸出液がたまり，膨張すると体圧やずり応力が増すので，注意が必要である**．

- **ポリウレタンフィルム（オプサイト®）**：圧迫で消退しない持続する発赤は褥瘡である．持続する発赤への保護目的にはポリウレタンフィルムの貼付が適している．透明であるため，経過観察にも有効である．
- **ハイドロコロイド（デュオアクティブ®）**：創傷治療の湿潤療法で用いられる．創面に密着し，創面の湿潤環境を保持する．吸水力は低く，浸出液が多量の創には向かない．
- **ポリウレタンフォーム（ハイドロサイト®）**：創傷治療の湿潤療法に用いられる．吸水層があり，過剰な浸出液を吸収しつつ，適度な湿潤環境が保持される．浸出液が多い褥瘡に使用可能である．
- **開放性ウェットドレッシング療法**：穴あきポリ

● 参考文献
1) 鈴木央．在宅で褥瘡に出会ったら．東京：南山堂；2010．
2) 在宅医療テキスト編集委員会．在宅医療テキスト 第2版．東京：メディカルビュー社；2009．
3) 鳥谷部俊一．褥瘡治療の常識非常識 ラップ療法から開放性ウエットドレッシングまで．東京：三輪書店；2005．

エチレンをおむつに貼ったものを褥瘡に被覆材として用いる方法．ラップを用いることもある．適度な湿潤環境を保ちつつ，余分な浸出液はおむつに吸収される．浸出液の量に関わらず使用可能である．また，褥瘡にゆるやかに接触してずり応力も生じにくい．安価であり，介護者が交換しやすいのも利点である．商品化されてモイスキンパッド®として市販されている．

*6 在宅での褥瘡の治療は，訪問看護師，ケアマネジャーが中心となり，関わるすべてのスタッフが情報共有するチームを形成し，患者，家族を支援する必要がある．多職種連携が重要である．

*7 **末期癌や老衰の患者に生じた深い褥瘡は，治癒が困難なこともある**．悪化させない治療とともに，状況に応じて褥瘡の処置回数を減らすことも考慮すべきである．

1 OHスケール

危険要因		点数
自力体位変換能力	できる	0
	どちらでもない	1.5
	できない	3
病的骨突出	なし	0
	軽度・中等度	1.5
	高度	3
浮腫	なし	0
	あり	3
関節拘縮	なし	0
	あり	1

褥瘡リスク：0～3：軽度，4～6：中等度，7～10：高度
（日本褥瘡学会．褥瘡ガイドブック．東京：照林社；2012．）

2 DESIGN（褥瘡重症度分類用）

Depth 深さ（創内のいちばん深いところで評価する）			
d	真皮までの損傷	D	皮下組織から深部
Exudate 滲出液（ドレッシングの交換回数）			
e	1日1回以下	E	1日2回以上
Size 大きさ［長径（cm）×直径に直交する最大径（cm）］			
s	100未満	S	100以上
Inflammation/infection 炎症/感染			
i	局所の感染兆候なし	I	局所の感染兆候あり
Granulation tissue 肉芽組織（良性肉芽の場合）			
g	50%以上（真皮までの損傷時を含む）	G	50%未満
Necrotic tissue 壊死組織（壊死組織の有無）			
n	なし	N	あり
Pocket ポケット（ポケットの有無）			
		-P	あり

（日本褥瘡学会．2002．）

高齢期 10

肺炎（口腔ケア，嚥下機能評価含む）

原田昌範，中嶋　裕（山口県立総合医療センターへき地医療支援部）

症例50

78歳男性．妻と二人暮らし．脳梗塞の既往あり，要介護1．最近食事中，時々むせていた．昨日より発熱，全身倦怠感を認め，かかりつけ医に往診を依頼．口腔内乾燥し，酸素化不良で肺炎を疑われ，当院紹介受診．

---

*1 肺炎は死因の第3位．60歳代では入院する肺炎の約1/3，70歳代では約60%，80歳代では約75%が誤嚥性肺炎であり，**高齢者は発熱や咳嗽，喀痰を認めないこともあり注意が必要**．

*2 A-DROP分類（「成人市中肺炎診療ガイドライン2007」の重症度分類）や基礎疾患，合併症，栄養状態，家族背景などの社会的条件を考慮し入院適応を検討．

*3 2011年，日本呼吸器学会は，肺炎治療について市中肺炎（community-acquired pneumonia；CAP），院内肺炎（hospital acquired pneumonia；HAP）等に加え，「医療・介護関連肺炎診療ガイドライン」を公表した．「重症度」ではなく「治療区分」によって推奨される抗菌薬が異なる．治療区分は，A群（外来治療群）と入院管理が推奨されるB群（耐性菌リスクなし），C群（耐性菌リスクあり），D群（人工呼吸器装着などの集中治療が必要）に分類される．

*4 口腔ケア（歯磨き，義歯の手入れ，うがい，スポンジブラシ，歯間ブラシ，舌クリーナーなどで舌苔の汚れの除去）は，口腔内の細菌数を減らすだけでなく，口腔ケア自体が知覚刺激になり嚥下反射が誘発されるため，**早期からの頻回の口腔ケア**

カルテ

肺炎

〈入院時〉
A)P) 最近のむせのエピソード，血液・画像検査の結果，**誤嚥性肺炎**[*1]を疑う症例．脱水あり，**A-DROP**[*2]2点，高齢者世帯でもあり，入院適応と判断．各種細菌検査を行うも起因菌は特定できず，「医療・介護関連肺炎診療ガイドライン」では，耐性菌のリスクはなく**治療区分「B群」**[*3]と判断し，SBT/ABPCを選択．口腔内はやや不潔で**口腔ケア**[*4]を開始．**RSST**[*5] 2回/30秒，構音やや不明瞭で嚥下機能障害を疑った．栄養状態は，**MNA-SF**[*6] 9/14点で「低栄養のおそれ」あり，NSTに介入を依頼．加えて呼吸リハ・筋力低下予防をPTに依頼．以上，**多職種による介入**[*7]を計画した．

〈翌日〉
A)P) 歯科口腔外科による嚥下評価（①）では，口腔期，咽頭期の嚥下機能障害を認め，STによる**嚥下リハ**[*8]（直接訓練）を開始．経鼻胃管より経腸栄養で不足分を補った．う歯も認め，治療を開始した．

〈入院5日目〉
A)P) 肺炎は症状・検査所見とも改善傾向．

はきわめて重要．

*5 反復唾液嚥下試験（repetitive saliva swallowing test；RSST）は，空嚥下を30秒繰り返すベッドサイドで可能な簡便なスクリーニング検査．2回以下の場合，専門医（リハビリ科，耳鼻咽喉科，歯科口腔外科など）による詳細な嚥下評価を行う．また，コミュニケーション能力が低下している場合や在宅での評価には簡易嚥下誘発試験（simple swallowing provocation test；S-SPT）なども考慮される（①）．

細菌検査では原因菌は同定されず，抗菌薬は変更せず継続．嚥下リハも段階的に進み，RSST 3回/30秒に改善し，経鼻胃管を抜去した．退院後も自宅で継続可能な直接訓練を同居する妻と一緒に行った．

〈退院数日前〉
P）肺炎は軽快し，摂食環境を整えることで次第に顕性誤嚥は認めなくなった．本人と妻に，看護師やSTから誤嚥の予防策*9を十分に指導．ケアマネジャー等と退院前カンファレンスを開催し，継続的なサポートの調整を行った．ACE阻害薬の導入*10や予防接種*11の計画，リハビリ・口腔ケアの継続を考慮したケアプランの変更について相談した．また，不顕性誤嚥の危険性についても説明し，十分に気をつけても誤嚥性肺炎が起こりうることを伝え，心肺蘇生の実施や胃瘻による栄養補給など，本人の意向を妻（代理決定者）とともに，文書で確認した*12．

NST：栄養サポートチーム（nutrition support team）
PT：理学療法士（physical therapist）
ST：言語聴覚士（speech therapist）

*6 誤嚥性肺炎の場合，入院時に低栄養のことが多い．簡易栄養状態評価表（mini nutritional assessment-short form；MNA-SF）は，3〜4分で栄養評価が可能なスクリーニング検査．

*7 【総合診療医の視点】誤嚥性肺炎を起こす患者はすでにさまざまな問題を抱えていることが多く，多職種による集学的治療・ケアが重要である．

*8 食事を用いない間接訓練とゼリーや嚥下食による直接訓練がある．同時に嚥下リハ自体も重要だが，機能障害に合わせた，摂食時の適切なポジショニングや食事形態の調整も重要．

*9 食後の座位保持，頭部の挙上（特に就寝時），禁煙，食事形態・介助の工夫，口腔ケアの方法など．介護者の理解・協力は再発予防に不可欠である．

*10 ACE阻害薬，シロスタゾール，半夏厚朴湯などにより誤嚥性肺炎の回数が減少するという報告もある．

*11 肺炎球菌ワクチン・インフルエンザワクチンの検討．

*12 今後起こることが予想される重要な事態に対する患者の意向を，代理決定者の指名や，文書での記録を含めて前もって確認することをACP（advance care planning）という．

1 主な嚥下機能検査

スクリーニング検査
1. 反復唾液嚥下試験（RSST）
2. 水飲み試験（water swallowing test；WST），改訂版水飲み試験（modified water swallow test；MWST）
3. フードテスト
4. パルスオキシメーターを用いた評価
5. 簡易嚥下誘発試験（S-SPT）

詳細検査
6. 嚥下誘発試験（swallowing provocation test；SPT）
7. 嚥下内視鏡検査（videoendoscopy；VE）
8. 嚥下造影検査（videofluorography；VF）
9. シンチグラムによる不顕性誤嚥の検出

● 参考文献
1) 日本呼吸器学会．医療・介護関連肺炎（NHCAP）診療ガイドライン．
   http://www.jrs.or.jp/uploads/uploads/files/photos/1050.pdf
2) Yoshino A, et al. Daily oral care and risk factors for pneumonia among elderly nursing home patients. JAMA 2001；286：2235-6.
3) 日本摂食・嚥下リハビリテーション学会．摂食・嚥下障害の評価（簡易版）2011．

高齢期 11
熱中症

宮野 馨, 原田昌範（山口県立総合医療センターへき地医療支援部）

症例51

76歳女性．独居[*1]．高血圧・糖尿病あり[*2]．連日熱帯夜が続き[*3]，食欲不振があったが，夏バテだと思っていた．ある朝，強い倦怠感と嘔気で動けなくなり，往診依頼あり．

[*1] **熱中症死亡事例の多くは，高齢者の屋内発生で，単身者が過半数を占める．** 高温環境にいることを自覚しにくい状況は，非常に危険である．

[*2] 高齢者は，さまざまな要因から慢性的な脱水・心肺機能低下・臓器虚血を伴うことが多く，熱中症の重症化・合併症増のリスクは高い（**1**）．

[*3] 環境因子以外にも，下痢や嘔吐，感冒なども含めた感染症，精神的ダメージ・生活環境の変化によるストレスなど，脱水につながりやすいエピソードの有無に注意する．

[*4] 脱水を示唆する身体所見として，腋窩乾燥（LR + 2.8），口腔・鼻腔粘膜の乾燥（LR + 2.0），舌乾燥（LR + 2.1），舌の縦溝（LR + 2.0），眼球陥凹（LR + 3.4）などが挙げられる．これらの所見と病歴を組み合わせることが肝要である．

[*5] 予後を左右するため，迅速に体の冷却や脱水の改善を行うべきである．具体的には，氷嚢を腋窩や鼠径にあてる，霧吹きで水をかけ扇風機やうちわで風をあてる，などが効果的である．なお，水をかける際に氷水等の冷たすぎる水を直接かけると，皮膚の毛細血管が収縮し熱の放散効率が低下する可能性がある．

カルテ

熱中症

〈往診時〉
扇風機は使用していたが，エアコンは使用せず．室内はかなり暑い．
O) JCS1．腋窩や口腔内の乾燥[*4]があり，体温は37.8℃．
A) 高温環境で水分摂取不足があり，軽度意識障害を伴う発熱と脱水を認め，熱中症を強く疑う．水分摂取は困難で，病院受診が必要と判断．
P) ただちに，体の冷却・輸液を開始し，近隣の病院へ紹介受診[*5]．
〈病院にて〉
A) 身体所見，血液・尿検査，心電図，胸部

[*6] **総合診療医の視点**
熱中症の症状は非特異的であり，同様の症状をきたしうる疾患（感染症，脳神経疾患，急性心筋梗塞，内分泌疾患，悪性症候群など）の可能性を常に意識し，安易に熱中症で片付けない．

[*7] 2010年のデータ（**2**）では，冷房の使用状況のわかる熱中症患者のうち，冷房不使用者が88%にのぼり，そのうち約50%は扇風機も窓開けも行っていなかった．

[*8] 頻尿があり，自ら水分摂取を控える高齢者は多い．適切なアドバイスや薬物療法などの介入を行いたい．

[*9] 高齢者の飲水習慣として，塩分がなく利尿作用のある緑茶を好む傾向がある．**飲水量だけでなく，飲料の種類を聞くことも大切である．** なかには，アルコール類を飲むから十分，という勘違いをする人もいる．

[*10] **予防として，環境調整のアドバイス・応急対応の方法などを，できるだけ具体的に指導することが重要である．** また，地域ぐるみの予防活動として，

X線では，高度の脱水以外に有意な異常はなく[*6]，熱中症と診断．
P) 輸液のみで，数時間後には嘔気は消失し飲水可能．家族の見守りのもと帰宅．

〈翌日〉
意識清明．食事・飲水可．
普段の生活状況を問うと，「エアコンは，使うと気分が悪いし，電気代もかかるから[*7]」「以前から頻尿があり，水分を摂るとひどくなるので[*8]，お茶を時々飲む[*9]程度」．
P) "屋内でも熱中症になりやすいこと"，"適度な水分・塩分摂取が重要であること" を説明．**適切な冷房の利用や，経口補水液の使用などをアドバイス**[*10]．夜間頻尿については継続的にフォロー．

1 高齢者の特徴と熱中症時の生理反応

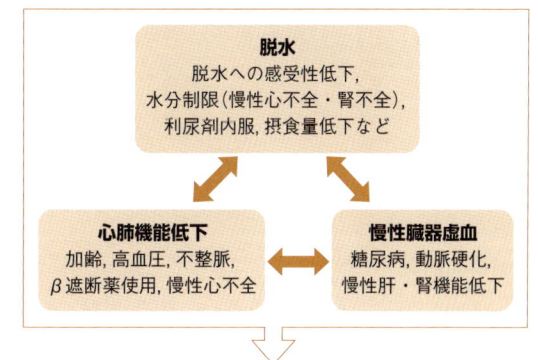

脱水
脱水への感受性低下，水分制限（慢性心不全・腎不全），利尿剤内服，摂食量低下など

心肺機能低下
加齢，高血圧，不整脈，β遮断薬使用，慢性心不全

慢性臓器虚血
糖尿病，動脈硬化，慢性肝・腎機能低下

→ 熱中症の重症化↑合併症↑

（参考：三宅康史ほか．特集　高齢者における熱中症．Geriat.Med 2014；52：467-573.）

気温が上がり始める時期には，熱中症予防のための健康教室を行うなど，保健行政と連動した啓発活動を積極的に行いたい．

2 住宅内の熱中症患者の暑さ対策実施状況

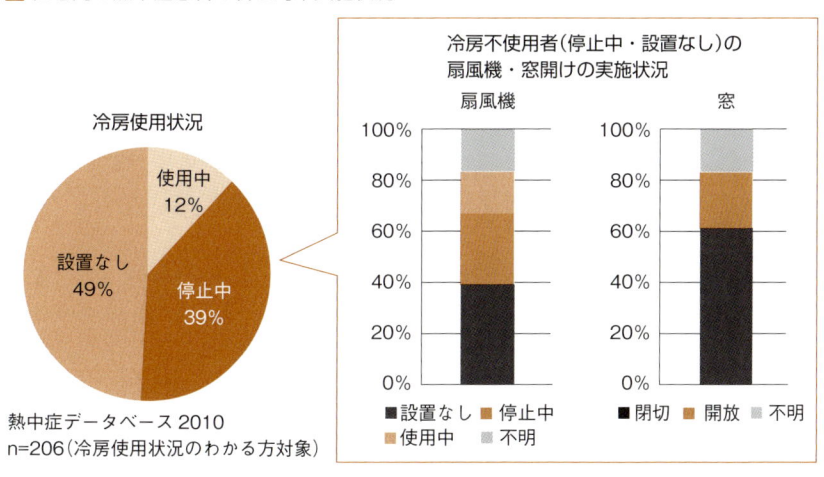

冷房使用状況
- 使用中 12%
- 停止中 39%
- 設置なし 49%

熱中症データベース 2010
n=206（冷房使用状況のわかる方対象）

冷房不使用者（停止中・設置なし）の扇風機・窓開けの実施状況

扇風機：設置なし／停止中／使用中／不明
窓：閉切／開放／不明

（参考：三宅康史ほか．特集　高齢者における熱中症．Geriat.Med 2014；52：467-573.）

● 参考文献
1) 三宅康史ほか．本邦における熱中症の現状 ―Heatstroke STUDY2010 最終報告―．日救急医会誌 2012；23：211-30.
2) 環境省．熱中症環境保健マニュアル 2014 改訂版．

各論

高齢期 12
虚弱高齢者・寝たきり

木村琢磨（北里大学医学部 総合診療医学・地域総合医療学）

症例52

85歳女性．外来へ長年通院中である．担当医は把握していなかったが受付の事務員によると，最近は娘に付き添われて来院しているようである．患者宅から診療所までは徒歩圏内であり，担当医は「足腰がしっかりしているのに，なぜ娘が付き添いするようになったのか」が気になり，待合室の娘に診察室へ入ってもらい尋ねたところ「母親は半年くらい前から物忘れがあるものですから……」とのことであった．

カルテ

虚弱高齢者・寝たきり

〈診察日〉
A) これまで気付いていなかったが，患者は**虚弱**[*1,2]となっている可能性がある．**CGA**[*3]を用いた評価を少しずつ定期的に行うべきであろう．

〈4週間後〉
P) 自力での通院が困難になっていることから，IADL[*4]が障害されている可能性があり，詳しい評価を行ったところ一人での外出に限界を認めた．

〈8週間後〉
その後，認知機能の評価として，HDS-Rで評価したところ，23/30点であった．介護保険の説明を行い，申請する方針となった．

[*1] **虚弱**（frailty）とは，転倒，寝たきりなどの要介護状態，施設入所・長期入院，何らかの**障害や死亡**などのadverse health outcomeのリスク要因とされる複合的な概念である．

[*2] 忙しい外来診療で患者の虚弱を認識することは容易ではないが，足腰がある程度しっかりしているにもかかわらず，診察に付き添いを要するようになったタイミングが手段的日常生活動作（instrumental activities of daily living；IADL）の低下を示している可能性があり，虚弱を認識する契機として注力するべきである．

[*3] 複合的な概念といえる**虚弱を評価**するうえで**高齢者総合的機能評価**（comprehensive geriatric assessment；CGA）は有用で，特にCGA7は日常生活動作（activities of daily living；ADL），IADL，認知機能，うつ，意欲について，多面的なスクリーニングが可能である．そして，もし**陽性の項目があれば**，次のステップとして標準的方法で詳しい評価を行う（**1**）．
　介護予防支援事業における**介護予防のための基本チェックリストも類似した目的**であり，上記のほかに転倒リスク，栄養，口腔の状態，咀嚼，閉じこもりについての項目がある．一定以上あてはまれば，ハイリスクの「特定高齢者」と選定され，**地域の包括支援センター**などで，**介護予防プログラムの提供がなされる**．また高齢者の虚弱を，geriatric giants（尿失禁，認知症，抑うつ，易転倒性）と臨床的に捉えることも有用である．

[*4] IADLは電話の使用，服薬管理，買い物，炊事，金銭管理，家事（掃除・洗濯），乗り物を利用した外出などが該当し，臨床的には「一人暮らしができるか否か」の評価となる．

[*5] ADLは，屋内生活における移動，排泄，着衣，衛生・整容，摂食，入浴などが該当し，生活自立度の評価となる．

〈3年後〉
継続的にさまざまな評価を行った．ADL*5 の評価に問題はなかったが，認知機能の悪化とともに，IADLはさらに低下し，食事の準備も困難になった．

〈5年後〉
定期的にADLの評価を行ったところ，入浴などADLの低下も認められるようになった．本人，娘，ケアマネジャーと相談し，「転倒」を防ぐために手すりを設置し，通所リハも開始した*6．

〈7年後〉
次第にベッド上の時間が長くなってきたため，「寝たきり」を防ぐため，なるべく離床を促すように多職種で努めた．

HDS-R：長谷川式認知症スケール（Hasegawa's dementia scale for revised）

*6 **総合診療医の視点**
寝たきりや要介護状態を防ぐには，早期発見・予防介入が重要である．そのためには，寝たきりや要介護状態の主要な要因は，前期高齢者までは脳血管障害であるが，後期高齢者では転倒・骨折，認知症，衰弱の占める割合が大きいことを認識しておく．そのうえで，地域における多職種連携が必要である．

1 CGA7

調査内容	調査方法	正否	大まかな解釈	次のステップ
①意欲	〈外来患者〉・診察時に被験者の挨拶を待つ 〈入院患者や施設入所者〉・自ら定時に起床するか，もしくはリハビリへの積極性で判断	〈外来患者〉・自分から進んで挨拶する＝○ ・上記以外＝× 〈入院患者や施設入所者〉・自ら定時に起床する，またはリハビリその他の活動に積極的に参加する＝○ ・上記以外＝×	・意欲の低下	Vitality index
②認知機能	・「これから言う言葉を繰り返してください（桜，猫，電車）」・「あとでまた聞きますから覚えておいてください」	・可能＝○ ・不能＝×（できなければ④は省略）	・復唱ができない ⇒難聴，失語などがなければ，中等度の認知症が疑われる	簡易知能検査（mini-mental state examination；MMSE）またはHDS-R
③手段的ADL	〈外来患者〉・「ここまでどうやって来ましたか？」〈入院患者や施設入所者〉・「普段バスや電車，自家用車を使ってデパートやスーパーマーケットに出かけますか？」	・自分でバス，電車，自家用車を使って移動できる＝○ ・付き添いが必要＝×	・付き添いが必要 ⇒虚弱か中等度の認知症が疑われる	IADL尺度（Lawton&Brody）
④認知機能	・「先ほど覚えていただいた言葉を言ってください」	・ヒントなしで全て正解＝○ ・上記以外＝×	・遅延再生（近時記憶）の障害⇒軽度の認知症が疑われる ・遅延再生が可能であれば認知症の可能性は低い	MMSEまたはHDS-R
⑤基本的ADL	・「お風呂は自分ひとりで入って，洗うのに手助けは要りませんか？」	・自立＝○ ・介助が必要＝×	・入浴，排泄の両者が× ⇒要介護状態の可能性が高い ・入浴と排泄が自立していれば他の基本的ADLも自立していることが多い	Barthel index
⑥基本的ADL	・「失礼ですが，トイレで失敗してしまうことはありませんか？」	・失禁なし，もしくは尿器で自立＝○ ・上記以外＝×		Barthel index
⑦情緒・気分	・「自分が無力だと思いますか？」	・無力だと思わない＝○ ・無力だと思う＝×	・無力だと思う ⇒うつの傾向がある	Geriatric depression scale 15 (GDS-15)

〔参考：日本老年医学会編．健康長寿診療ハンドブック．東京：メジカルビュー社；2011．〕

各論

高齢期 13
独居・閉じこもり

木村琢磨（北里大学医学部 総合診療医学・地域総合医療学）

症例53

78歳女性．もともと高血圧で来院していたが，数年前に夫と死別して一人暮らしとなってから外出が少なくなり，外来へ来なくなった．車で30分の距離に住む娘が仕事の合間に週2，3回訪れている．この1年間ほとんど外に出ないため，娘が地域包括支援センターへ相談したところ，「今後，ヘルパーやデイサービスなどの利用を模索するために介護保険の申請を検討してはどうか」とのアドバイスを受け，娘が診療所へ相談に来た．

*1 **閉じこもりとは，要支援・要介護と判定されるような状態ではないが，ほとんど外出せずに過ごしている状態（外出頻度が週1回未満程度）とされ，介護予防の観点が大きい．** 特に高齢者の閉じこもりは，疾病ではなく「家から外に出ないというライフスタイル」ともいえるため，実際には介入するか否か難しい場合もある [1]．

内閣府の調査によれば，高齢者（65歳以上）のいる世帯は全世帯の4割以上である．うち独居（一人暮らし），高齢夫婦のみの世帯が過半数を占め，3世代世帯や子どもとの同居は減少している．特に独居高齢者は男女ともに著増しており，1980年に高齢者の人口（男性約19万人，女性約69万人）のうち男性の4.3％，女性の11.2％が独居であったが，2010年には高齢者人口（男性約139万人，女性約341万人）のうち男性11.1％，女性20.3％が独居であった．そして，2025年には高齢者人口（男性約230万人，女性約471万人）のうち，男性14.6％，女性22.6％が独居となることが推計されている [2]．

カルテ

#閉じこもり

〈診察日〉

A) 閉じこもり状態*1と考えられる．介護保険の主治医意見書を記載するために，少なくとも1回は診察をしたいところだが，**本人が受診をしてくれるかが問題となる***2．夫との死別後であり，うつの除外も念のため必要である．ただし無理に受診させて，本人と娘の関係性が悪化することは避けなければならない．

〈2週間後〉

P) 娘が「健康診断を受けるために診療所を受診しよう」と提案したが，本人は「大丈夫よ」の一点張りで同意を得られなかった．民生委員が訪れても「大丈夫だから」と姿を見せず，縁側越しに話すのがやっとであるという．
医師が訪問する方法もありうるが，この様子では介護保険を申請して要支援・要

*2 閉じこもりでは，そもそも本人が受診しないことも多く，無理に受診させるか否かが臨床的に問題となる．「健康診断だから」「（風邪症状の際に）肺炎だと困るから診てもらおう」「インフルエンザのワクチンを打ってもらいましょう」などと本人へ提案するのが一般的であると考えられるが，認知機能が相当に妨げられない限り，本人の了承なしに受診させるのは困難であろう．もしも**本人に受診の意志がまったくないのに無理に受診させれば，患者と家族の関係性が悪化したり，患者に医療への抵抗感が芽生えることがあるので留意する．**

介護となっても，本人は現時点でヘルパーやデイサービスを利用しない可能性が高いであろう．申請が目的化して，本人の意志を損ねては本末転倒であり，娘と相談してこのまま経過をみることとした．

〈1年半後〉

P) 発熱と食欲低下で，娘に連れられて本人が来院した．尿路感染症が疑われ，近くの総合病院へ紹介し入院となった．点滴抗菌薬で軽快し，退院を契機に介護保険を申請しヘルパー導入に本人はなんとか同意した．

閉じこもりが続くことはさまざまなリスクとなるため*3,4，ケアマネジャーと相談し，ヘルパーなど多職種での関わりで工夫を続けること1年．ついに，入浴の名目でデイサービスの利用が開始となった．デイサービスでは，さまざまな人と笑顔で話す本人の姿があり，食欲も自宅より増加した．

*3 閉じこもりの状態が続くとさまざまな弊害が生じることが明らかになっている．まず，身体障害が軽度の高齢者に閉じこもりが続くと，**生活不活発病・廃用症候群に至り，日常生活動作（activities of daily living；ADL）・手段的日常生活動作（instrumental activities of daily living；IADL）・認知機能が低下し，要介護状態をもたらす．つまり，閉じこもりは寝たきりや認知症の原因となりうる．**次に，屋内の生活は自立しているが，介護なしには外出しない高齢者に閉じこもりが続くと，2年以内に3割が死亡するという3)．

*4
【総合診療医の視点】
閉じこもりへの介入・対策のためには，まずどのような人が閉じこもりになりやすいのか認識する必要がある（①）．その潜在的リスクを有する高齢者はきわめて多く，虚弱のスクリーニングや介護予防の視点を常にもつことが求められる（「虚弱高齢者・寝たきり」の項（p.138）参照）．その対応は，医師のみでは解決できないため，多職種や地域コミュニティとの連携に基づくことが前提であるが，医師の役割も認識しておく．たとえば，家族やケアマネジャーがデイサービスに行くことを勧めても拒絶する高齢者が，医師が一言言うだけで行き始め，引きこもりが改善に向かうこともありうる．総合診療医は，デイサービスの目的である外出機会，社会参加，学習活動などについて理解したうえで，多職種と連携する必要がある．

❶ 高齢者の閉じこもりの要因

身体的要因	・視力障害 ・聴力障害 ・言語障害 ・認知機能の低下 ・運動機能の低下 ・IADL（手段的日常生活動作）の低下
心理的要因	・抑うつ傾向 ・生き甲斐がない ・主観的健康観が低い ・転倒の不安
社会・環境要因	・家庭内の役割が少ない ・親しい友人がいない ・近所付き合いが少ない ・同居子がいる

（参考：山﨑幸子．閉じこもり研究の動向と課題．老年社会科学 2012；34：426-30.）
（参考：吉田加代子．独居高齢者の閉じこもり，その要因と支援．公衆衛生 2012；76：689-92.）

● 参考文献
1) 山﨑幸子．閉じこもり研究の動向と課題．老年社会科学 2012；34：426-30．
2) 内閣府．平成26年版高齢社会白書（全体版）．第2節 高齢者の姿と取り巻く環境の現状と動向．1.高齢者の家族と世帯．
http://www8.cao.go.jp/kourei/whitepaper/w-2014/zenbun/pdf/1s2s_1.pdf
3) 新開省二ほか．地域高齢者におけるタイプ別閉じこもり発生の予測因子．日本公衛誌 2005；52：874-85．

高齢期 14
高齢者虐待

飛松正樹（百瀬病院）

症例54

75歳男性．脳梗塞右片麻痺あり通院中．今朝から呼びかけに反応しないため，妻が救急車を要請し来院した．カルテを見ると3か月前から通院が途絶えており，脱水が著明，体や衣服も汚れており，仙骨部に大きな褥瘡を認めた．

*1 高齢者の増加とともに虐待の件数も増加している．相談や通報は，家族やケアマネジャーであることが多い．日頃より高齢者診療にあたる総合診療医には虐待の発見や介入が求められる．

*2 **虐待が生じる患者側のリスクとして要介護状態，認知症，社会的孤立などがある**．高齢者の診療においては，介護の状況を見守りながら必要なときに評価，介入する姿勢が必要である．

*3 高齢者を現に養護する者を養護者と呼び，高齢者の世話をしている家族，親族，同居人などをいう．家庭内では，介護ストレスなどから子どもや配偶者による虐待が多い．

*4 虐待の種類には **1** に示すように**身体的虐待だけではなく，心理的虐待，経済的虐待，性的虐待，ネグレクトがある**．

*5 **被虐待者は養護者をかばったり，その後の虐待を恐れ，虐待の事実を話さないこともある**．医療面接の際には，本人と養護者とを別々に聴取する．全体的な質問から，虐待を受けているかを確認するために次のような質問へと進める．
- 「住んでいるところを安全だと感じています

カルテ

虐待の疑い

〈診察日〉

A) 脳梗塞後遺症で要介護状態であるが，**適切な介護を受けていない可能性あり**^{*1}．移動はほぼ全介助であり，本人から暴言なども聞かれ**認知症もありそう**^{*2}．同敷地内に**長男夫婦，孫がいる**^{*3}にもかかわらず，著明な脱水，体や衣服の汚れから**ネグレクトが疑われる**^{*4}．同居の妻もやせ，活気がない．骨に達する褥瘡があるも，ほかに目立った外傷などなく**妻からの情報**^{*5}でも**身体的虐待を疑う病歴は認めない**^{*6}．

P) 褥瘡，脱水，低栄養のため入院治療とする．家庭内での虐待が疑われ，**家族**^{*7}および**地域包括支援センター**^{*8}と連絡をとり情報収集する．

〈2週間後〉

A) 輸液により全身状態は改善し，他の器質的疾患は否定的である．キーパーソンの

か？」
- 「誰が食事を準備しますか？」
- 「息子さんと意見が合わないことは多いですか？」
- 「そのときどうなりますか？」

*6 **2**のようないくつかの身体所見やサインに注意し，虐待の早期発見につなげる．

*7 **養護者に対しても責めることなく中立的な立場で情報を聴取する必要がある**．

*8 高齢者虐待の窓口は，地域包括支援センターや市町村担当者である．

孫は，専門学校に通いアルバイトとの両立で多忙となりさらに介護力が不足．1年ほど前から本人のADL低下，認知症の悪化に伴い，長男夫婦の関わりが減少．妻の情報からは，通院費用や生活費用ももらえていない．年金は長男夫婦が管理しており，経済的虐待も疑われる．妻も体力的に本人の介護までは難しい．

P）入院中に**長男夫婦と市の福祉課，地域包括センターを含めた面談**[*9]．介護保険の申請を行う．

〈2か月後〉
1か月の褥瘡治療後，要介護申請を受けショートステイ，ヘルパーサービスを利用しながら在宅へ戻る．**長男は，離職後よりうつ病が悪化しており精神科受診を勧めた**[*10,11]．見守りのためケアマネジャーや包括支援センター職員による定期的な訪問が行われている．

ADL：日常生活動作（activities of daily living）

[*9] **虐待への対応はチームアプローチの考えが欠かせない．**市町村の担当職員，地域包括支援センター，ケアマネジャー，民生委員，他の専門医，医療ソーシャルワーカーなど，地域で日頃から相談できるつながりを作っておくことも重要である．

[*10] 介護者側のリスクとして精神疾患の既往，アルコール依存，経済的困窮などがある．

[*11] **総合診療医の視点**
しばしば養護者は，介護疲れやストレスに悩んでいる．患者本人のみではなく，日頃から介護者のケアという視点で虐待を予防する意識も必要である．

---

1 虐待の種類

種類	特徴
身体的虐待	暴力行為などで身体に傷やあざ，痛みを与える行為や，外部との接触を意図的，継続的に遮断する行為
心理的虐待	脅しや侮辱などの言語や威圧的な態度，無視，嫌がらせ等によって精神的，情緒的苦痛を与えること
介護・世話の放棄・放任（ネグレクト）	意図的であるか，結果的であるかを問わず，介護や生活の世話を行っている家族が，その提供を放棄または放任し，高齢者の生活環境や，高齢者自身の身体・精神的状態を悪化させていること
経済的虐待	本人の合意なしに財産や金銭を使用し，本人の希望する金銭の使用を理由なく制限すること
性的虐待	本人との間で合意が形成されていない，あらゆる形態の性的な行為またはその強要

（厚生労働省老健局．市町村・都道府県における高齢者虐待への対応と養護者支援について．2006．）

2 高齢者虐待を疑う所見

・通常の外傷と異なる部位の打撲痕（顔，背中など）
・噛み傷，手首，足首の縛り傷
・不慮の外傷に一致しない火傷
・オムツかぶれ，衣服の汚れ，不衛生状態
・重度の褥瘡
・外傷による脱毛，頭蓋血腫
・口腔内の外傷
・疾患の管理が不良
・脱水，宿便
・不当な受診の遅れ
・性器出血，直腸出血
・薬剤の不足
・医学的に説明できない低栄養や体重減少

（参考：Robert M. Hoover, Michol Polson. Detecting Elder Abuse and Neglect：Assessment and Intervention. Am Fam Phyasician 2014；89：453-60.）
（参考：Mark S. Lachs, Karl Pillemer. Abuse and neglect of elderly persons. N Engl J Med 1995；332：437.）

高齢期 15
要介護認定未申請

菅家智史（福島県立医科大学医学部 地域・家庭医療学講座）

症例55

82歳女性．高血圧，変形性膝関節症，腰痛症のため定期的に通院している．定期受診の際，顔に薄く皮下出血が認められたため，詳しく話を聞くことにした．

*1 要介護認定を申請するきっかけは年齢により異なり，74歳以下では脳血管疾患が多く，75歳以上では足腰の衰え（転倒を含む）が多いという報告がある[1]．頻度の高い問題を逃さずに，介護保険サービス利用が本人の日常生活動作（activities of daily living；ADL）維持向上や家族の介護負担軽減につながる場合，積極的に介護認定申請を勧める．

*2 要介護認定には市町村の窓口への申請が必要．本人だけでなく家族も申請可能であり，居宅介護支援事業者や地域包括支援センターなどの機関に代行してもらうこともできる．**筆者は地域包括支援センターに行って相談するよう勧めることが多い．**介護保険以外のことも相談が可能な役割を知ってもらう意味でも地域包括支援センターでの相談を勧めている．

*3 要介護認定は介護認定審査会で決定される．その際に用いられる資料は「認定調査員の訪問調査」と「主治医意見書」であり，主治医意見書が提出されなければ要介護度は決まらない．要介護認定は申請から原則30日以内に通知されるが，通知遅れの大きな要因に主治医意見書提出の遅れがある．**主治医意見書記載の依頼があれば可能な限りすみやかに記載し提出するようにしたい．**

カルテ

\# 転倒，要介護認定未申請

〈診察日〉
A）変形性膝関節症，腰痛症および筋力の低下が認められ，月に1～2回転倒している*1．特に立ち上がりと歩行が不安定．家族の話では自宅環境は昔ながらの日本家屋であり，寝室・居室からトイレまでの動線が長い．転倒予防の取り組みには介護保険のサービスが有用と考える．骨折リスクが高く，骨粗鬆症に対する対応も必要．
P）要介護認定の申請を推奨*2．地域包括支援センターに行って相談するように説明した．

〈2週間後〉
A）主治医意見書記載*3．認知機能に関しては一人で留守番でき，家族と一緒に出かけた際には財布からの支払いもできる．本人・家族の話では物忘れは少しあるようだが生活に困ることはなく，HDS-R

*4 認知症高齢者自立度は「要支援2」と「要介護1」の認定判断や介護報酬の認知症加算の要件として用いられるため，日常生活の状況を判定基準と照らし合わせて評価する（**1**）．

*5 主治医意見書は「疾病の重症度」を評価するための書面ではなく，「介護の手間」を評価するための書面である．認知機能の状態や，日常生活動作の状態をエピソードとして本人だけでなく家族からも聴取するのが望ましい．特記事項は介護の手間のかかるエピソードを頻度も加味して記載すると，介護認定審査会の判定に加味されやすくなる（**2**）．

*6
総合診療医の視点
主治医意見書記載時は幅広く全身状態を評価するよい機会であり，高齢者総合的機能評価（comprehensive geriatric assessment；CGA）を併せて実施したい．

は23/30点であり認知症高齢者自立度は「Ⅰ」と判断（**1**）*4．一人では出かけないが家族同伴なら出かけること，自宅内はほぼ自力で移動していることから障害高齢者の日常生活自立度は「A1」と判断した．特記事項の欄には，介護の手間のかかるところとして「月に1～2回転倒している．特にトイレでの服の上げ下げ時にふらついて転倒することが多いため，家族が家にいるときには毎回トイレについて行って見守っている」と記載した*5,6．

〈4週間後〉

0)「要支援2」の認定*7．地域包括支援センターのケアマネジャーと相談してトイレまでの動線に据置型手すりと，トイレ内につっぱり型の手すりをレンタルした．また介護予防事業の転倒予防教室にも参加するようになった．

HDS-R：長谷川式認知症スケール（Hasegawa's dementia scale for revised）

*7 介護保険サービス利用が決定したら，ケアマネジャーの名前と所属事業所を確認しておくことが望ましい．事前に連絡先を把握しておくことで，ケガや急性疾患など急なケアプラン変更が必要な場合に対応しやすい．

● 参考文献
1) 大阪府八尾市．八尾市要介護認定者実態調査報告書（概要）．2011．
http://www.city.yao.osaka.jp/cmsfiles/contents/0000000/219/jittaityousa.pdf

1 認知症高齢者の日常生活自立度判定基準

ランク	判断基準
Ⅰ	何らかの痴呆を有するが，日常生活は家庭内及び社会的にほぼ自立している．
Ⅱ	日常生活に支障を来たすような症状・行動や意思疎通の困難さが多少見られても，誰かが注意していれば自立できる．
Ⅱa	家庭外で上記Ⅱの状態が見られる（たびたび道に迷うとか，買物や事務，金銭管理等それまでできたことにミスが目立つ等）．
Ⅱb	家庭内でも上記Ⅱの状態が見られる（服薬管理ができない，電話の応対や訪問者との対応等一人で留守番ができない等）．
Ⅲ	日常生活に支障を来たすような症状・行動や意思疎通の困難さが見られ，介護を必要とする．
Ⅲa	日中を中心として上記Ⅲの状態が見られる（着替え，食事，排便，排尿が上手にできない，時間がかかる．やたらに物を口に入れる，物を拾い集める，徘徊，失禁，大声，奇声をあげる，火の不始末，不潔行為，性的異常行為等）．
Ⅲb	夜間を中心として上記Ⅲの状態が見られる．
Ⅳ	日常生活に支障を来たすような症状・行動や意思疎通の困難さが頻繁に見られ，常に介護を必要とする．
M	著しい精神症状や問題行動あるいは重篤な身体疾患が見られ，専門医療を必要とする（せん妄，妄想，興奮，自傷・他害等の精神症状や精神症状に起因する問題行動が継続する状態等）．

（厚生労働省．要介護認定 認定調査員テキスト2009改訂版．2012．）

2 特記事項欄の記載例

不十分な記載例	良い記載例
中等度のアルツハイマー型認知症が認められる．	認知機能低下が認められ，買い物に行って同じものを買ってくる，訪問販売の悪質セールスに引っかかるなどの生活上の問題が生じている．
認知症に伴う不潔行為が認められる．	尿便失禁がありおむつを使用しているが，排泄後おむつの中をいじってしまうことが1日1～2回あり，周囲や衣服を汚してしまう．
脳梗塞後遺症のため右上下肢に不全麻痺が認められ，右手でスプーンを持つことはできない．	右上下肢の不全麻痺のため，利き腕ではない左手で食事摂取している．スプーンを使用しているがこぼしてしまうことが多く周囲を汚してしまうため，食事のセッティングや後片付けに手間がかかる．

高齢期 16

身体障害者

高栁宏史（福島県立医科大学医学部 地域・家庭医療学講座）

症例56

78歳男性．工場勤務歴，喫煙歴あり．数年前からCOPDと診断を受けて外来治療を受けていた．3か月前ほどから呼吸機能障害が進行しているため，今後，在宅酸素療法の導入を検討している．主治医は昨年から勤務している医療機関において身体障害者福祉法の指定医師に申請しているため[*1]，呼吸機能障害の身体障害者手帳の交付申請を検討している．

[*1] 身体障害者手帳交付のためには指定医師による診断書が必要となる．指定医師となるためには，指定医師申請書を所属する医療機関を管轄する県保健福祉事務所へ申請を行い都道府県知事の指定を受ける必要がある．指定にあたっては，①医籍登録後5年以上経過していること，②指定を受ける障害分野に関係のある診療科において，実務3年以上の経験を有すること（ただし2年間の卒後臨床研修期間は含まれない），③原則として1医師1医療機関1診療科の指定であること（担当する障害分野は複数可），④医師の専門以外の障害分野の指定を希望する場合は，希望する障害分野の治療経験を示す必要があること，⑤地域における必要性，などの点について審査される．

[*2] 申請書類には，安静時の動脈血ガス酸素分圧の値を記載するが，**酸素吸入中の場合は運動直後の値や，酸素吸入時の値などを参考値として記載する．**

[*3] **総合診療医の視点**
対象となる障害の程度などについては市区町村により異なるため確認が必要であるが，診療し

カルテ

身体障害者（1）

〈診察日〉
O) 身長162cm，体重48kg，SpO₂ 92%（安静時），82%（労作時）[*2]．
スパイロメトリー：FEV₁ 1,050mL．
安静時動脈血ガス分析：酸素分圧 65 torr，二酸化炭素分圧 37 torr．
A) 上記の身長，FEV₁から身体障害者申請書のモノグラムを用いると指数は約38であるため，現在のところ呼吸機能障害の等級の4級に該当する．現在診療している市町村では，3級からしか重度心身障害者医療費助成制度は受けられないため**医療費軽減のための制度は利用できない**[*3]．しかし，**労作時の呼吸苦は強いため在宅酸素療法は導入する必要がある**[*4]．
P) 今後，呼吸機能障害の進行に伴って，再評価を行い，3級に該当するような時点で再申請を検討する．

ている地域の社会的な助成制度について把握することは総合診療医として重要である．

[*4] 必ずしも在宅酸素療法導入をもって**身体障害者手帳の交付が決まるわけではない**．疑義においても在宅酸素療法の実施の事実や活動能力の程度のみをもって認定することは適当ではないという記載がある[1]．

[*5] 在宅医療においては動脈血ガス分析を迅速にできる環境にない場合が多い．スパイロメトリーなども実施することもできないため，臨床的な所見で呼吸機能障害の上の等級の状態であるかを示す必要がある．

[*6] 複数の身体障害がある場合，それぞれの等級による点数を合算し，その合計点数次第では等級が上がる（2）可能性がある．各市区町村により身体

〈1年後〉
O) ベッド上臥床，座位保持困難，意識状態はよい．
SpO$_2$ 93%（O$_2$ 5L 鼻カニューレ）．
A) 急性肺炎，COPDの急性増悪のため約2か月間の入院加療の後，本日初めての訪問診療であったが，現在のADLは長時間の座位保持困難な状態である．肢体不自由は2級相当であり，呼吸機能障害は入院前の段階で4級から3級に申請しているため，両方の等級の合算により身体障害者手帳の1級まで上げることができる[*5]．
P) 1級の身体障害者手帳を持つことで，今現在よりも経済的な支援がどの程度増えるかについて障害福祉課に問い合わせる[*6]．

COPD：慢性閉塞性肺疾患（chronic obstructive pulmonary disease）
ADL：日常生活動作（activities of daily living）
FEV$_1$：1秒量（forced expiratory volume per second）

1 総合診療医が関わることの多い障害分野

障害分野	概略
肢体不自由（下肢）	股関節や膝関節の人工関節置換術を受けた者については，以前は一律4級（足関節については一律5級）であったが，2014年4月から術後の可動域等に応じて4級〜非該当のいずれかに認定されるようになった
肢体不自由（体幹）	座位保持が困難となった在宅患者などでは2級以上の等級が得られ，各自治体によっては手当や助成などのサービスが受けられるようになる
心臓機能障害	ペースメーカーや，体内植え込み型除細動器などを用いている者は以前は一律1級であったが，2014年4月からは1級，3級，4級のいずれかに認定されるようになった
呼吸器機能障害	在宅酸素療法などが適応になる患者において3級以上の等級が付けば重度心身障害者医療費助成制度を利用できるようになる（各自治体で異なる可能性があるため自治体担当部署に要確認）
膀胱または直腸の機能の障害	腸管のストーマや，腎瘻・膀胱瘻などを増設されている患者が対象となる

障害者手帳の等級による各種支援制度の関係は若干異なるため，確認を行う必要がある（3）．

2 複数の障害を有する場合の障害等級認定方法

障害等級	指数
1級	18
2級	11
3級	7
4級	4
5級	2
6級	1
7級	0.5

合算 →

合計指数	認定等級
18以上	1級
11〜17	2級
7〜10	3級
4〜6	4級
2〜3	5級
1	6級

〔厚生労働省．身体障害者障害程度等級表の解説（身体障害認定基準）について．2003.〕

3 身体障害者等級と各種福祉サービスの対応表（東京都瑞穂町）

	サービス名	1級	2級	3級	4級	5級	6級
年金・手当	心身障害者福祉手当	○	○	○	○	×	×
	特別障害者手当	△	△	×	×	×	×
	障害児福祉手当	△	△	×	×	×	×
	重度心身障害者手当	△	△	×	×	×	×
	児童育成手当（障害手当）	○	○	×	×	×	×
	特別児童扶養手当	○	○	○	×	×	×
助成・給付等	心身障害者医療費助成（マル障）	○	○	○	×	×	×
	重度身体障害者（児）紙おむつ給付事業	○	○	△	△	△	△
	重度身体障害者（児）住宅設備改善費給付事業	○	○	○	△	△	△
	心身障害者（児）交通費等助成金支給事業	○	○	○	○	○	○
	下水道使用料助成事業	△	△	△	△	△	△
	交通災害共済の特別加入	○	○	○	○	○	○
	有料道路の割引	○	○	○	○	○	○
	都営交通の無料乗車券と運賃の割引	○	○	○	○	○	○
	民営バスの割引	○	○	○	○	○	○
	放送受信料の減免	△	△	△	△	△	△
その他の事業	重度脳性麻痺者介護事業	○	×	×	×	×	×
	重度身体障害者緊急通報システム事業	○	○	×	×	×	×
	重度心身障害者火災安全システム事業	○	○	×	×	×	×
	身体障害者補助犬の給付	△	△	△	△	△	△
	町ホームページの便利なツール	○	○	○	○	○	○
	身体障害者相談員・知的障害者相談員	○	○	○	○	○	○
	選挙制度	○	○	○	○	○	○
	住民税の所得控除	○	○	○	○	○	○
	軽自動車税の減免	△	△	△	△	△	△
	廃棄物処理手数料の減免	○	○	×	×	×	×

○：該当，△：一部該当，×：非該当
※手帳の等級以外にも条件がある．各サービス内容を確認すること．
（参考：東京都瑞穂町ホームページ．）

● 参考文献
1) 厚生労働省．身体障害認定基準等の取扱いに関する疑義について．2003.
2) 厚生労働省．身体障害者障害程度等級表の解説（身体障害認定基準）について．2003.

各論

高齢期 17
polypharmacy

浜野　淳（筑波大学医学医療系）

症例57

68歳女性．「高血圧」「不眠症」「脂質異常症」「高尿酸血症」「骨粗鬆症」「変形性膝関節症」について他県で定期診察を受けていたが，長女と同居することになり当院を受診．紹介状には，病歴と以下の処方内容が記載してあった．

【処方】
- ノルバスク®（アムロジピンベシル酸塩）5mg　5mg/日
- レニベース®（エナラプリルマレイン酸塩）2.5mg　2.5mg/日
- タケプロン®OD（ランソプラゾール）15mg　15mg/日　　〔分1, 朝食後〕
- クレストール®（ロスバスタチンカルシウム）5mg　5mg/日
- エディロール®（エルデカルシトール）0.75mg　0.75mg/日　〔分1, 夕食後〕
- デパス®（エチゾラム）0.5mg 0.5mg/日　〔分1, 眠前〕
- ザイロリック®（アロプリノール）100mg　200mg/日
- セレコックス®（セレコキシブ）100mg　200mg/日　〔分2, 朝・夕食後〕
- アスパラ®-CA（L-アスパラギン酸カルシウム水和物）200mg　1,200mg/日　〔分3, 毎食後〕
- アクトネル®（リセドロン酸ナトリウム水和物）75mg　75mg/日　〔月1回〕

カルテ

 # polypharmacy*1, 薬剤コスト

〈診察日〉

A) 薬剤数は10剤と多く**服薬アドヒアランス*2**が低下している可能性がある．また，**不適切投与*3**について評価する必要があるため，下記について確認した．
　既往歴：糖尿病・心血管疾患・痛風発作/尿路結石・骨折歴　なし
　家族歴：心血管疾患なし
　喫煙歴：なし
　飲酒歴：なし
　社会歴：元高校教師
　健診歴：ここ5年間は健診を受けていない
　転倒歴：先月，自宅内で転倒した
STOPP criteria*4を適応すると，過去3か月以内に転倒歴がある場合にベンゾジアゼピン系薬剤を使用していること，中等症高血圧の患者に対するNSAIDs使用，変形性関節症の中等度関節痛の除痛目的でNSAIDsを3か月以上使用が不適切投与と考えられた．

P) NSAIDs, ベンゾジアゼピン系薬剤の減量・中止を提案する．現在の脂質糖代謝異常や腎機能などを確認するために採血を行う．次回，**薬剤を持参してもらい*5 服薬アドヒアランスを評価する*6**．

A) 長女に医療費で負担を掛けたくないので，減らせる薬剤があれば減らしたいという要望がある．

P) **心血管リスク*7**を評価し減量・中止で

---

*1 多剤併用（polypharmacy）の定義は，5錠もしくは9剤以上であったり，市販薬を含む場合など，報告によって異なるが，ドイツの外来患者の26.7%，ヨーロッパ8か国の在宅患者の51%がpolypharmacyであると報告されている．

きる薬剤を検討する．骨密度を評価してビスホスホネート製剤の適応を検討する．

服薬アドヒアランス*2，高尿酸血症

〈2週間後〉

A) 今までは薬剤を自己管理しており，飲み忘れもあった様子．服薬管理は自分で行いたい希望が強いため，一包化と長女からの声掛けにて改善する可能性がある．

P) 薬剤の一包化および長女から服薬に関する声掛け*8をしてもらう．

A) 高尿酸血症，腎機能障害は認めない．また，痛風発作の既往*9もないため，治療意義は低いと考えられる．

P) アロプリノールの中止．

脂質異常症

〈4週間後〉

A) 家庭血圧 124/82 mmHg，総コレステロール：170mg/dL，中性脂肪：100 mg/dL，HDL：54 mg/dL，LDL（Friedewald法）：96 mg/dLであるため，NIPPON DATA 80 チャート*10で評価すると，心血管疾患による10年間の死亡率は7〜15%，フラミンガムリスクスコア*11による10年間の心疾患発症リスクは6%である．クレストール®（ロスバスタチンカルシウム）は漸減・中止を試みる．

P) クレストール® 2.5mg/日に減量して3か月後に採血評価

NSAIDs：非ステロイド性抗炎症薬

*2 **総合診療医の視点**
polypharmacyは服薬アドヒアランス低下，薬剤相互作用による有害事象や副作用のリスク増大，経済的負担の増大につながる．

*3 **不適切な薬剤投与（本来投与すべきではない薬剤の処方）の結果，polypharmacyになることが多い．**この傾向は高齢になるにつれて顕著になるとされている．

*4 STOPP criteria（**1**）（p.181）は，65歳以上の患者に投与を注意すべき薬剤の指標が挙げられている．ヨーロッパだけでなく北米，アジアなどでもSTOPP criteriaの有用性が証明されており，主に米国で使われているBeers criteriaに比べて不適切投与に対する感度が高いという報告もある．

*5 **総合診療医の視点**
薬剤を持参してもらうことで服薬アドヒアランスの確認が容易になるが，ラポールが形成されていないと飲み忘れた薬剤を持参しない可能性がある．

*6 お薬手帳を利用して処方内容と実際の服薬状況が合致しているかを確認することができる．しかし，複数の調剤薬局でお薬手帳をもらっている可能性や，処方を受けるときにお薬手帳を持参しないために，最新の処方内容が記載されていない可能性がある．

*7 心血管リスクはツールによって評価項目が異なるため，各ツールで必要な既往歴，採血項目を確認する（**2**）（p.180）．

*8 服薬アドヒアランスを高めるために，一包化，家族やケアスタッフの声掛け，服薬カレンダーによる管理などが有用である．

*9 **現時点では，無症候性高尿酸血症の治療におけるリスク・効果を比較した場合，治療を正当化する科学的根拠が乏しい．**

*10 日本人の死亡統計をもとにした心血管疾患リスク（10年間死亡率）を評価するツールである（**2**）（p.180）．

*11 米国住民の健康調査（Framingham研究）によって得られた結果をもとに，今後10年以内の冠動脈疾患（coronary heart disease；CHD）の発症率を予測するツールである（**2**）（p.180）．

各論

高齢期 18
複数の医療機関受診

浜野　淳（筑波大学医学医療系）

症例58

72歳男性．高血圧，糖尿病，COPD，不眠，糖尿病性網膜症のため，近隣の5医療機関を定期受診している．インフルエンザワクチン接種のため，当院かかりつけの孫と一緒に受診．

*1 【複数の医療機関受診に関するデータ】
2002年度の調査ではあるが，44.5%の患者が複数の医療機関を受診しており，特に65～74歳では52.3%と多く，15～39歳は32.8%と少なかった．他の医療機関にかかっていることやその内容を「この病院」の医師に「すべて伝えている」のは49.7%，「必要と思うものだけ伝えている」のは17.2%，「伝えていない」のは22.8%であった．

*2 病院機能を評価する指標の一つとして，逆紹介率が用いられている（逆紹介率＝他の医療機関へ紹介した患者数／初診患者×100）．

*3 受診する医療機関ごとに調剤薬局が異なる場合もあり，お薬手帳を複数所持している患者も少なくない．

*4 ▎総合診療医の視点▎
基礎疾患や合併症の有無によって疾患のコントロール目標や評価項目が異なる．また，予防医学的なアプローチは疾患単位ではなく年齢・性別などの患者背景によって異なるため，見落とされがちである．

*5 各医療機関に通院することに対する本人や周囲の解釈，期待などを確認する必要がある．

カルテ

複数の医療機関受診*1

〈診察日〉
A) 以前は地域の基幹病院の専門外来を複数受診していたが，基幹病院から地域のクリニックへ逆紹介*2され，現在は1疾患1医療機関となっている．処方薬に関する情報*3，総合的な診療計画を立てて実施する*4主治医がいないため，医療機関の一本化や連携が必要と思われる．
P) 医療機関を一本化することについて本人，家族の希望*5を確認する．

〈2週間後〉
A) 本人，家族ともに一本化できるのであれば希望したいとのこと．糖尿病性網膜症に関しては，定期的な眼底検査*6が必要なため眼科医の定期受診を継続するが，その他の医療機関については，当院に一

*6 直像鏡検査よりも細隙灯顕微鏡検査のほうが糖尿病性網膜症を正確に評価できる．

*7 ▎総合診療医の視点▎
患者が転医を申し出ることは心理的なストレスがあるので，紹介状には転医に至る経緯を丁寧に記載することが望ましい．また，地域の医療機関とは日常的にコミュニケーションを取り，「顔の見える関係」（1）を構築しておくことが望ましい．

*8 American Diabetes Associationでは，糖尿病性網膜症に関して，眼科専門医による定期的な評価を推奨している．

本化していく．
P) 各医療機関宛てに**診療情報提供書（紹介状）**[*7]を作成し，診療情報の提供を依頼する．

〈1か月後〉
A) 高血圧，糖尿病，COPD，不眠症を診ていた，それぞれの医療機関から届いた診療情報に基づいて現在の内服薬，糖尿病，健診歴を整理し，診療計画を立てる．
P) 家庭血圧の開始．採血にて糖尿病のコントロール状態などの確認．

〈2か月後〉
A) 家庭血圧の状況，糖尿病のコントロール状態が把握できたので，**眼科主治医へ情報提供し**[*8]，今後の情報共有をお願いする．
P) 眼科へ診療情報提供書を作成する．

COPD：慢性閉塞性肺疾患（chronic obstructive pulmonary disease）

1 顔の見える関係の3ステップ

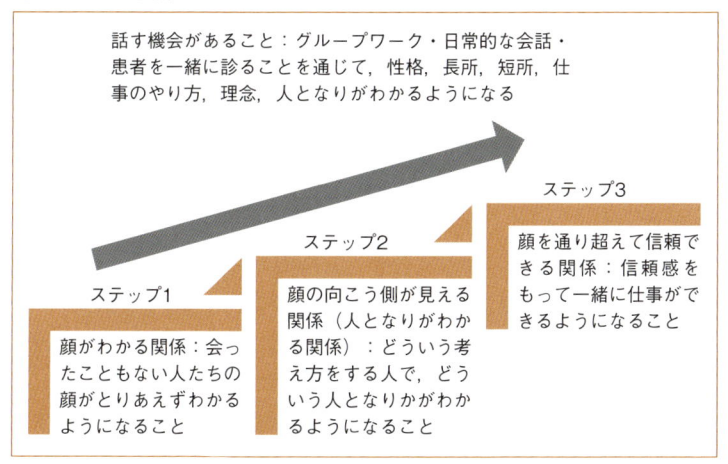

話す機会があること：グループワーク・日常的な会話・患者を一緒に診ることを通じて，性格，長所，短所，仕事のやり方，理念，人となりがわかるようになる

ステップ1
顔がわかる関係：会ったこともない人たちの顔がとりあえずわかるようになること

ステップ2
顔の向こう側が見える関係（人となりがわかる関係）：どういう考え方をする人で，どういう人となりかがわかるようになること

ステップ3
顔を通り超えて信頼できる関係：信頼感をもって一緒に仕事ができるようになること

● 参考文献
1) 厚生労働省．特定機能病院及び地域医療支援病院のあり方に関する検討会　報告書．
http://www.mhlw.go.jp/file/05-Shingikai-10801000-Iseikyoku-Soumuka/0000035564.pdf
2) 森田達也，野末よし子，井村千鶴．地域緩和ケアにおける「顔の見える関係」とは何か．Palliative Care Research 2012；7：323-33．https://www.jstage.jst.go.jp/article/jspm/7/1/7_1_323/_pdf
3) 藤沼康樹編．新・総合診療医学　家庭医療学編．東京：カイ書林；2012．
4) 厚生労働省．平成14年受療行動調査．複数の医療機関受診の状況（外来患者のみ）．
http://www.mhlw.go.jp/toukei/saikin/hw/jyuryo/02/kekka2.html

各論

高齢期 19
訪問診療

富塚太郎（桜新町アーバンクリニック / 京都大学学際融合教育研究推進センター）

症例59

82歳男性．基幹病院地域連携室より訪問診療導入の依頼．1か月前に右半身不全麻痺と嚥下障害があり脳神経外科を受診し，脳幹部腫瘍と診断され入院中．手術は解剖学的に困難で，ステロイド使用により腫瘍周囲の浮腫軽減し，麻痺と嚥下障害の緩和を得て，退院希望．

*1 **在宅で療養する患者は，疾患が「癌」か「非癌」かにより，予測される予後が異なる**．癌患者は終末期に自宅に戻って1〜2か月で死亡することが多く，非癌患者では，徐々に機能低下をきたし，在宅療養期間が長く，予後予測が難しい．

*2 **高齢者ではケアマネジャーによる介護保険利用サービスの調整が帰宅後の生活を支えるために最重要**であり，協働する．医学的にはプロブレムリストを作成し，内服薬剤や使用している医療機器や医療材料の確認，現状の医学的評価と計画を把握し，医学的依存度により訪問看護や訪問薬剤師の協力の必要性などについて評価し，依頼する．

*3 全身状態の指標の一つで，患者の日常生活の制限の程度を示す（**1**）．

*4 医療者間による疾患や病状の説明が異なる場合は患者と家族が混乱するため，原疾患を診断した病院医師に，病名の告知と予後予測がどのようにされているかを必ず確認する．

カルテ

訪問診療

〈診察日〉

A) 訪問診療導入[*1]の退院前カンファレンス[*2]に参加．主たる介護者の妻と同居の長男嫁，ケアマネジャーと脳外科医師，病棟看護主任が同席．PS[*3]は3で右上下肢の運動機能障害はあるが認知機能障害なし．病名告知はされているが，予後[*4]については話されていない．診察では，治療後のリハビリにより，軽介助にて食事や排泄が可能になっていた．

P) ケアマネジャーと共同で，自宅での環境整備と介護支援体制構築を実施．病院主治医と相談し，急変の可能性と病状の進行見通しにつき説明のうえ，本人に**事前指示**[*5]について尋ねた．人工呼吸や人工栄養などの延命治療を望まず，代理意思決定者は妻と口頭で聞いた．

〈1週間後〉

A) 昨日退院し在宅療養開始．右上下肢の不全麻痺が強く，構音障害も持続しており，病状の進展あり．排泄はベッド横のポータブルトイレで行うため，その介助で妻の

*5 患者の意思が確認できる場合は，急変時や終末期について，本人より「事前指示」を確認するのが望ましい（**2**）（p.182）．事前指示とは，患者が望む医療に関する基本方針と実施方法とを確認するもので，特に病状が進行するなどで意思決定能力が失われたときにどのような医療を希望，または拒否するのかを，また必要な代理意思判断を誰が行うかを，患者の意識が清明なうちに表明しておくものである．厚生労働省の調査によると，医療従事者でも事前指示書を作成しているのは5%以下であり，病院内や地域内での事前指示書作成の実施推進が重要である．厚生労働省や**日本老年医学会による「高齢者ケアの意思決定プロセスに関するガイドライン」**が参考になる．

腰痛増悪あり[*6]. 実は長男嫁との確執[*7]あり, 介護協力を期待できず. 介護支援体制強化の必要あり, ケアマネジャーに連絡. 巡回型ヘルパーやデイサービス利用を増やす.

〈4週間後〉

A) 昨日から尿が出ないと緊急コールあり往診. 導尿にて500mL排尿あり, 脳幹部腫瘍に伴う膀胱直腸障害や前立腺肥大症等による排尿困難の可能性もあり[*8], 本人とも相談し本日は尿道カテーテル留置とした. 診察では, 臀部に皮膚発赤と痂皮形成あり, 褥瘡もあり.

P) カテーテル管理や褥瘡ケアなど医療依存度の高いケア導入のため訪問看護[*9]も依頼とした.

〈3か月後〉

A) 次第に傾眠となり嚥下障害も強く, 食事摂取がほぼできない状態となる. 本人の意思で延命治療はせずに, 覚醒時に少量の水分を摂り, 自宅で安静に過ごした後, 永眠した[*10].

PS：パフォーマンスステータス（performance status）

[*7] **総合診療医の視点**
家族の介護力は家族の範囲と関係把握が重要. 退院前カンファレンスではわからない動的なものであり, 継続的に評価し介入する.

[*8] 急性症状発症時には, 在宅で対応可能か病院での対応が必要かを判断する必要がある. 環境変化によるせん妄の原因などにもなり, **病院への紹介入院が必ずしも患者の状態改善につながらないことは認識しておく**.

[*9] 医療的ケアは医療者側が思っている以上に家族の負担となる. **訪問看護は医学的ケアと家族も含めた看護ケアのプロであり在宅ケアの中心となる**. 本症例ではもっと早期に導入すべきだった.

[*10] 看取りに伴う家族の全人的痛みとグリーフケアへも配慮する. 一緒にエンゼルケアと呼ばれる死後処置を家族と行いながら, 話をすることが助けになることもある.

1 PS

0	まったく問題なく活動できる. 発症前と同じ日常生活が制限なく行える
1	肉体的に激しい活動は制限されるが, 歩行可能で, 軽作業や座っての作業は行うことができる. 例：軽い家事, 事務作業
2	歩行可能で, 自分の身のまわりのことはすべて可能だが, 作業はできない. 日中の50%以上はベッド外で過ごす
3	限られた自分の身のまわりのことしかできない. 日中の50%以上をベッドか椅子で過ごす
4	まったく動けない. 自分の身のまわりのことはまったくできない. 完全にベッドか椅子で過ごす

〔国立がん研究センターがん対策情報センター (http://ganjoho.jp/public/qa_links/dictionary/dic01/Performance_Status.html).〕

[*6] 介護者が倒れてしまうと, 在宅療養と自宅での生活を維持することが困難になってしまう. 介護者は病気をもった患者から多大な影響を受け, 陰の患者にもなりうる. 介護者へのケアも欠かさず, 必要な介護支援は楽観せずに迅速に導入する.

● 参考文献
1) 非癌患者 予後予測できず, 緩和にも問題多く. 特集 死なせる医療. 日経メディカル 2011：58-62.
2) 宮森正. たのしい緩和ケア・面白すぎる在宅ケア. 東京：カイ書林；2014.
3) 日本老年医学会. 高齢者ケアの意思決定プロセスに関するガイドライン～人工的水分・栄養補給の導入を中心として～. 日老医誌 2012；49：633-45.
4) 厚生労働省.「終末期医療の決定プロセスに関するガイドライン」について.
http://www.mhlw.go.jp/shingi/2007/05/s0521-11.html

各論

高齢期 20
施設利用者

富塚太郎（桜新町アーバンクリニック／京都大学学際融合教育研究推進センター）

症例60

80歳女性．60歳代に夫と離別後，息子家族と同居．4年前に大学病院にてアルツハイマー型認知症との診断．その後認知症の進行あり，対応困難で3か月前に有料老人ホームに入居．今回通院困難で当院への訪問診療依頼があった．

---

*1 施設には複数の運営形態があり（**1**），**各施設で営利・非営利など経営形態や看護師・介護士の人数などの職員配置基準が異なることに注意**．ここでは民間事業者が経営する有料老人ホームを指し，施設外から訪問診療している．

*2 【総合診療医の視点】
多剤併用（polypharmacy）は複数の健康問題を抱える高齢者では頻度が多く，併用薬が多いほど薬物有害事象の発生頻度が高いと報告されている．また，polypharmacyは薬剤起因性老年症候群と呼ばれる抑うつや記憶障害，食欲低下やふらつき転倒などの原因となることがあり，高齢者においては，薬剤が中止可能か，安全な薬剤への変更が可能か検討する．

*3 医療機関から介護施設への医学的情報は不足することが多い．既往歴や検査結果，治療歴などは本人や家族から聴取することは難しいが診療にあたって非常に重要であり，可能であれば家族に前医より診療情報提供書を依頼してもらう．難しければこちらから前医へ連絡し，診療情報を提供してもらう必要がある．

*4 高齢者総合的機能評価（comprehensive geriatric

カルテ

＃ 施設利用者への診療

〈診察日〉
A）施設[*1]入居開始時から車椅子移動で傾眠，経口摂取でむせ込みと食事量低下あり．食事は全介助．認知症と周辺症状などに対してアリセプト®D（ドネペジル塩酸塩）10mg 分1，朝，パキシル®（パロキセチン塩酸塩水和物）20mg 分1，朝，ドグマチール®（スルピリド）50mg 分1，朝ほか**11薬剤の併用**[*2]で加療中だが**前医からの情報なく**[*3]詳細不明．再評価が必要．
P）初診時の医学的評価とベースラインのCGA[*4]を実施．

〈1週間後〉
A）入居後3か月で10%以上の体重減少とともに低カリウム血症（2.2mEq/L）あり．利尿剤や甘草などの頻度の多い原因薬剤なく，食事は1日1,200kcal程度摂取．
P）カリウムの補正や原因精査も老人ホームでの訪問診療では難しく，**施設管理者・職員**[*5]**と家族と合わせて相談**[*6]し，**地域中核病院での入院精査・加療を依頼**[*7]．

---

assessment；CGA）は高齢者の健康問題の評価を包括的に実施する方法で，機能レベルの評価と認知能の評価，支援や環境の評価を含む〔総論（p.115）**1**参照〕．**継続的に関わる施設利用者へのケアでは，目標設定や介入効果の評価にCGAは効果を発揮する．**

*5 法人や事業運営会社の方針を踏まえて，施設により「どのような医学的対応が可能か」を決めていることが多い．医師が常時施設にいるわけではないので，緊急対応の方法について，まず電話で医師に相談するなどの施設との合意と，電話対応や緊急往診などの医療側の体制構築が重要．そうしないと施設によっては発熱や転倒のマイナートラブルですべて救急車を呼ぶことがある．

した.

〈4週間後〉
A) 入院後すべての薬剤を中止し，カリウム補正実施．経口摂取不良以外に明らかな原因なく，老人ホームに退院．意識や嚥下能力が改善し，薬剤性意識障害と診断．その後，自力で食事を摂り，手引きで歩行可能まで回復あり．

〈2か月後〉
施設内でインフルエンザの集団発生あり，抗ウイルス薬の予防内服実施*8．

〈3か月後〉
A) その後，徐々に口腔ジスキネジアと覚醒時多弁が進行．血液検査と脳神経学的所見に異常なく，近医で撮影した頭部CTで陳旧性脳梗塞と大脳萎縮のみ*9．アルツハイマー型認知症の周辺症状と考え，精神科医とも相談のうえ，バルプロ酸ナトリウム200mg/日から開始し，400mg/日へ増量するも症状変わらず．多弁による疲労で日常生活へ影響あり．認知症専門外来への対診が妥当と家族と話し，精神科外来との併診開始*10．薬剤による症状コントロールを共同で行った*11．

*6 家族で介護などできないからこそ施設に入居している場合が多く，家族との関係の把握は慎重に実施する必要がある．**家族図を用いてキーパーソンや関係などを把握する．**

*7 紹介先となる病院との連携は，緊急時の対応依頼の円滑な進行に重要．日常的に顔の見える関係を構築する．

*8 施設内でのインフルエンザやノロウイルス感染対策は事前に対応を施設側と相談し，職員へ研修やマニュアル等を通じて周知徹底する必要がある．不備等があると爆発的に施設内に流行する．厚生労働省がマニュアルを出している[1]．

*9 必要な検査は，施設内で実施するか，病院受診を調整し実施する．CTなどの画像診断を実施できる近隣の医療機関を確保するとともに，緊急時検査の手順を施設と共有しておく．

*10 他専門科の評価が必要なときは，他医療機関の外来受診も調整し紹介受診する．その場合，**総合診療医は主治医として機能する．**

*11 診療方針やフォローアップ方針の変更の変化と見通しは，精神科医師だけではなく，施設で関わる看護師や介護士，施設長などの管理者とも共有することで，一貫したケアの提供が可能になる．

表1 高齢者入居施設

	運営形態	人員基準
介護保険施設		
介護老人福祉施設（特別養護老人ホーム）	社会福祉法人，地方公共団体など	入所者：職員（看護職員＋介護職員）＝3:1以上
介護老人保健施設	社会福祉法人，地方公共団体など	入所者：職員（看護職員＋介護職員）＝3:1以上
介護療養型医療施設	医療法人，地方公共団体など	入所者：看護職員＝6:1以上かつ入所者：介護職員＝6:1以上
特定施設		
有料老人ホーム	民間企業など	要介護の利用者：職員（看護職員＋介護職員）＝3:1以上 要支援の利用者：職員（看護職員＋介護職員）＝10:1以上
軽費老人ホーム（ケアハウス）	民間企業など	同上
地域密着型サービス事業		
グループホーム（認知症高齢者グループホーム）	民間企業など	常勤換算で，利用者：介護職員＝3:1以上（看護職員は基準なし）
民間施設		
サービス付き高齢者住宅	民間企業など	看護職員・介護職員については特になし
高齢者専用賃貸住宅など	民間企業など	看護職員・介護職員については特になし

● 参考文献
1) 厚生労働省. 高齢者介護施設における感染対策マニュアル. http://www.mhlw.go.jp/topics/kaigo/osirase/tp0628-1/dl/130313-01.pdf
2) John P. Sloan 著, 藤沼康樹訳. プライマリ・ケア老年医学. 大阪：プリメド社；2001.
3) 三浦久幸，鳥羽研二. 高齢者総合的機能評価（CGA）. 川越正平編著. 在宅医療バイブル　家庭医療学，老年医学，緩和医療学の3領域からアプローチする. 東京：日本医事新報社；2014.

各論

高齢期 21
終末期ケア

大石　愛（エジンバラ大学医学部　博士課程）

症例61

70歳男性．肺癌と診断されてから1年の間に，脳転移，骨転移が見つかり，"best supportive care"の方針となり，往診導入の手はずを整えて退院となった．妻と二人暮らし．

*1 疼痛管理の詳細については成書を参考にされたい．初回往診時に疼痛を含む身体症状について確認する．

*2 退院して間もない場合は，退院後の生活に大きな問題はないか，またこれから在宅でどのように過ごしていきたいかを確認する．

*3 家族，特に主介護者の理解や状況を確認し，サポート状況を評価する．

*4 問題ばかりではなく，何を楽しみにしているのかなど，生活のポジティブな面も探れるとよい．

*1〜4 身体面だけでなく，社会面，精神面，スピリチュアルな面を総合的に評価することを心がける（**1**）．

*5 予後予測は難しい．難しいが，特にケア従事者同士が共通認識をもつために，自分の見積もりを他ケア従事者と共有する．

*6 フォロー間隔は，本人の状態，自分が勤務する施設の事情，本人・家族の意向を総合して判断することになる．状況が許せば電話フォローも活用する．

カルテ

肺癌終末期

〈診察日＝初回往診日＝退院翌日〉

A) 骨転移によると思われる疼痛：体動時7/10，安静時4/10．疼痛管理の概要は理解できている*1．退院後，特に問題なかったとのこと*2．これから自宅ではゆっくり過ごしたい*2,3と，1か月後の孫の発表会が楽しみ*4．妻は，覚悟はできていると．不安はあるとのことだが，笑顔もあり*3．フォーマル・インフォーマルともにサポートの状況は良好*3．予後は短めの月単位か*5．

P) 体動前にレスキューを使うことを勧める．疼痛および生活状況について，3日後にフォロー*6．

〈2日後，臨時往診〉

(妻からの連絡内容) 深夜，ポータブルトイレから戻ろうとした際に，ずり落ちるように座り込んでしまい立てなくなった．妻は，本人の意識がはっきりしており外傷がないことを確認したが，動かすことはできず，そのまま布団をかぶって朝まで過ごした．本人が大丈夫と言い張るので誰にも連絡せず．

A) 娘が往診に同席*7．本人に外傷なし．寝る前に少量飲酒したことと直前に内服したレスキューが影響？　本人は「こんなことがあるなら，入院したほうがよいの

*7 重要な話し合いが行われる往診には，できるだけ他の家族にも同席してもらう．

*8 本人の意思を，理由とともに確認しておく．特に終末期においては，「○○は無理」という必ずしも根拠のない前提を患者がもっていることも多いので，それを確認しておくことも大事である（必ずしも訂正しようとする必要はない）．

ではと考えてしまう」という*8. 往診に同席した娘に確認すると, 深夜連絡してくれても構わないとのこと.

P) ケアマネジャーに連絡*9し, 夜間連絡サービスについて相談. 同時に訪問看護が24時間体制であることも再確認. 診療所の夜間連絡先も伝える. このようなことは珍しくはないこと, 対処は正しかったこと, 困ったときにはいつでも連絡してくれて構わないことを伝える*10. 本人も今後のプランに納得した様子*8.

〈3か月後〉
徐々に身体機能は落ち, 寝たきりに. 疼痛を含め症状に大きな問題はなし. 食欲は徐々に落ちていった.

A) 経口摂取は少量の水分を口に含む程度. 呼びかけに反応するが, ほとんどの時間うとうとして過ごしている. 苦悶表情なし, 苦痛は最小限に抑えられていると考える*11. 尿はオムツ交換1〜2回. 予後は短めの週〜日の単位*5. 点滴減量. 妻に死前徴候について説明, 納得はしているよう*12.

P) 死前徴候についてパンフレットを用いて説明*12. 再度診療所, 訪問看護の連絡先を確認*13. 必要であれば死期が近いことを必要な人に連絡するように. 妻にreassurance*10. 明日フォロー*6.

*9 **総合診療医の視点**
終末期患者を診るうえで, ケアマネジャーとの連携は必須である. 介護体制の変更によって問題が解決することも多く, できるだけタイムリーに連絡し合うことを心がける.

*10 **総合診療医の視点**
患者や家族にとっては未経験のことが次々に起こりうる. よくある経過であることを伝えることでほっとする人も多い. また, 本人や家族の努力を承認する.

*11 本人との会話によるコミュニケーションが難しいときには, 表情や呼吸数などで苦痛がないかどうかを推測する.

*12 臨死期のケアは, 原疾患にかかわらず共通するものが多い. 家族はあわててしまうことも多いのでパンフレットなどを活用する(例:「これからの過ごし方について」http://gankanwa.umin.jp/pdf/mitori01.pdf).

*13 特に, 往診導入からの期間が短い場合に, 最後にあわてて救急車を呼ぶ家族も多い. 患者の息が止まったときに, どのように対処しどこに連絡するかを具体的に説明しておく.

1 トータルペインセオリー

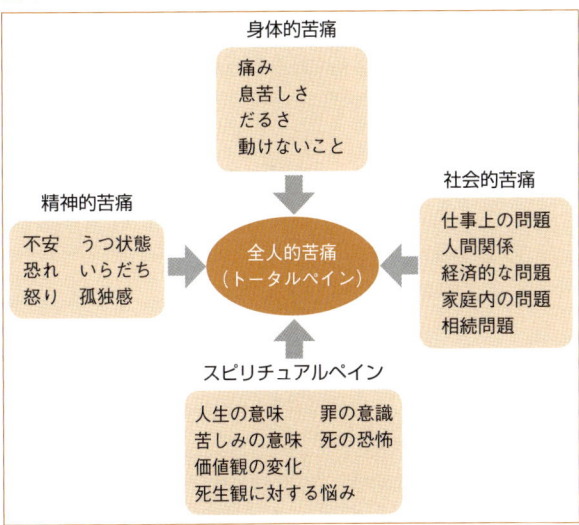

身体的苦痛
- 痛み
- 息苦しさ
- だるさ
- 動けないこと

精神的苦痛
- 不安　うつ状態
- 恐れ　いらだち
- 怒り　孤独感

社会的苦痛
- 仕事上の問題
- 人間関係
- 経済的な問題
- 家庭内の問題
- 相続問題

スピリチュアルペイン
- 人生の意味　罪の意識
- 苦しみの意味　死の恐怖
- 価値観の変化
- 死生観に対する悩み

全人的苦痛(トータルペイン)

(がん情報サービス. がんの療養と緩和ケア.)

各論

高齢期 22
グリーフケア

大石　愛（エジンバラ大学医学部 博士課程）

症例62

72歳女性．2週間前からの「鼻の粘膜の乾燥」を主訴に初診．1か月前に，夫を在宅で看取った．ほかに内科のかかりつけがあるが，夫の担当だった訪問看護師に，この診療所なら何でも相談に乗ってくれると言われ受診．

---

*1 「悲嘆」を理由に医療機関を受診する人は少ない．別の症状を主訴にして来院した際に，死別体験が明らかになることがほとんどである．

*2 死別経験者の約6割が何らかの睡眠障害を経験するともいわれる．睡眠の状況と，食事の状況からその人の日常生活の様子もわかることが多く，これらについては確認しておくとよい．

*3 **喪失の経験後に，抑うつ気分や興味の減退を経験するのは正常**であり，回復したかと思うとまた落ち込む，を繰り返しながら80～90%の人が自然に回復していく〔**1**（p.183），**2**〕．程度が強く，期間が長くなった場合には，遷延性悲嘆障害，複雑性悲嘆などと呼ばれるが，確立した診断基準や治療法があるわけではない（DSM-5においては，持続性複雑性死別障害として，これからさらに研究が必要な領域として位置づけられている）．**その人の生活に焦点をおき，喪失によってその人の生活がどのような影響を受けているのかに関心を寄せることが大切である．**

*4 死別の状況や生前にどのようなサポートを受けていたかが予後に影響する．予期しない死，流産，子どもの死，自殺，公表できない関係にあった人の死（愛人など）は乗り越えるのが難しい死〔**3**〕

カルテ

悲嘆反応

〈診察日〉

A）鼻の粘膜の乾燥については，鼻粘膜にも異常なく急いで対応すべき原因はなさそう*1．寝つきの悪さは自覚しているが，すでに内科かかりつけで相談しマイスリー®（ゾルピデム酒石酸塩）頓用処方されている（未使用）*2．抑うつ気分や興味の減退はあるが，生活の維持のために何かをしなければという気持ちはあり，いずれも通常の悲嘆反応の範疇でよさそう*3．夫の経過中はケア従事者から十分なサポートを得られたと感じている*4．子どもはなく，2年前に当地に転居してきたため，ソーシャルサポートは少なく親戚との交流も少ないよう*5．

P）鼻粘膜の乾燥にプロペト®（白色ワセリン）処方．悲嘆反応は誰にでも起こる正常の反応であることを説明．冊子「これからのとき」（http://www.hospat.org/from-now-on.html）を手渡し*6．本人が希望した*7 2週間後にフォローとした．

〈2週間後〉

A）鼻の症状は徐々によくなっている．眠剤とされる．

---

*5 ソーシャルサポートの欠如，最近の他の喪失，精神科疾患の既往歴は，死別後うつや遷延性悲嘆障害のリスクファクター〔**5**〕とされる．

*6 **総合診療医の視点**
悲嘆反応は病的ではなく，はっきりと「正常である」ことを伝えることが助けになることがある．

*7 必ずしも疾患ではない場合，患者や診療の状況にもよるが，フォローの間隔を患者自身に決めてもらう方法もある．

は2週間で2回使用．できるだけ使わないようにしたい*2 と，いろいろと手続き上の困難*8 があるが，遠方に住む甥が手伝ってくれているとのこと．抑うつ気分については波があり*3，何かにつけ夫のことを思い出す．本日，うつ病罹患歴や，最近の他の喪失がないことを一応確認*5．

P）傾聴．波があるのも自然であることを説明．公民館のイベント案内渡す*8．

〈4週間後〉
A）鼻粘膜の症状はほぼ消失．寝つきが悪い日や考え込んでしまうことはあるが，日中出かける用事を作るなどして対処している．
P）希望あり，もう1回フォローとする．

〈2か月後〉
A）まだいろいろと手続きがあり，気分の落ち込みも一進一退だが，少しずつ新しい環境に適応している様子．鼻の症状は「そういえばありません」と忘れていたよう．定期フォローは不要との自身の判断．
P）いったん終了．また何かあれば再診を．

2 Wordenの4つの課題

課題1　喪失の事実を受容する
課題2　悲嘆の苦痛を処理する
課題3　故人のいない世界に適応する
課題4　新たな生活を歩み出すなかで，故人との持続するつながりを見つける

3 一般的に乗り越えるのが難しいといわれる死別の状況

- 自殺
- 胎児死亡や流産，子どもの死亡
- 予期しない死別，準備のできなかった死別
- 極端な依存関係との死別

4 プライマリ・ケア国際分類（international classification of primary care；ICPC）

いずれもZ (social problems)のなかに分類されている
- loss/death of partner problem
- loss/death of child problem
- loss/death of parent/family member problem

5 難しい状況に陥るリスクファクター

- ソーシャルサポートの欠如
- 精神科疾患（特にうつ病）の既往歴
- 幼少期の分離不安の既往
- high initial distress
- 予期しない死亡，準備不足
- 他の大きな並行するストレスや喪失
- 幼少期の虐待やネグレクトの既往
- ライフスタイルの硬直性（変化への嫌悪感）
- 故人への依存
- 子どもの死亡

---

*8　具体的な生活上の問題を解決していくことも，悲嘆の作業を進めるうえで重要である．道具的サポートと呼ばれる具体的な問題へのサポートが助けになることも多く，診療所をインフォーマルなソーシャルサポートと考え，柔軟に対応することが役に立つことがある．

● 参考文献

1) J.William Worden. Grief Counselling and Grief Therapy A Handbook for the Mental Health Practitioner fourth edition. East Sussex：Routledge；2010.

各論

高齢期 23
栄養障害

若林秀隆（横浜市立大学附属市民総合医療センター リハビリテーション科）

症例63

73歳男性．6か月前に右被殻出血で入院し，開頭血腫除去術施行．意識障害と重度の摂食嚥下障害のため胃瘻造設．その後，回復期リハビリ病院に転院し，経管栄養のみで自宅退院．退院後の医学的管理目的で受診した（**1**）．

---

*1　BMI（body mass index）は現体重（kg）÷身長（m）÷身長（m）で計算し，18.5未満なら低体重，18.5以上25未満なら普通体重，25以上なら肥満と判定する．

*2　体重減少率は，（通常体重－現体重）÷通常体重×100で計算し，1週間で2％，1か月で5％，3か月で7.5％，6か月で10％以上減少すれば，中等度以上の栄養障害と判定する．

*3　MNA-SF（mini nutritional assessment-short form）は，過去3か月間の食事量減少，過去3か月間の体重減少，自力歩行，過去3か月間の精神的ストレスと急性疾患，神経・精神的問題，BMI（BMI不明の場合のみ下腿周囲長）の6項目を評価する．14点満点で12～14点なら栄養状態良好，8～11点なら低栄養のおそれあり，0～7点以下なら低栄養と判定する．

*4　下腿周囲長は，下腿の最も太いところで計測し，脳卒中の場合には非麻痺側とする．**30cm未満であれば，臨床的に筋肉量低下ありと判断する．**

*5　握力は，脳卒中の場合には非麻痺側で計測する．**男性26kg未満，女性18kg未満であれば，筋力低下ありと判断する．**

カルテ

 # 栄養障害

〈診察日〉

0) 身長165cm，体重40kg，BMI 14.7*1．6か月前の体重55kg，**体重減少率27.3％（6か月）***2．MNA-SF 4点*3．**右下腿周囲長23cm***4，**握力右15kg***5．基礎エネルギー消費量（Harris-Benedict式*6）947kcal．経管栄養1日1,200kcalを3回に分けて投与．

A) るいそう，体重減少率，MNA-SF 4点より重度の低栄養で，栄養改善が必要．低栄養の原因は，以前の**侵襲***7と**飢餓***8か．**サルコペニア***9著明．**サルコペニアの原因***10は加齢，活動，栄養，疾患すべてか．嚥下障害の原因は偽性球麻痺とサルコペニアで，栄養改善で嚥下機能改善の可能性あり．

P) **経管栄養を1日1,800kcalに増加***11．投与時間短縮目的に栄養剤を液体から**半固形化栄養剤***12に変更．デイケアで週1回体重計測してもらう．2週間後再診．

〈2週間後〉

A) 体重41kgと1kg増加し，低栄養とサルコペニアの改善可能．

P) 1日1,800kcal，半固形化剤で継続．

---

*6　基礎エネルギー消費量は，Harris-Benedictの式で計算することが多い．
男性：66.47 ＋ 13.75W ＋ 5.0H － 6.76A
女性：655.1 ＋ 9.56W ＋ 1.85H － 4.68A
※W：体重（kg），H：身長（cm），A：年齢（年）

*7　侵襲とは，生体の内部環境の恒常性を乱す可能性がある刺激である．具体的には手術，外傷，骨折，急性感染症，熱傷など急性の炎症で，低栄養，二次性サルコペニアの原因の一つである．

*8　飢餓とは，エネルギーや蛋白質の摂取不足が持続することによる低栄養である．**回復期リハビリ病**

以後，1か月ごとのフォローとする．

〈1か月半後〉
A) 体重43kgと2kg増加．フードテストと3mLの改訂水飲みテストでむせなく嚥下の直接訓練可能．
P) 経管栄養は1日1,800kcal，半固形化栄養剤で継続．デイケアのSTでゼリーの経口摂取を開始．

〈4か月半後〉
A) 体重47kgと4kg増加．ペースト食1日1,800kcalを3食経口摂取可能．薬剤はゼリーで内服可能．トイレ動作自立．
P) 経管栄養を中止する．ペースト食3食を継続．デイケアのSTで形のある嚥下調整食の経口摂取を開始．

〈1年後〉
A) 体重52kgと5kg増加，BMI 19.1．常食1日2,000kcalを3食経口摂取可能．薬剤は水で内服可能．T杖と短下肢装具で歩行自立．外食，パチンコに行っている．右下腿周囲長30cm，握力右29kg．
P) 低栄養，サルコペニアとも改善し解決．今後は肥満[*13]に注意．

ST：言語聴覚療法（speech-language-hearing therapy）

棟では，毎日3時間の機能訓練を行う一方，十分な食事や経管栄養が提供されないことがあり，入院中に10kg程度やせる患者がいる．

[*9] サルコペニアとは，狭義では加齢による筋肉量低下，広義ではすべての原因による筋肉量・筋力・身体機能の低下である．**筋肉量低下＋（筋力低下もしくは身体機能低下：歩行速度0.8m/秒未満）のときにサルコペニアと判定する．**

● 参考文献
1) Cruz-Jentoft AJ, et al. Sarcopenia：European consensus on definition and diagnosis：Report of the European Working Group on Sarcopenia in Older People. Age Ageing 39：412-23：2010.

[*10] **総合診療医の視点**
サルコペニアの原因は加齢，活動，栄養，疾患に分類される（**2**）．原因によって最適な栄養管理とリハビリが異なり，栄養改善でサルコペニア，機能障害，日常生活動作（activities of daily living；ADL）が改善することがある．

[*11] 栄養改善が必要な場合，エネルギー必要量＝1日エネルギー消費量＋エネルギー蓄積量（200～750kcal）で計算する．本症例の1日エネルギー消費量は，基礎エネルギー消費量947kcal×活動係数1.3×ストレス係数1.0＝1,231kcal．エネルギー蓄積量は569kcal．理論的には約7,000kcalで体重が1kg増加する．

[*12] 粘性のある半固形化栄養剤は，液体の栄養剤と比較して短時間で投与が可能であり，介護負担の軽減やリハビリの時間確保につながる．

[*13] 低栄養から栄養改善が続くと肥満に至ることがあるため，普通体重の段階で体重増加を抑える．

1 ケースの国際生活機能分類（international classification of functioning, disability and health；ICF）

健康・病気	脳出血，高血圧症
心身機能障害	左片麻痺（障害：重度），高次脳機能（障害：軽度），嚥下（障害：重度），体重維持機能（障害・重度）
活動制限	食事（制限），歩行（制限），外食（制限），パチンコ（制限），整容・移乗・更衣（上衣）は自立
参加制約	外食（制約），パチンコ店への外出（制約）
個人因子	73歳男性，外向的，外食とパチンコが趣味
環境因子	妻，長男家族と6人暮らし，一軒家，横浜在住，要介護4，身体障害者手帳1級：肢体不自由，デイケア週3回

2 サルコペニアの原因

原発性サルコペニア
　加齢の影響のみで，活動・栄養・疾患の影響はない
二次性サルコペニア
　活動によるサルコペニア：廃用性筋萎縮，無重力
　栄養によるサルコペニア：飢餓，エネルギー摂取量不足
　疾患によるサルコペニア
　　侵襲　：急性疾患・炎症（手術，外傷，熱傷，急性感染症など）
　　悪液質：慢性疾患・炎症（癌，慢性心不全，慢性腎不全，慢性呼吸不全，慢性肝不全，膠原病，慢性感染症など）
　　原疾患：筋萎縮性側索硬化症，多発性筋炎，甲状腺機能亢進症など

各論

高齢期 24
リハビリテーション

若林秀隆（横浜市立大学附属市民総合医療センター リハビリテーション科）

症例64

72歳男性．1週間前より右下肢筋力低下が出現し，歩行時に膝折れするようになった．転倒を2回認め，長距離の歩行が困難になったため受診した（**1**）．

カルテ

 # リハビリ

〈診察日〉

A) 画像検査から腰部脊柱管狭窄症による右下肢麻痺を疑う．馬尾徴候なし．大腿四頭筋が徒手筋力テストで3と弱い．ロコモ[*1]，フレイル[*2,3]の状態．手術適応は現時点でないためリハビリで治療．麻痺が進行したら手術も要検討．間欠性跛行，疼痛ともにないため薬物療法は不要．身長163cm，体重70kg，BMI 26.3．BADL[*4]は自立．IADL[*5]は一部支障あり．AADL[*6]は仕事可能だがゴルフは困難．

P) 転倒予防および背中を反らないようにするために，歩行時に杖（もしくは傘）を使用する．長距離移動は自転車で．**下肢筋トレ**[*7]を自主トレとして指導．肥満

[*1] **ロコモ**（locomotive syndrome；運動器症候群）とは，運動器の障害により要介護になるリスクの高い状態であり，運動器の機能障害およびその予備群を含む概念である．ロコモの原因には，加齢による運動器疾患（骨粗鬆症，変形性関節症，変形性脊椎症など），バランス能力低下，サルコペニアがある．

[*2] **フレイル**（frailty；虚弱）とは，加齢のために身体機能を支える恒常性維持機構の低下により，ストレスに抗う力が低下し健康障害に対する脆弱性が高まった状態である．身体的フレイル（physical frailty）のほか，認知的フレイル（cognitive frailty），精神的フレイル（mental frailty），社会的フレイル（social frailty）という概念もある．**身体的フレイルでは，少なくとも基本的日常生活動作（basic ADL；BADL）は自立している状態であり，BADLに介助を要する障害（disability）とは区別する**．身体的フレイルは「FRAIL scale」（**2**）で評価する．

[*3] ■総合診療医の視点■
フレイルの評価とリハビリを行い，障害を予防することが重要である．

[*4] **日常生活動作**（activities of daily living；ADL）はBADL，手段的日常生活動作（instrumental activities of daily living；IADL），高度日常生活動作（advanced ADL；AADL）の3種類に分類できる．
BADLはすべての人が生活するために毎日繰り返し行う基本的な活動であり，食事，整容，更衣，排泄，移動，入浴が含まれる．BADLが自立していれば，ヘルパーなどの人的援助があれば独居可能である．

[*5] IADLはBADLより高次の活動であり，調理，洗濯，掃除，買い物，屋外移動（公共交通機関利用），服薬管理，金銭管理，電話・FAX・電子メールが含まれる．IADLが自立していれば，人的援助がなくても独居可能である．

[*6] ■総合診療医の視点■
AADLは単に自立して生活する以上の活動であり，人生を楽しむための個別性の高い活動である．趣味，余暇，スポーツ，ボランティア，仕事，社会活動，友人との交流などが含まれる．AADLができなくなるとQOL・生き甲斐が低

に注意．安静は不要．1週間後再診．

〈1週間後〉
A）歩行時に傘を使用して転倒なし．麻痺の悪化なし．仕事は可能．
P）筋トレ継続．2週間後再診．

〈3週間後〉
A）歩行時に傘を使用しなくても転倒なし．麻痺はやや改善．歩行距離伸びている．体重横ばい．
P）筋トレ継続．以後，1か月ごとのフォローとする．

〈4か月後〉
A）転倒なし．麻痺改善．カートを使用してゴルフコースを18ホール回れる[*8]．体重横ばい．
P）QOL・生き甲斐[*9]改善．両下肢筋トレは今後も自主トレで継続．

下するため，診察場面で定期的にAADLを確認する．
AADLの低下で軽度の認知機能低下を判断できるという報告がある．

[*7] 診察時に簡単に指導できる下肢筋トレとして，開眼片足立ちとスクワットの2種類のロコモーショントレーニング（ロコトレ）がある．開眼片足立ちは，左右1分間ずつ1日3回行う．スクワットは椅子座位から1セット5～6回で1日3回行う．スクワットは3秒かけてゆっくり座り，3秒かけてゆっくり立つのが目安である．

[*8] AADLの改善を診察で確認する．

1 ケースの国際生活機能分類（international classification of functioning, disability and health；ICF）

健康・病気	腰部脊柱管狭窄症，糖尿病
心身機能障害	右下肢（麻痺・軽中度），体重維持機能（障害・肥満）
活動制限	歩行（制限），交通機関利用・通勤（制限），ゴルフ（制限）
参加制約	仕事・雀荘経営（制約），ゴルフ（制約）
個人因子	72歳男性，外向的，ビールとゴルフが趣味
環境因子	妻と二人暮らし，一軒家，鎌倉在住，要介護認定なし，身体障害者手帳なし

2 FRAIL scale

F（疲労）	過去4週間の疲労感が，いつももしくはほとんどの時間の場合に1点
R（抵抗）	10段の階段を上がる際に，休憩もしくは支援が必要な場合に1点
A（移動）	数百メートルの歩行が困難もしくは支援が必要な場合に1点
I（疾患）	以下の疾患のうち，5疾患以上を認める場合に1点（関節炎，糖尿病，狭心症もしくは心筋梗塞，高血圧症，脳卒中，気管支喘息・慢性気管支炎・肺気腫，骨粗鬆症，大腸癌・皮膚癌，うつ病もしくは不安障害，アルツハイマー病もしくは他の認知症，下肢潰瘍）
L（体重減少）	過去12か月間で5％以上の体重減少を認める場合に1点

疲労，抵抗，移動，疾患，体重減少の5項目をそれぞれ0点か1点で評価する．合計得点が0点なら正常，1～2点なら前フレイル，3～5点ならフレイルと判定する．

[*9] QOL・生き甲斐は，健康関連QOL（health-related QOL；HRQOL），健康に関連しないQOL（non-health-related QOL；NHRQOL），生き甲斐・幸福人生の満足の3種類に分類できる．生き甲斐は何か他人や社会のために役立っているという意識や達成感が，QOLに加わったものである．**高齢者のQOL・生き甲斐を安定，充実させるリハビリと診療が重要である．**

参考文献
1) Morley JE, et al. A simple frailty questionnaire (FRAIL) predicts outcomes in middle aged African Americans. J Nutr Health Aging 2012；16：601-8.

各論

高齢期 25
家族ライフサイクル

松坂英樹（松坂内科医院）

症例65

78歳男性．高血圧で通院中．もともと建築現場で働いていた．その後も警備員や，デイサービスの送迎の仕事をしていたが今年で退職．退職後は元気がなく，外出や人との交流はあまり行っていない．

*1　アルコール問題は常に見逃さないようにしたい．

*2　プライマリ・ケアの理念の一つに継続性がある．継続性がある限り，緊急性のある問題を除き，問題を一度の外来で完結する必要はない．

*3　**総合診療医の視点**
仕事一筋で生きてきた男性ほど，仕事を辞めてから人間関係や社会参画が希薄になることが多く注意が必要．

*4　女性の場合，家族がよかれと思って家事から遠ざけることで，認知症が進行することもある．高齢者にとっては，智恵と経験を生かす場が大切になる．

*5　学校保健安全法で学校に医師を配置するように定められている．

*6　外来ではしばしば医師以外のスタッフが患者と心理的に近い関係にあり，協働できると非常に心強い．

*7　患者の意思決定能力が失われたときにどのような医療を希望，または拒否するのかを，意識が清明なうちに表明しておくこと．

カルテ

 # 家族ライフサイクルの移行期（高齢期）❶

〈診察日〉

A) 元気のなさが心配されるが，うつ病のスクリーニングは陰性．飲酒なし*1．これまでに把握している背景は家族図（❷）参照．子どもたちは離れたところに暮らしている（❸）．今の心理状態について詳しく話を聞こうとしたが，話す気にはなれない様子．

P) 今回は深追いはせず*2，「どんなことでも話を聞きますよ」と伝え，次回の外来受診まで様子をみることにする．

〈4週間後〉

A) その後も元気がなく，家にいる時間が多い．家族ライフサイクルの移行期の問題として予期される（❹），退職による役割の喪失*3,4について聞いてみたところ，うなずいた．

P) 近くにある学校医*5を担当している小学校が，登下校の見守りボランティアを募集していたので本人に提案．本人と関係性のあるベテラン看護師が強く勧めた*6こともあり，しぶしぶではあるが了承を得た．

*8　**総合診療医の視点**
事前指示書について，早期から話し合いをしておくことは重要．患者の人生観や死生観，好み，考え方などを医療者と家族が理解，確認していくプロセスでもある．

● 参考文献
1) Susan H. McDaniel ほか著，松下明監訳．家族志向のプライマリ・ケア．東京：丸善；2012．
2) 大蔵暢．「老年症候群」の診察室 超高齢社会を生きる．東京：朝日新聞出版；2013．

家族ライフサイクル

〈8週間後〉
A）朝夕と外に出ることが刺激になったのか元気が出てきている．子どもたちに元気をもらっていると本人．
P）もうすぐ小学校が長期休暇に入るので，一時的に役割を喪失することによる症状の再燃に注意が必要．

〈12週間後〉
A）本人は子どもたちとの関わりが楽しくなっているよう．自ら希望して長期休暇の学童保育のボランティアも務めた．手先が器用なことを活かして，子どもたちの宿題の工作を指導したとうれしそうに話した．
P）前よりも元気で通院している．子どもたちとの関わりが本人の生き甲斐となり，元気でいられるように食事や運動にも気を使うようになった．

〈1年後〉
ボランティアは継続し，血圧も落ち着いている．数か月前に，近所の友人が病気で寝たきりになり，先日お見舞いに行ってきた話をされた．本日は用事があり時間がとれなかったので，次回の外来受診時に**事前指示書**[7,8]についての話をすることになった．

1 家族ライフサイクル（高齢期）

家族ライフサイクルの段階	高齢期の家族
移行の感情プロセス：鍵になる原則	世代の役割の移行を受け入れる
発達に必要な家族状態の2次的な変化	・身体の衰えに向き合い，自分/夫婦の機能や関心を維持し，家族や社会での新しい役割を見出す ・中年世代が中心となって役割を果たせるようにサポートする ・高齢者の智恵と経験を生かす場を作り，（中年世代は）高齢世代をサポートするが過剰にしないレベルで支える ・配偶者や兄弟，親しい友人の死に向き合い，自身の死に備える ・人生を振り返り統合する

2 家族図

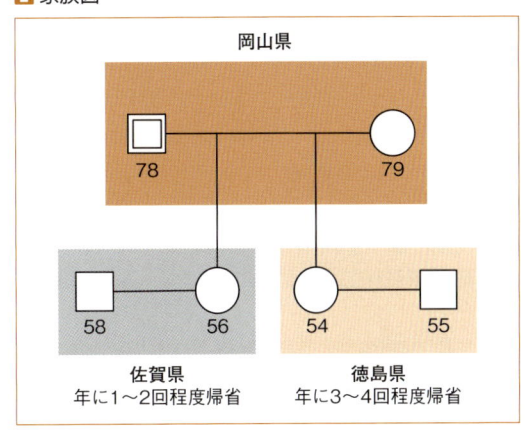

岡山県

□78 ─ ○79

┌──────┴──────┐
□58 ─ ○56　　　○54 ─ □55
佐賀県　　　　　徳島県
年に1〜2回程度帰省　年に3〜4回程度帰省

3 家族ライフスパイラル

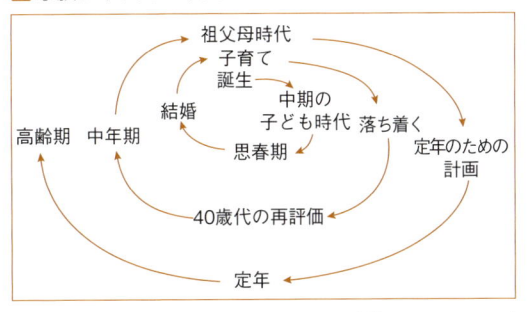

祖父母時代
子育て
誕生
結婚　中期の子ども時代　落ち着く
高齢期　中年期　思春期　定年のための計画
40歳代の再評価
定年

家族メンバー個々のライフサイクルは，家族のほかのメンバーのライフサイクルと絡み合う．子育て期は世代間のつながりが密になるが，高齢期は疎になりやすい（空間がそれぞれの間の距離を表している）．

（参考：Combrinck-Graham L. A developmental model for family systems. Fam Proc 1985；24：139.）

4 家族ライフサイクルの移行期（高齢期）に起こりうる問題の例

3つの視点	起こりうる問題	ポイント
本人と配偶者	・老化現象 ・退職など役割の喪失 ・死別による悲嘆反応	・基本的日常生活動作（BADL），手段的日常生活動作（IADL），高度日常生活動作（AADL）※の確認 ・仕事や家庭内での役割の確認 ・配偶者の健康状態の確認
兄弟姉妹，友人	・交流の減少 ・死別による悲嘆反応	・スポーツや趣味，老人会などの地域コミュニティの確認 ・兄弟姉妹・友人の健康状態の確認
子ども，孫，ひ孫	・育児への参画 ・結婚，出産 ・進学，就職	・育児中の家族との適切な距離感（例：祖父母が過干渉になり子世代と摩擦が生じるなど） ・孫の世話の負担感（特に夏休みなどの長期休み），進学・結婚などで家を出ることへの喪失感など，生き甲斐としての孫・ひ孫

※「その人らしさ」を定義する活動や動作．
上記内容は触れられたくない場合もあり注意が必要．事前にある程度の家族構成を把握しておく必要がある．

高齢期 26
予防・健康増進

高栁宏史（福島県立医科大学医学部 地域・家庭医療学講座）

症例66

66歳男性．高血圧で通院加療中．定年を迎えこれからの老後のために徹底的な健康診断をやりたいと考えており，どのような検査を受けたらよいか定期受診の際に相談を受けた．

*1

総合診療医の視点

通常の診療のなかで予防や健康増進の観点を取り入れて，定期的に今までの健診歴などの情報を聴取して総括し，必要に応じて予防医療の介入を提案や助言できることが総合診療医には求められる．

*2 喫煙や飲酒などの習慣がある患者については定期的に状況を聴取し，問題行動への介入を行う．また本症例のような場面は健康増進のための介入のチャンスである．

*3 **前立腺特異抗原（prostate specific antigen；PSA）測定によるスクリーニングの実施により，進行癌や転移癌の罹患率低下，死亡率低下などを示す研究もあるが**，偽陽性の問題や進行の遅さからもスクリーニング実施による効果についてはまだ結論には至っていない，さらに**日本人を対象にした無作為化比較試験はないため，どのようにエビデンスを患者へ適用させるかは患者背景や考え方などを配慮した態度が求められる．**

*4 癌検診は早期発見・早期治療を目的としているが，**PSA以外の腫瘍マーカーにおいてスクリーニング検査として有用性を示されているものはない．**偽陽性・偽陰性の問題を考えると安易な腫瘍マーカーでのスクリーニングは勧められない．

カルテ

\# 予防・健康増進

〈診察日〉
A) 今までの健診歴などを総括*1したところ職場での定期健康診断で胃癌のバリウム検査，胸部X線，便潜血検査などは受けており，今まで二次検診となったことはなかった．前立腺癌についてはPSAを測定したことはなかった．また家族歴などでも特筆すべき病歴は認められなかった．その他，喫煙やアルコールについても問題となる生活習慣*2は認められなかった．

P) 今まで定期的に実施していた癌検診を来年も実施することを勧めた．血清PSA値測定についてはその結果の意義について説明を行った*3．

〈4週間後〉
A)P) 大病院で提供している人間ドックを考えているということでパンフレットを持参していたが，PSA以外の腫瘍マー

*5 PET検査による限界としては，より糖を多く消費する脳，肝臓，心臓では多く集積し，投与薬剤の排泄経路である泌尿器科系などは評価が難しい．また，PET検診を含めた前向きコホート研究が日本人の健常人を対象に行われており，**5年間の観察期間の結論としてはPETのみでは癌スクリーニングとして不十分であり，また進行の遅い癌の発見や偽陽性の問題などが示唆された**[1]．まだ生命予後について検討された研究発表はなく，PETによる放射線被曝の問題もあるためPETによる癌スクリーニングについては確立されたものとは言い難い現状である．

*6 **1**の項目をホームページや無料のアプリに入力すると算出される．**7.5％以上では中〜強程度のスタチン内服が推奨されているが，日本人での研究ではないため適用には総合的な判断が必要である．**最後に米国予防医学専門委員会（the U.S.

カー（CEA, CA19-9 等）[*4]やPET検診[*5]などについては，癌に対するスクリーニング検査としては有用性を支持する研究はないため積極的には勧められないと説明を行った．

〈3か月後〉

O) 人間ドックの結果は以下の通りであった．血圧：130/80，総コレステロール：214mg/dL，中性脂肪：120mg/dL，HDLコレステロール：40mg/dL，LDLコレステロール：150mg/dL．

A) 結局，腫瘍マーカーや，PET検診は受けなかった．人間ドックの結果では，癌を示唆する所見は認められなかった．今回の健診結果からASCVDの 10-year risk は 16.8%と算出された[*6]．

P) まずは現在の生活習慣の改善点を見出した．数か月間の食事・運動療法の後，再検査を行い薬物治療について検討する．

ASCVD：動脈硬化性心疾患（atherosclerotic cardiovascular disease）

Preventive Services Task Force；USPSTF）が推奨するこの年代におけるヘルスチェック項目を提示する（ 2 ）．

1 ASCVD Risk Estimator で必要な入力項目

- 年齢
- 性別
- 総コレステロール
- HDLコレステロール
- 収縮期血圧
- 高血圧症治療の有無
- 糖尿病治療の有無
- 喫煙の有無

（Goff DC Jr, Lloyd-Jones DM, Bennett G, et al. 2013 ACC/AHA guideline on the assessment of cardiovascular risk：a report of the American College of Cardiology/American Heart Association Task Force on Practice Guidelines. J Am Coll Cardiol. 2014；63：2935-59.）

2 高齢期における代表的なヘルスメンテナンス推奨項目一覧

領域	推奨項目	USPSFTでの推奨度	男性	女性
予防的薬物投与	心血管疾患（CVD）予防のためのアスピリン[a]	A	✓	✓
スクリーニング	子宮頸癌[b]	A		✓
	高血圧	A	✓	✓
	脂質異常症[c]	A	✓	✓
カウンセリングと介入	喫煙	A	✓	✓
スクリーニング	大腸癌[d]	A	✓	✓
	HIV感染症	A	✓	✓
	腹部大動脈瘤[e]	B	✓	
リスクアセスメント，遺伝カウンセリング	BRCA-関連癌[f]	B		✓
スクリーニング	乳癌[g]	B		✓
	アルコール	B	✓	✓
	うつ病	B	✓	✓
予防的介入	転倒予防運動や理学療法	B	✓	✓
予防的薬物投与	転倒予防ビタミンDの補給	B		✓
カウンセリング	心血管系疾患の予防のための健康的な食事と運動[h]	B	✓	✓
スクリーニング	淋菌	B		✓
	B型肝炎[j]	B	✓	✓
	C型肝炎[k]	B	✓	✓
	肺癌[l]	B	✓	✓
スクリーニングと管理	肥満	B	✓	✓
スクリーニング	骨粗鬆症[m]	B		✓
カウンセリング	性感染症	B	✓	✓
スクリーニング	2型糖尿病	B	✓	✓

USPSTFの推奨度：A 強く勧める，B 勧める，C どちらともいえない，D 勧めない，I 十分な情報がない

a) 男性は45歳から79歳まで，女性は55歳から79歳までを対象．心筋梗塞のリスク減少が消化管出血のリスクを上回る際に考慮する．他の血管リスクが検出された場合は5年ごと．わが国では脳出血が多くアスピリンの害が利益を上回るか不明．わが国でのJPAD研究では，心血管系疾患予防に有意差なし（JAMA, 2008 [PMID：18997198]）．
b) 21歳から65歳までの間のPap Smearまたは30歳から65歳まではHPV検査を併用．
c) 男性は35歳以上，女性は45歳以上を対象．
d) 50歳以上から75歳までの男女．
e) 元喫煙者である男性の65歳から75歳まで．元喫煙者の定義は研究により異なる．
f) リスクの高い女性を対象．
g) 50〜74歳の女性を対象．
h) 地域在住の高齢者を対象．
i) 心血管系疾患のリスクファクターを有する成人を対象．
j) 妊娠歴のない青年期の女性やハイリスクの成人を対象．
k) ハイリスクの成人や1945〜1965年の間に出生した成人を対象．
l) 55〜80歳で，30pack-year以上の喫煙歴があり，現在も喫煙しているかまたは辞めて15年以内の男女．
m) 65歳以上の女性またはリスクの高い女性を対象．

● 参考文献

1) Nishizawa, S, Kojima, S, Teramukai, S, et al. Prospective evaluation of whole-body cancer screening with multiple modalities including [18F] fluorodeoxyglucose positron emission tomography in a healthy population：a preliminary report. Acta Neurochir Suppl. 2002；82：47-9.

本文関連図表

乳幼児期5　乳児健診 (p.17)

1 各月齢の must rule out と milestone

月齢 (生後)	must rule out	milestone	mother
(出産前)	家族のリスク評価 (養育力, 経済力, 病気の人はいないか)	母子手帳を取得して, 妊婦健診記録を残しているか	妊娠の経験はどうだったか (望んだ妊娠であったか?)
2週間	黄疸 (病的黄疸, 胆道閉鎖症) ビタミンK投与確認 HBV母子感染予防	出生体重に復帰 (およそ生後10日で出生体重に戻る) 2歳までの成長評価には頭囲が重要である. 外後頭隆起から前頭の突出した部分を通る径を測定する	妊娠出産の経験はどうだったか (birth review). 産後うつのスクリーニング. 母乳育児支援. チャイルドシート
1か月	マススクリーニング結果確認. 臍肉芽 〔結紮あるいは硝酸銀 (尿膜管遺残と間違えないこと)〕. 尿道下裂 (泌尿器科紹介), 停留精巣, 口蓋裂・口唇裂 (耳鼻科紹介), 心雑音 (先天性心疾患を見逃さず, 小児循環器紹介), 臍ヘルニア (大きい場合は圧迫療法を考慮)	体重増加は30g/日 (成長曲線にプロット) 前後 頭囲:36cm前後である. 大きく外れているときは, 水頭症などを考えて紹介を検討 (家族性大頭症は除外診断である) 対光反射が正常で, 光を当てると目を閉じる (視力の確認) 大きな音を立てると目を閉じる (聴力の確認). 仰臥位で活発に手足を動かしている (筋緊張の亢進, 低下をみる)	母乳栄養支援. 産後うつの確認. 家族の助けを借りること. 家族内喫煙へのアプローチ うつぶせ寝させない 溢乳とゲップのさせ方の指導. 予防接種のスケジューリング. チャイルドシート
4か月 (3か月より4か月で健診したほうがわかりやすい)	斜視 (生後2〜3か月から発症). 鼠径部の異常を見逃さない: 発達性股関節形成不全 (developmental dysplasia of the hip; DDH = 先天性股関節脱臼: 1か月健診でも確認するが, 3〜4か月のほうがわかりやすく, 見逃さないようにする). 鼠径ヘルニア (外科紹介), 停留精巣	体重6.8kg (5.5〜8.0kg), 身長64cm (62〜67), 頭囲41cm (38〜44). 4か月ではATNRやMoro反射は消失し, 定頸している (引き起こし反射に習熟しておくこと). 追視 (上下左右) があり微笑む. 音源定位 (音が出ているほうを向く) が可能	補完食 (=離乳食) (5〜6か月ごろから開始. 最初はスプーンなどに慣れさせる. あせらずゆっくり進める) の話 泣き止まない子どもに対する揺さぶられっ子症候群 (shaken baby syndrome; SBS) 予防の説明 (おむつを替える, 環境を変える, 赤ちゃんを揺さぶらない)
6〜7か月	白色瞳孔 (網膜芽細胞腫, 白内障). 1〜4か月健診で見逃しがないか, 再度確認	体重7.8kg (6.2〜9.4), 身長68cm (63〜72), 頭囲43cm (38〜44) 寝返りができる. 一人でお座りができる. 7か月では手放しで座れる. 拇指を使った5本の指で握れる. 知らない人に興味をもつ. 布かけテスト	補完食を始めているか. 夜泣きへの対処法 (SBS予防と同様). 事故予防 (転倒, 転落予防. 机の上のものが落ちてこないように)

月齢（生後）	must rule out	milestone	mother
9～10か月	はいはいをしない小児：shuffling baby〔腋窩支持抱きで足を床につけない．いざり歩きをする．一人歩きが遅れることが多い（1歳半ごろ）〕 人に興味がなく，物まねをせず，後追いがないときは，社会性の発達の問題があるかもしれないとして小児科医に相談する	はいはいして，つかまり立ちをする．喃語が出る．物まね（バイバイなど）をする．後追いをする．このころから下肢の緊張が亢進してきて脳性麻痺がはっきりしてくる小児がいる．ホッピング反応，パラシュート反応	離乳食の相談（小食や偏食の相談が増える） 便秘の相談（食物繊維と水分補給をすすめる） 行動範囲が増えるので事故予防（転倒転落に加えて，誤飲誤嚥，やけど）
1歳	貧血（顔色，耳介の白さをみる） 腹部腫瘤（神経芽細胞腫，Wilms腫瘍，肝芽腫） 停留精巣→泌尿器科に紹介	身長 75cm（70～79） 頭囲 45cm（43～48） つたい歩きができ，要求と共感の指さしが出る．模倣がないときは小児科医に紹介	しつけについて（悪いことをしたら教えてあげる） 指しゃぶり（この時期は経過観察でよい．注目しないように）
1歳半	応答の指さし（お腹はどこ？で指をさせる）をしない 言語理解ができておらず，要求の指さしが出ていないときは明らかに異常であり紹介（精神発達遅滞，難聴）	身長：男児 81cm（75～85），女児 80cm（74～84）．体重：10kg（8～12） 一人歩きできていて，いくつかの単語（パパ，ママなど）を話せる	かんしゃくへの対応（親の都合で子どもを操作していないか）．事故予防（タバコ誤飲など）
月齢によらず確認する（1か月健診でわかるものが多い）．経過観察の方針に迷ったら早めに紹介する	鵞口瘡/カンジダ皮膚炎（抗真菌薬外用．おむつの中も確認する）．苺状血管腫（1歳くらいに小さくなりはじめ小学生で消える．顔面，腋窩，会陰部は潰瘍や瘢痕化のリスクもあり紹介を考慮．単純性血管腫（後頭部，項部にあるもの以外は1～2歳で自然に消退）．蒙古斑（仙骨部のものは4歳ごろまでに消失．異所性は消えないこともある）．乳児湿疹（顔と頭皮を石けんでよく洗う）．扁平母斑（低確率（最大5%程度）で癌化の可能性あり．皮膚科紹介を検討）．合併症のない乳房腫大（経過観察でよい）．鼻涙管狭窄（1日3～4回マッサージを指導する）．筋性斜頸（9割は数か月で軽快．整形外科紹介を検討）．耳の異常（折れ耳，埋没耳，副耳，耳瘻孔→形成外科（耳鼻科）に紹介）．舌小帯短縮（手術適応は慎重に検討）．陰嚢水腫（3～4か月で消失することが多い）．陰唇癒合（用手剥離あるいはステロイド）．血便（生後2～3か月ごろに，嘔吐や下痢，発育不全を伴わず，数日間少量の出血が点状あるいは線状に付着し機嫌や顔色はよく哺乳は良好＝大腸リンパ濾胞増殖症．鑑別は消化管アレルギー（ミルクアレルギー），細菌性腸炎，Meckel憩室）		
事故予防：月齢に応じたポイントがある．成長発達の程度にあわせて指導する	チャイルドシートのつけかた．乳児は直径39mm以下のものは口に入れてしまう（意外に大きなものでも口に入る）．つかまり立ちすると床から1m以内の高さのものには手が届くので熱い飲み物は机の中央に置く．炊飯器・ポット・アイロンなどは手の届かないところにおく．階段に転落防止柵をつける．お風呂には湯を残しておかない（浴槽の高さが洗い場から50cm以下のときは要注意）．口にものをくわえたまま遊ばせない．ピーナツ・こんにゃくゼリーは3歳すぎまで与えない		

学童・思春期2　アトピー性皮膚炎（p.35）

3 ステロイド外用薬の強さ

		代表的な商品名	一般名
1	strongest（最強）	デルモベート®	クロベタゾールプロピオン酸エステル
		ジフラール®, ダイアコート®	ジフロラゾン酢酸エステル
2	very strong（とても強い）	フルメタ®	モメタゾンフランカルボン酸エステル
		アンテベート®	ベタメタゾン酢酸エステルプロピオン酸エステル
		トプシム®, シマロン®	フルオシノニド
		リンデロン®-DP	ベタメタゾンジプロピオン酸エステル
		マイザー®	ジフルプレドナート
		ビスダーム®	アムシノニド
		ネリゾナ®, テクスメテン®	ジフルコルトロン吉草酸エステル
		パンデル®	酪酸プロピオン酸ヒドロコルチゾン
3	strong（強）	エクラー®	デプロドンプロピオン酸エステル
		メサデルム®	デキサメタゾンプロピオン酸エステル
		ボアラ®, ザルックス®	デキサメタゾン吉草酸エステル
		リンデロン®-V, ベトネベート®	ベタメタゾン吉草酸エステル
		プロパデルム®	ベクロメタゾンプロピオン酸エステル
		フルコート®	フルオシノロンアセトニド
4	mild（やや弱い）	リドメックス®	プレドニゾロン吉草酸エステル酢酸エステル
		レダコート®, ケナコルト®	トリアムシノロンアセトニド
		アルメタ®	アルクロメタゾンプロピオン酸エステル
		キンダベート®	クロベタゾン酪酸エステル
		ロコイド®	ヒドロコルチゾン酪酸エステル
5	weak（弱い）	プレドニゾロン®	プレドニゾロン

（参考：アトピッ子地球の子ネットワーク．アトピー・アレルギー克服応援ブック―必ず道が見つかるアドバイス．東京：合同出版；2010．）

学童・思春期5　無月経・月経不順（p.40）

1 ターナー分類

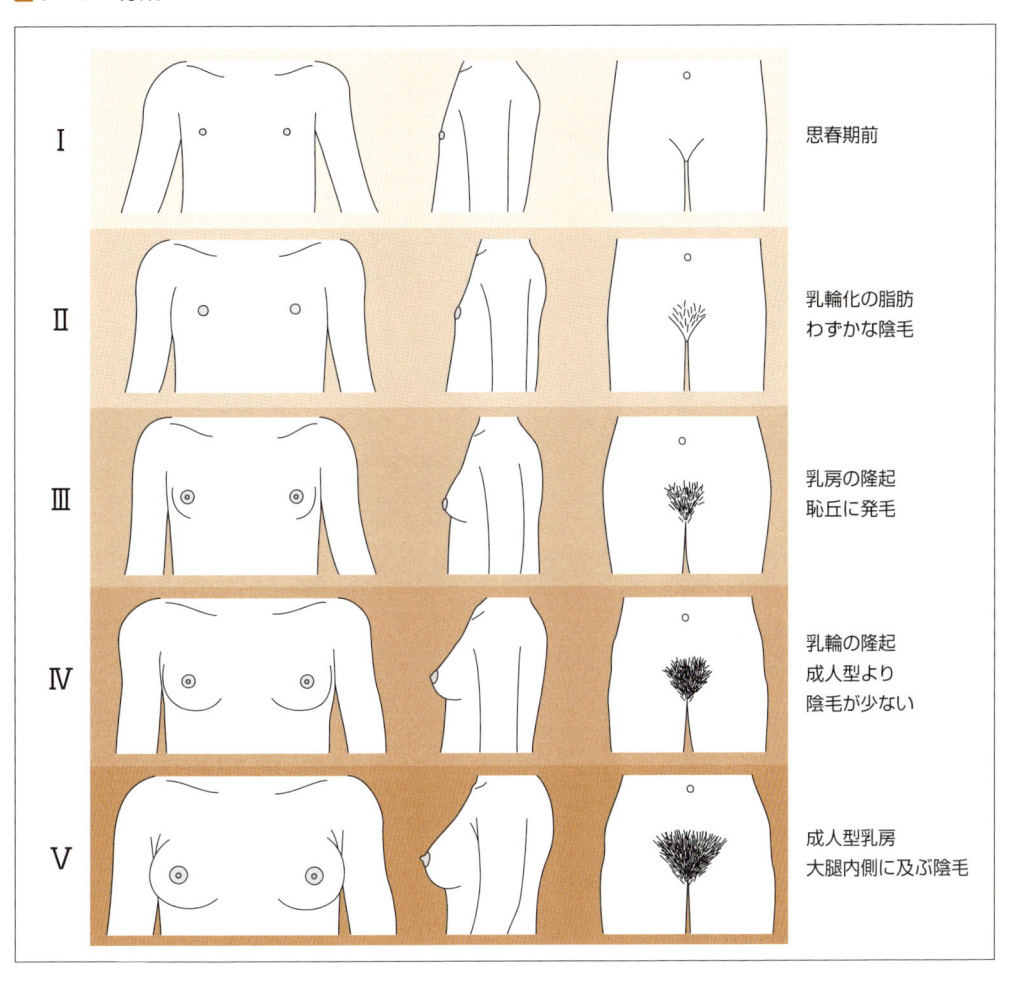

段階	所見
I	思春期前
II	乳輪化の脂肪　わずかな陰毛
III	乳房の隆起　恥丘に発毛
IV	乳輪の隆起　成人型より陰毛が少ない
V	成人型乳房　大腿内側に及ぶ陰毛

青年期1　うつ・自殺 (p.58, 59)

2 うつ病で生じる「脳」と「環境」の悪循環への介入法

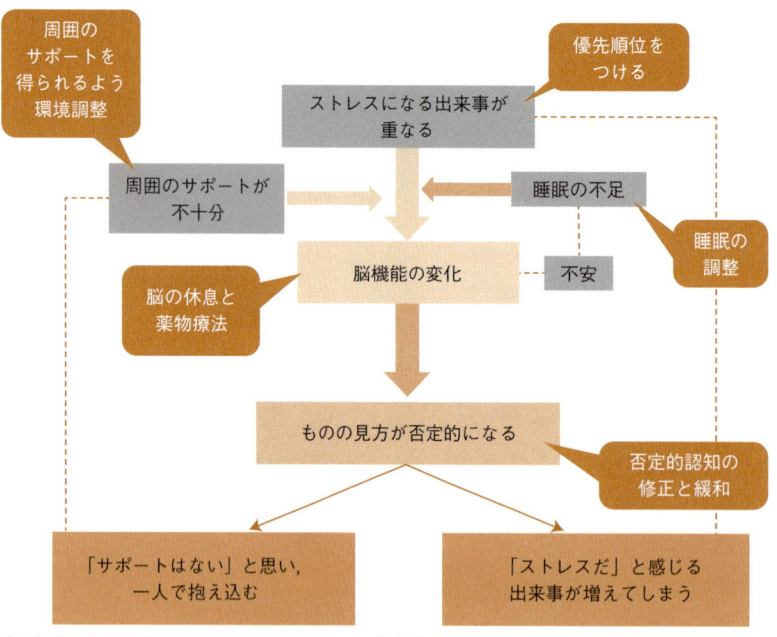

(日本うつ病学会 気分障害の治療ガイドライン作成委員会. 日本うつ病学会治療ガイドラインⅡ. 大うつ病性障害 2012.)

3 抗うつ薬の副作用

分類	商品名	主な副作用
三環系	トフラニール®, トリプタノール®, アナフラニール® など	心毒性あり過量内服に注意. 鎮静・眠気. 抗コリン作用 (口渇・便秘・尿閉) 強い
四環系	ルジオミール®, テトラミド®, テシプール®	心毒性・抗コリン作用が三環系よりは弱い
SSRI (selective serotonin reuptake inhibitor)	ルボックス®, デプロメール® パキシル® ジェイゾロフト® レクサプロ®	消化器症状 (嘔気・嘔吐, 下痢, 便秘) 性機能障害 アクチベーション症候群 (焦燥感や不安感の増大, 不眠, 易刺激性・衝動性の亢進など)
SNRI (serotonin noradrenaline reuptake inhibitor)	トレドミン® サインバルタ®	血圧上昇, 頻脈, 頭痛, 排尿障害 起立性低血圧
NaSSA (noradrenergic and specific serotonergic antidepressant)	リフレックス®, レメロン®	眠気, 体重増加
スルピリド	ドグマチール® など	錐体外路症状, 高プロラクチン血症 (乳汁漏出, 月経異常, 女性化乳房)

青年期2　不安障害（p.60）

2 パニック障害の治療

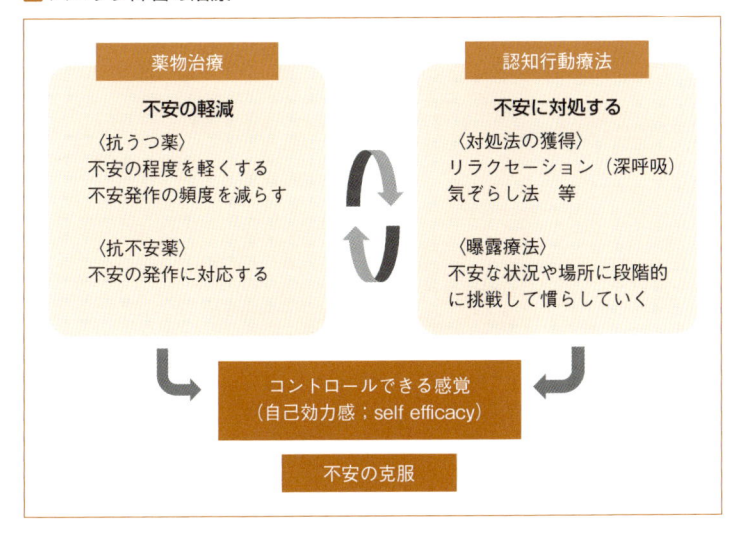

薬物治療

不安の軽減

〈抗うつ薬〉
不安の程度を軽くする
不安発作の頻度を減らす

〈抗不安薬〉
不安の発作に対応する

認知行動療法

不安に対処する

〈対処法の獲得〉
リラクセーション（深呼吸）
気ぞらし法　等

〈曝露療法〉
不安な状況や場所に段階的に挑戦して慣らしていく

↓

コントロールできる感覚
（自己効力感；self efficacy）

↓

不安の克服

3 SSRIのわが国での保険適応

商品名	うつ病	パニック障害	社交不安障害	強迫性障害
ルボックス®, デプロメール®	○	×	○	○
パキシル®	○	○	○	○
ジェイゾロフト®	○	○	×	×
レクサプロ®	○	×	×	×

青年期5　喫煙 (p.66, 67)

1 行動変容のステージ

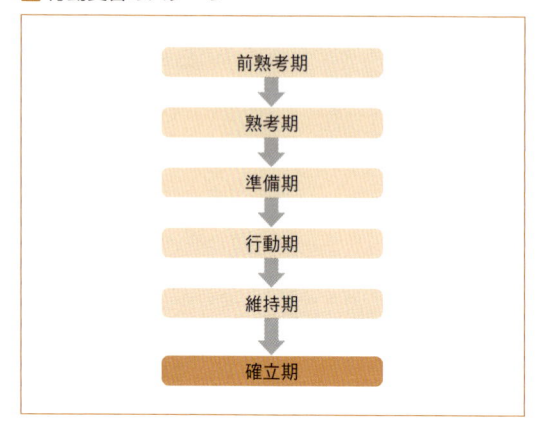

前熟考期 → 熟考期 → 準備期 → 行動期 → 維持期 → 確立期

3 LEARN のアプローチ

1. Listen（傾聴）	考えを先に話す前に，相手の考えや価値観を知る
2. Explain（説明）	医学的見地から説明する．話す内容が多くなり過ぎないように，わかりやすい言葉で話す
3. Acknowledge（相違の明確化）	感情面に配慮しながら，同じ土俵に立ったか確認しよう
4. Recommend（提案）	お互いの考えを組み込んだプランを勧めよう
5. Negotiate（交渉）	ケンカせずに患者をいかに支援できるかを考えよう

（藤沼康樹編．新・総合診療医学 家庭医療学編．東京：カイ書林；2012．）

2 行動変容ステージに応じた支援内容

行動変容ステージ	状態	支援内容	介入例
前熟考期	習慣を続けることで将来に起きることをよく考えない．習慣を変えないと健康がどうなるか気づかない	習慣が健康に与える危険性について情報提供	「タバコは心筋梗塞にどれくらい関係があると思いますか？」もしよろしければこのパンフレットを読んでみてください
熟考期	このまま習慣を続けたときの結果に気づいているかもしれないが，行動変容「したい」気持ちと「したくない」気持ちの両方の感情をもつ	変化の利点を強調．習慣の危険性，変化を先延ばしにする危険性を情報提供．目標の設定を行う	「あなたにとってタバコをやめることは，1を重要でない，10を最も重要だとすれば，どれくらいの値でしょうか？」
準備期	すでに変化することを決めており，取る行動の計画をもつ	目標の設定を行う．アドバイスと励まし	「禁煙するんですね！ 素晴らしい！ いつから始める予定ですか？ 禁煙を助けてくれる薬を使うと，可能性が高くなるかもしれません」
行動期	習慣を変化させ始めてはいるが，その変化は永続的ではない	アドバイスを検討し，励ましを与える	「10日間誘惑に負けずに気分転換できていて素晴らしいです！ 他の誘惑，たとえば，知り合いからタバコを誘われたらどうしますか？」
維持期	比較的永続的に，習慣を変えることを達成している	励ましを与える	「もう禁煙して7か月になりますか．素晴らしい！ 他の患者さんにあなたの体験を共有してもらえませんか？」

（参考：藤沼康樹編．新・総合診療医学 家庭医療学編．東京：カイ書林；2012．）

4 TDS (tobacco dependence screener)

設問内容	はい 1点	いいえ 0点
①自分が吸うつもりよりも，ずっと多くのタバコを吸ってしまうことがありましたか．		
②禁煙や本数を減らそうと試みて，できなかったことがありましたか．		
③禁煙したり本数を減らそうとしたときに，タバコがほしくてほしくてたまらなくなることがありましたか．		
④禁煙したり本数を減らそうとしたときに，次のどれかがありましたか．（イライラ，神経質，落ち着かない，集中しにくい，ゆううつ，頭痛，眠気，胃のむかつき，脈が遅い，手のふるえ，食欲または体重増加）．		
⑤④でうかがった症状を消すために，またタバコを吸い始めることがありましたか．		
⑥重い病気にかかったときに，タバコはよくないとわかっているのに吸うことがありましたか．		
⑦タバコのために自分に健康問題が起きているとわかっていても，吸うことがありましたか．		
⑧タバコのために自分に精神的問題※が起きているとわかっていても，吸うことがありましたか．		
⑨自分はタバコに依存していると感じることがありましたか．		
⑩タバコが吸えないような仕事やつきあいを避けることが何度かありましたか．		

※禁煙や本数を減らしたときに出現する離脱症状（いわゆる禁断症状）ではなく，喫煙することによって，神経質になったり，不安や抑うつなどの症状が出現している状態．
合計点が5点以上であればニコチン依存症とされる（感度95%，特異度81%）
（日本循環器学会，日本肺癌学会，日本癌学会，日本呼吸器学会．禁煙治療のための標準治療手順書 第6版；2014．）

6 禁煙補助薬

	バレニクリン酒石酸塩（チャンピックス®）	ニコチンパッチ（ニコチネル®TTS®）
メリット	・ニコチンを含まないので，循環器疾患の患者に使いやすい ・禁煙時の離脱症状だけでなく，喫煙による満足感も抑制する ・有益性があれば妊婦にも使用可	・食欲抑制効果により体重増加の軽減が期待できる ・主に肝代謝であるため，腎障害があっても特別な用量調節は不要
デメリット	・主に腎代謝であるため，重度の腎機能障害患者（Ccr＜30mL/分）の場合には，減量して投与する必要がある ・めまい，傾眠，意識障害をきたしたという報告があり，自動車の運転等の危険を伴う機械の操作に従事している人への指導が必要 ・抑うつ気分，不安，焦燥，興奮，行動または思考の変化，精神障害，気分変動，攻撃的行動，敵意，希死念慮および自殺の報告があり，精神疾患が増悪する可能性がある ・乳汁に移行するので，授乳婦には本剤投与中は授乳を避ける必要がある	・皮膚のかぶれが生じることがあるため，皮膚疾患の患者には不向き ・汗をかく，スポーツをするような人には使いにくい ・ニコチンの血管収縮および血圧上昇によって，不整脈や虚血性心疾患等の病状が悪化する可能性がある
主な副作用 （5%以上の発現率）	嘔気，頭痛，便秘，不眠，悪夢，鼓腸	皮膚の発赤やかゆみ，不眠
禁忌	本剤に過敏症のあるもの	妊婦，授乳婦，不安定狭心症，急性期心筋梗塞（発症3か月以内），重篤な不整脈，脳血管障害回復初期
禁煙成功のリスク（プラセボ比）	2.27（95%CI：2.02～2.55）	1.64（95%CI：1.52～1.78）

禁煙自体により，肝臓の薬物代謝酵素であるCYP1A2の発現が低下するため，インスリン製剤，ワーファリン®（ワルファリンカリウム），テオドール®（テオフィリン），ラシックス®（フロセミド），ジプレキサ®（オランザピン）等の薬剤の作用が増強されるおそれがあり，注意が必要である．
一般に購入できる禁煙補助薬としてニコチンガムがある．処方箋なしで気軽に購入できて禁煙に挑戦できる反面，長い時間をかけてゆっくりガムを噛む必要があること，ニコチンパッチと同様に虚血性心疾患・不整脈の患者，妊婦には使用できない．主な副作用として口内炎がある．

壮年期1　高血圧症 (p.88)

1 血圧に基づいた脳心血管リスクの層別化

リスク層 （血圧以外の予後影響因子）	Ⅰ度高血圧 140〜159/ 90〜99mmHg	Ⅱ度高血圧 160〜179/ 100〜109mmHg	Ⅲ度高血圧 ≧180/≧110mmHg
リスク第一層 （予後影響因子がない）	低リスク	中等リスク	高リスク
リスク第二層 （糖尿病以外の1〜2個の危険因子，3項目を満たすMetSのいずれかがある）	中等リスク	高リスク	高リスク
リスク第三層 （糖尿病，CKD，臓器障害/心血管病，4項目を満たすMetS，3個以上の危険因子のいずれかがある）	高リスク	高リスク	高リスク

〔日本高血圧学会．高血圧治療ガイドライン2014（JSH2014）．〕

壮年期3　健診の異常（p.93）

1 脂質異常症のカテゴリー分類

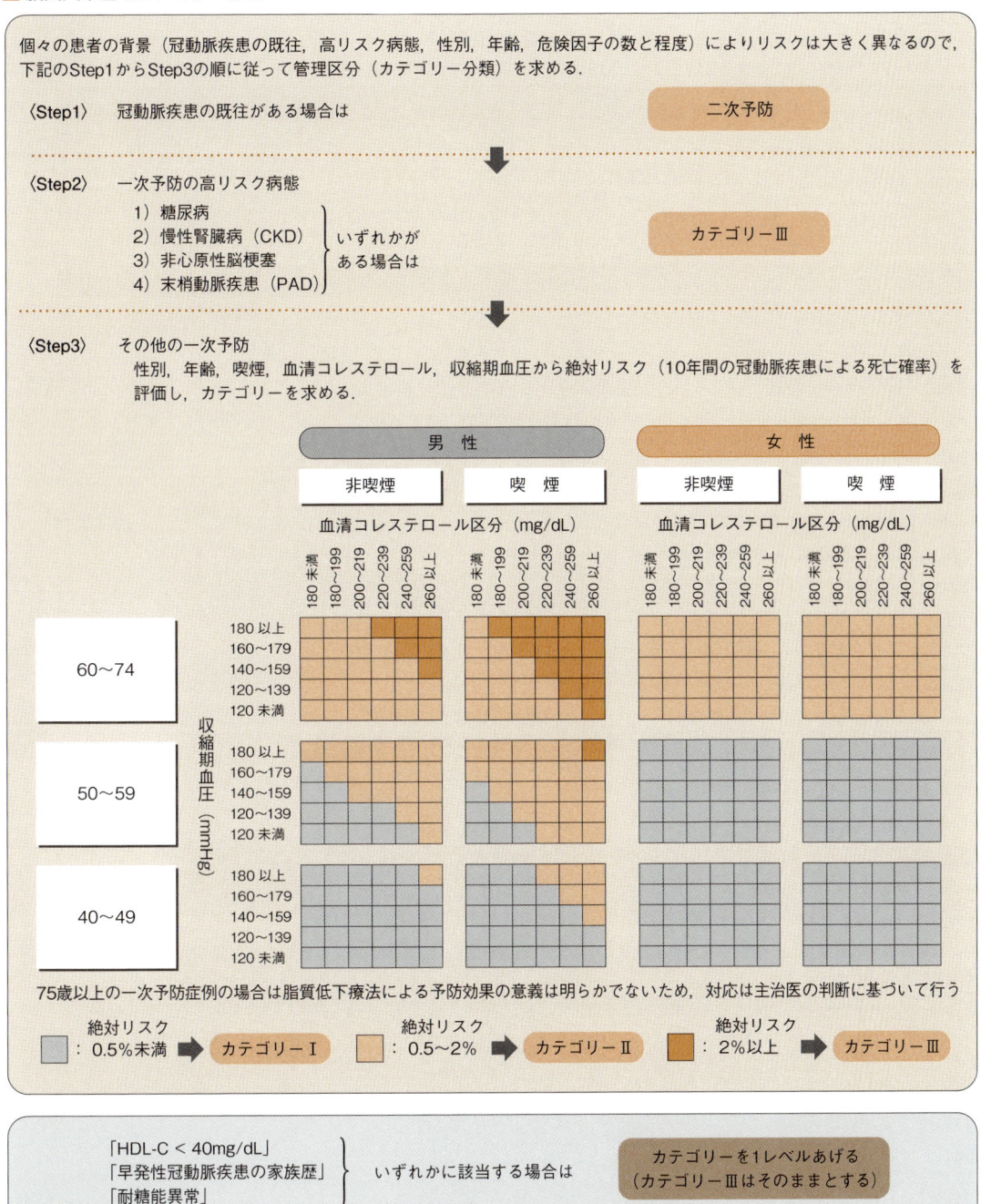

個々の患者の背景（冠動脈疾患の既往，高リスク病態，性別，年齢，危険因子の数と程度）によりリスクは大きく異なるので，下記のStep1からStep3の順に従って管理区分（カテゴリー分類）を求める．

〈Step1〉　冠動脈疾患の既往がある場合は　→　二次予防

〈Step2〉　一次予防の高リスク病態
1) 糖尿病
2) 慢性腎臓病（CKD）
3) 非心原性脳梗塞
4) 末梢動脈疾患（PAD）

いずれかがある場合は　→　カテゴリーⅢ

〈Step3〉　その他の一次予防
性別，年齢，喫煙，血清コレステロール，収縮期血圧から絶対リスク（10年間の冠動脈疾患による死亡確率）を評価し，カテゴリーを求める．

［男性／女性　非喫煙／喫煙　血清コレステロール区分（mg/dL）：180未満，180〜199，200〜219，220〜239，240〜259，260以上　収縮期血圧（mmHg）：180以上，160〜179，140〜159，120〜139，120未満　年齢区分：60〜74，50〜59，40〜49］

75歳以上の一次予防症例の場合は脂質低下療法による予防効果の意義は明らかでないため，対応は主治医の判断に基づいて行う

絶対リスク：0.5％未満　→　カテゴリーⅠ
絶対リスク：0.5〜2％　→　カテゴリーⅡ
絶対リスク：2％以上　→　カテゴリーⅢ

「HDL-C＜40mg/dL」
「早発性冠動脈疾患の家族歴」
「耐糖能異常」
いずれかに該当する場合は　→　カテゴリーを1レベルあげる（カテゴリーⅢはそのままとする）

（日本動脈硬化学会．動脈硬化性疾患予防のための脂質異常症治療のエッセンス．）

高齢期4　尿失禁 (p.122)

2 CLSS

主要症状質問票

- この1週間の状態にあてはまる回答を1つだけ選んで，数字に○をつけて下さい．

何回くらい，尿をしましたか				
1	朝起きてから寝るまで	0 7回以下	1 8～9回	2 10～14回	3 15回以上
2	夜寝ている間	0 0回	1 1回	2 2～3回	3 4回以上

以下の症状が，どれくらいの頻度でありましたか		なし	たまに	時々	いつも
3	我慢できないくらい，尿がしたくなる	0	1	2	3
4	我慢できずに，尿がもれる	0	1	2	3
5	セキ・クシャミ・運動の時に，尿がもれる	0	1	2	3
6	尿の勢いが弱い	0	1	2	3
7	尿をするときに，お腹に力を入れる	0	1	2	3
8	尿をした後に，まだ残っている感じがする	0	1	2	3
9	膀胱（下腹部）に痛みがある	0	1	2	3
10	尿道に痛みがある	0	1	2	3

- 1から10の症状のうち，困る症状を3つ以内で選んで番号に○をつけてください．

| 1 | 2 | 3 | 4 | 5 | 6 | 7 | 8 | 9 | 10 | 0 該当なし |

- 上で選んだ症状のうち，もっとも困る症状の番号に○をつけてください（1つだけ）．

| 1 | 2 | 3 | 4 | 5 | 6 | 7 | 8 | 9 | 10 | 0 該当なし |

- 現在の排尿の状態がこのまま変わらずに続くとしたら，どう思いますか？

| 0
とても満足 | 1
満足 | 2
やや満足 | 3
どちらでもない | 4
気が重い | 5
いやだ | 6
とてもいやだ |

注：この主要症状質問票は，主要下部尿路症状スコア（CLSS）質問票（10症状に関する質問）に，困る症状と全般的な満足度の質問を加えたものである．

（日本排尿機能学会 男性下部尿路症状診療ガイドライン作成委員会．男性下部尿路症状診療ガイドライン 2008．）

1 国際禁制学会による LUTS の分類

1. Storage symptoms（蓄尿症状）

- Increased daytime frequency（昼間頻尿）
- Nocturia（夜間頻尿）
- Urgency（尿意切迫感）
- Urinary incontinence（尿失禁）
    - Stress urinary incontinence（腹圧性尿失禁）
    - Urge urinary incontinence（切迫性尿失禁）
    - Mixed urinary incontinence（混合性尿失禁）
    - Enuresis（遺尿）
    - Nocturnal enuresis（夜間遺尿）
    - Continuous urinary incontinence（持続性尿失禁）
    - Other type of urinary incontinence（その他の尿失禁）
- Bladder sensation（膀胱知覚）
    - Normal（正常）
    - Increased（亢進）
    - Reduced（低下）
    - Absent（欠如）
    - Non-specific（非特異的）

2. Voiding symptoms（排尿症状）

- Slow stream（尿勢低下）
- Splitting or spraying（尿線分割，尿線散乱）
- Intermittent stream (Intermittency)（尿線途絶）
- Hesitancy（排尿遅延）
- Straining（腹圧排尿）
- Terminal dribble（終末滴下）

3. Post micturition symptoms（排尿後症状）

- Feeling of incomplete emptying（残尿感）
- Post micturition dribble（排尿後尿滴下）

4. 性交に伴う症状

性交痛，膣乾燥，尿失禁

5. 骨盤臓器脱に伴う症状

異物感（何かが下りてくるような感じ），腰痛，重い感じ，引っ張られる感じ，排便や排尿のために指で脱を整復させる必要があるなど

6. 生殖器痛・下部尿路通

- Bladder pain（膀胱痛）
- Urethral pain（尿道痛）
- Vulval pain（外陰部痛）
- Vaginal pain（膣痛）
- Scrotal pain（陰嚢痛）
- Perineal pain（会陰痛）
- Pelvic pain（骨盤痛）

7. 生殖器・尿路痛症候群および LUTD を示唆する症状症候群

- Genito-urinary pain syndromes（生殖器・尿路痛症候群）
    - Painful bladder syndrome（膀胱痛症候群）
    - Urethral pain syndrome（尿道痛症候群）
    - Vulval pain syndrome（外陰痛症候群）
    - Vaginal pain syndrome（膣痛症候群）
    - Scrotal pain syndrome（陰嚢痛症候群）
    - Perineal pain syndrome（会陰痛症候群）
    - Pelvic pain syndrome（骨盤痛症候群）
- Symptom syndromes suggestive of lower urinary tract dysfunction（下部尿路機能障害を示唆する症状症候群）
    - Overactive bladder syndrome（過活動膀胱症候群），Urge syndrome（尿意切迫症候群）または Urgency-frequency syndrome（尿意切迫-頻尿症候群）
    - Lower urinary tract symptoms suggestive of bladder outlet obstruction（膀胱出口閉塞を示唆する下部尿路症状）

（日本排尿機能学会 男性下部尿路症状診療ガイドライン作成委員会．男性下部尿路症状診療ガイドライン 2008.）

高齢期17　polypharmacy (p.149)

2 心血管リスクの評価ツール

	NIPPON DATA 80 チャート	フラミンガムリスクスコア	QRISK-2® 2014（NICE ガイドライン）
根拠になっているデータ	日本人のデータ	米国白人のデータ	英国 GP の診療データ
ツールが適応できる者	動脈硬化性疾患（脳卒中，心筋梗塞，狭心症，大動脈瘤，閉塞性動脈硬化症など）の既往がない者	心臓病の既往がない者	心疾患，脳梗塞の既往がない者
必要な評価項目	性別・年齢・非空腹時血糖・喫煙・血圧・総コレステロール	性別・年齢・LDL・HDL・血圧・糖尿病・喫煙	年齢・性別・人種・喫煙・糖尿病・60歳以下で狭心症，心筋梗塞を発症した家族（1親等以内），CKD・Af・高血圧の治療，関節リウマチ ＊以下は任意 総コレステロール/HDL 比，収縮期血圧，身長・体重
ツールで判断できること	心血管疾患による10年間の死亡率	今後10年以内の冠動脈疾患の発症率	今後10年以内の冠動脈疾患および脳梗塞の発症率

1 STOPP screening criteria

心血管系薬剤	・腎機能障害を伴い，ジゴキシン＞125μg/日を長期使用している ・高血圧の単剤治療，もしくは足首の浮腫に対する治療としてループ利尿薬を使用している ・痛風の既往がある場合にサイアザイド系利尿薬の使用 ・慢性閉塞性肺疾患（chronic obstructive pulmonary disease；COPD）がある場合に非心選択性のβブロッカー使用 ・ベラパミル塩酸塩とβブロッカーの併用 ・NYHA class 3 or 4 の場合に，ジルチアゼム塩酸塩もしくはベラパミル塩酸塩の使用 ・慢性的な便秘がある場合にカルシウムチャネル拮抗薬の使用 ・ヒスタミン H_2 受容体拮抗薬〔H_2RA（シメチジン以外）〕もしくはプロトンポンプ阻害薬（proton pump inhibitor；PPI）を用いずにアスピリンとワーファリン®（ワルファリンカリウム）を併用 ・心血管系の2次予防としてジピリダモールの単剤治療 ・心血管，脳血管，末梢血管障害の症状がない場合，もしくは動脈閉塞症状がない場合，もしくは H_2RA or PPI を用いずに消化性潰瘍の既往がある場合にアスピリンを使用する場合，もしくはアスピリン150mg/日以上の使用，もしくは脳血管障害がはっきりしない眩暈に対してアスピリンを使用する場合 ・初期治療として単純性深部静脈血栓症（deep venous thrombosis；DVT）に対して6か月以上ワーファリン®（ワルファリンカリウム）を使用，もしくは単純性肺血栓塞栓症（pulmonary embolism；PE）に対して12か月以上ワーファリン®（ワルファリンカリウム）を使用 ・出血傾向のある場合にアスピリン，クロピドグレル，ジピリダモールもしくはワーファリン®（ワルファリンカリウム）の使用
中枢神経系＆精神系薬剤	・認知症，緑内障，心伝導系障害，便秘，前立腺症，尿閉の既往，オピオイド，カルシウムチャネルブロッカー使用の場合に三環系抗うつ薬の使用 ・長期間（例：1か月以上）にわたって長時間作用型のベンゾジアゼピン系薬剤を使用 ・長期間（例：1か月以上）にわたって睡眠薬として抗精神病薬の使用もしくは，パーキンソニズムを伴う場合に抗精神病薬の使用 ・てんかんの患者に対してフェノチアジン系薬剤の使用 ・抗精神病薬の副作用である錐体外路症状の治療として抗コリン薬の使用 ・臨床的に問題となる低ナトリウム血症の既往（過去2か月以内に Na＜130mmol/L の非医原性低ナトリウム血症）がある場合に SSRI の使用 ・1週間以上の第1世代抗ヒスタミン薬の使用
消化器系薬剤	・原因がわからない下痢，もしくは感染性の重症下痢の治療として diphenoxylate，ロペラミド塩酸塩，コデインリン酸塩の使用 ・パーキンソニズムがある場合に，クロルプロマジン，メトクロプラミドの使用 ・消化性潰瘍に対して最大量の PPI を8週間以上使用 ・慢性便秘がある場合に抗コリン性 antispasmodic 薬剤の使用
呼吸器系薬剤	・COPD に対する単剤治療としてテオフィリンを使用 ・中等度～重症の COPD の維持療法として吸入ステロイドを用いずにステロイドの全身投与 ・緑内障がある場合に，吸入イプラトロピウム臭化物水和物の使用
筋骨格系薬剤	・H_2RA もしくは PPI もしくはミソプロストールを用いずに，消化性潰瘍もしくは消化管出血の既往がある患者に対して非ステロイド性抗炎症薬（NSAIDs）の使用 ・中等～重症の高血圧もしくは心不全の患者に NSAIDs を使用 ・変形性関節症の中等度関節痛の除痛目的で NSAIDs を3か月以上使用 ・アロプリノール使用の禁忌がない場合に，痛風の慢性期治療として長期間 NSAIDs もしくはコルヒチンの使用
泌尿器科系薬剤	・認知症，緑内障，便秘症，前立腺症がある場合の抗ムスカリン薬使用 ・頻回の失禁がある男性に対してαブロッカーの使用 ・尿道カテーテルが長期間留置されている場合のαブロッカーの使用
内分泌系薬剤	・2型糖尿病（diabetes mellitus；DM）に対してグリベンクラミド，クロルプロパミドの使用 ・DM があって頻回の低血糖発作を起こしている場合のβブロッカーの使用 ・乳癌，もしくは静脈血栓症の既往がある場合のエストロゲンの使用 ・正常子宮がある患者でプロゲステロンを用いずにエストロゲンを使用
転倒リスク（過去3か月以内に1回以上の転倒）に影響を与える薬剤	・ベンゾジアゼピン系薬 ・抗精神病薬 ・第1世代抗ヒスタミン薬 ・起立性低血圧を伴う低血圧を引き起こすことがわかっている血管拡張薬 ・転倒を繰り返す場合のオピオイド長期間使用
鎮痛薬	・軽度～中等度の痛みに対して強オピオイドを長期間使用する ・下剤を用いていない便秘症の患者に対して2週間以上の定期的なオピオイド使用 ・緩和ケアの対象，もしくは中等度～重度の慢性疼痛の治療対象ではない場合に，認知症患者に長期間オピオイドを使用すること
重複投与	・同系列の薬剤を併用，たとえば2種類のオピオイド，NSAIDs，SSRI，ループ利尿薬，ACE 阻害薬

〔参考：Gallagher P, et al. STOPP (Screening Tool of Older Person's Prescriptions) and START (Screening Tool to Alert doctors to Right Treatment). Consensus validation. Int J Clin Pharmacol Ther 2008；46：72-83.〕

高齢期19　訪問診療 (p.152)

2 事前指示書の例

受付番号　　　番

私の医療に対する希望（終末期になったとき）

> 終末期とは「生命維持処置を行わなければ，比較的短期間で死に至るであろう，不治で回復不能の状態」です．

- 患者様が終末期になったときの受けられる医療に対する希望を患者様ご本人が記載してください．
- 患者様ご自身で判断できなくなられたとき，主にご家族・主治医の参考になると思われます．
- この希望はいつでも修正・撤回できます．
- 法律的な意味はありません．

1. 基本的な希望（希望の項目をチェック（✓）してください）

①痛みや苦痛について　☐ できるだけ抑えて欲しい（☐ 必要なら鎮静剤を使ってもよい）
　　　　　　　　　　　☐ 自然のままでいたい
②終末期を迎える場所について　☐ 病院　☐ 自宅　☐ 施設　☐ 病状に応じて
③その他の基本的な希望（自由にご記載ください）
（　　　　　　　　　　　　　　　　　　　　　　　）

2. 終末期になったときの希望（希望の項目をチェック（✓）してください）

①心臓マッサージなどの心肺蘇生　　☐ して欲しい　　☐ して欲しくない
②延命のための人工呼吸器　　　　　☐ つけて欲しい　☐ つけて欲しくない
③抗生物質の強力な使用　　　　　　☐ 使って欲しい　☐ 使って欲しくない
④胃ろうによる栄養補給　　　　　　☐ して欲しい　　☐ して欲しくない
　「胃ろうによる栄養補給」とは，流動食を腹部から胃に直接通したチューブで送り込むことです
⑤鼻チューブによる栄養補給　　　　☐ して欲しい　　☐ して欲しくない
⑥点滴による水分の補給　　　　　　☐ して欲しい　　☐ して欲しくない
⑦その他の希望（自由にご記載ください）
（　　　　　　　　　　　　　　　　　　　　　　　）

3. ご自分で希望する医療が判断できなくなったとき，主治医が相談すべき人はどなたですか．（お書きいただかなくても結構です）

お名前（　　　　　　　）ご関係（　　　　　　　）
　　　（　　　　　　　）　　　（　　　　　　　）

患者様のお名前＿＿＿＿＿＿＿　生年月日＿＿＿年＿＿月＿＿日
ご住所＿＿＿＿＿＿＿＿＿＿＿
診察券番号＿＿＿＿＿＿　記載年月日＿＿＿年＿＿月＿＿日

〔国立長寿医療研究センター在宅連携医療部
(http://www.ncgg.go.jp/zaitaku1/pdf/eol/ad/1jizenshijisho.pdf).〕

高齢期22　グリーフケア (p.158)

1 死別への対処の二重過程モデル：経路

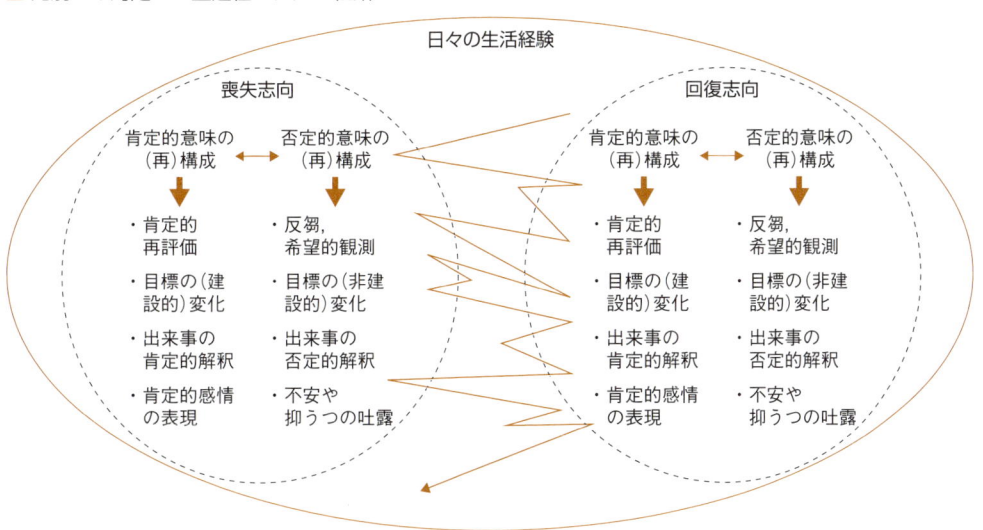

日々の生活経験

喪失志向
- 肯定的意味の（再）構成 ↔ 否定的意味の（再）構成
  - ・肯定的再評価
  - ・目標の（建設的）変化
  - ・出来事の肯定的解釈
  - ・肯定的感情の表現
  - ・反芻，希望的観測
  - ・目標の（非建設的）変化
  - ・出来事の否定的解釈
  - ・不安や抑うつの吐露

回復志向
- 肯定的意味の（再）構成 ↔ 否定的意味の（再）構成
  - ・肯定的再評価
  - ・目標の（建設的）変化
  - ・出来事の肯定的解釈
  - ・肯定的感情の表現
  - ・反芻，希望的観測
  - ・目標の（非建設的）変化
  - ・出来事の否定的解釈
  - ・不安や抑うつの吐露

（坂口幸弘．悲嘆学入門　死別の悲しみを学ぶ．京都：昭和堂；2010．）

索引

あ
亜急性腰痛 …………………………… 128
アドボカシー …………………………… 6

い
生き甲斐 ……………………………… 163
飲酒 …………………………………… 64
インフルエンザワクチン ………… 50, 73

う
ウイルス性急性上気道炎 …………… 32
うつスクリーニング ………………… 106
運動器検診 …………………………… 44

え
栄養障害 ……………………………… 132

お
オタワ膝関節ルール ………………… 126

か
解釈モデル …………………………… 99
改正労働安全衛生法 ………………… 105
開放性ウェットドレッシング療法 … 133
下肢筋トレ …………………………… 163
風邪症候群
　　せき型 …………………………… 32
　　喉型 ……………………………… 32
　　鼻型 ……………………………… 32
　　非特異的上気道炎型 …………… 32
家族図 …………………………… 106, 117
家庭血圧 ……………………………… 88
過敏性腸症候群 …………………… 46, 76
下部尿路症状 ………………………… 122
カポジ水痘様発疹症 ………………… 35
過労死 ………………………………… 104
川崎病 ………………………………… 9
簡易栄養状態評価表 ………………… 135
簡易嚥下誘発試験 …………………… 134
肝機能障害 …………………………… 64
癌検診 ………………………………… 166

感冒 …………………………………… 32

き
飢餓 …………………………………… 160
希死念慮 ………………………… 58, 102
基礎体温 ……………………………… 74
気道異物 ……………………………… 10
機能性尿失禁 ………………………… 123
基本的日常生活動作 ………… 114, 162
逆紹介率 ……………………………… 150
急性上気道炎 ………………………… 72
起立性調節障害 ……………………… 46
禁煙外来 …………………………… 67, 95
緊急避妊法 …………………………… 38

け
ケアマネジャー ………………… 152, 157
月経不順 ……………………………… 74
月経前不快気分障害 ………………… 68
幻視 …………………………………… 116
原発性無月経 ………………………… 40

こ
行動変容のステージ ………………… 66
高度日常生活動作 …………… 114, 162
高尿酸血症 …………………………… 149
更年期症状 …………………………… 100
高齢者総合的機能評価 … 114, 138, 144, 154
誤嚥性肺炎 …………………………… 134
小刻み歩行 …………………………… 118
呼吸不全 ……………………………… 36
骨端症 ………………………………… 42
骨粗鬆症 ……………………………… 120
骨粗鬆性骨折 ………………………… 124
コンドーム …………………………… 38

さ
サルコペニア ………………………… 161
残尿感 ………………………………… 122

185

し

趾間型足白癬	130
趾間型白癬	130
子宮内避妊具	38
自殺企図	58
脂質異常症	149
糸状菌	130
ジスキネジア	119
姿勢反射障害	118
事前指示書	152, 164
指定医師	146
社会的孤立	142
周期性四肢麻痺	96
修正月齢	16
熟眠障害	96
主治医意見書	144
手段的日常生活動作	114, 138, 162
紹介状	150
症候性肥満	62
小水疱型足白癬	130
褥瘡	142
褥瘡リスク	132
侵襲	160
心身症	46
振戦	118
身体活動量	63
身体障害者手帳	146
診療情報提供書	151

す

睡眠時無呼吸症候群	88, 96
睡眠障害対処の12の指針	96
睡眠薬	96
頭痛	46
ステロイド外用薬	34
ステロイド恐怖症	35
ずり応力	132

せ

生活不活発病	141
生理的評価	4
切迫性尿失禁	122

遷延性悲嘆障害	158

喘息

小発作	36
大発作	36
中発作	36
前立腺癌	123
前立腺特異抗原	123
前立腺肥大	123

そ

早朝覚醒	96
続発性骨粗鬆症	124

た

ターゲットサイン	13
体圧	132
体重減少率	160
大腿四頭筋訓練	126
第2次性徴	40
体部白癬	130
脱水	136
短期不眠	96

ち

蓄尿症状	122
チャンピックス®	95
昼間頻尿	122
虫垂炎	12
中途覚醒	96
挑危険行動	50
長期不眠	96
長時間労働	104
腸重積	13

て

低用量ピル	38, 68
伝染性軟属腫	35
伝染性膿痂疹	35
転倒	144

と

道具的サポート	159
同時接種	15
糖尿病性網膜症	150
動脈硬化	90

動脈硬化性心疾患 …… 167
特定高齢者 …… 138

に
ニコチン依存症 …… 66
二次性高血圧症 …… 88
二重エネルギーX線吸収法 …… 124
日常生活動作 …… 138, 162
乳児喘息 …… 10
入眠障害 …… 96
尿勢低下 …… 122
尿線途絶 …… 122
尿路感染 …… 122
任意接種 …… 14
認知症 …… 142
認知症高齢者自立度 …… 144

ね
ネグレクト …… 20, 142

の
ノルレボ® …… 38

は
パーキンソニズム …… 118
ハイドロコロイド …… 133
排尿後症状 …… 122
排尿症状 …… 122
廃用症候群 …… 141
白内障 …… 35
歯車様固縮 …… 118
長谷川式認知症スケール …… 116
パニック障害 …… 60
パニック発作 …… 60
バレニクリン酒石酸塩 …… 95
反復唾液嚥下試験 …… 134

ひ
膝前面痛 …… 42
鼻汁吸引 …… 11
ビスホスホネート …… 124
標準体重 …… 63
病態的評価 …… 4
広場恐怖症 …… 60
頻尿 …… 122

ふ
不安階層表 …… 61
複雑性悲嘆 …… 158
副鼻腔炎 …… 33
服薬アドヒアランス …… 149
フラミンガムリスクスコア …… 149
不慮の事故 …… 22, 50
フレイル …… 162

ほ
ポリウレタンフィルム …… 133
ポリウレタンフォーム …… 133
ホルモン補充療法 …… 101

ま
マルトリートメント症候群 …… 20
慢性腰痛 …… 128

む
むずむず脚症候群 …… 96

め
メタボリック症候群 …… 62
メンタルヘルス …… 102

も
網膜剥離 …… 35
目標体重 …… 62

や
夜間頻尿 …… 122
薬剤コスト …… 148
薬剤性意識障害 …… 155
ヤッペ法 …… 38

よ
要介護状態 …… 142
養護者 …… 142
葉酸 …… 71
腰椎分離症 …… 44
腰痛体操 …… 129

り
リスク評価 …… 5
離脱 …… 97
臨死期のケア …… 157

れ
レビー小体型認知症 …… 116

索引

ろ
ロコモ ··· 162

数字
3M + FP ··· 16

A
AADL ·· 114, 162
ABC ··· 8
ADL ··· 138, 162
A-DROP 分類 ····································· 134
ASCVD ·· 167
AUDIT-C ··· 64

B
BADL ·· 114, 162
BCG の再発赤 ······································ 9
BMI ·· 62
BPSD ··· 116

C
CAGE ·· 64
CGA ······················· 114, 138, 144, 154
CGA7 ··· 138

D
DESIGN ·· 132
DXA ··· 124

E
EC ·· 38
ePSS ··· 108

F
fingertip unit ···································· 34

G
get up and go テスト ························ 120

H
HDS-R ·· 116
head turning sign ····························· 116

I
IADL ······································ 114, 138, 162
itch scratch cycle ····························· 34

IUD
IUD ··· 38

K
key month ·· 18
KOH 直接検鏡 ··································· 130

L
LEARN ·· 66
L-ドパ製剤 ······································· 118

M
M.I.N.I. ·· 58
Mini-Cog ·· 116
MNA-SF ···································· 135, 160
Myerson 兆候 ··································· 118

N
NIPPON DATA 80 チャート ·················· 149

O
OC ·· 38, 68
OH スケール ···································· 132
Osgood-Schlatter 病 ························· 42

P
pill-rolling tremor ··························· 118
PMDD ··· 68
PS ··· 152
PSA ··· 123

R
RSST ··· 134
RS ウイルス迅速検査 ···························· 11

S
S-SPT ·· 134
STOPP criteria ································· 149

T
target sign ······································ 13
TDS ··· 66

U
USPSTF ···································· 78, 108

W
wearing off 現象 ······························ 119

中山書店の出版物に関する情報は，小社サポートページを御覧ください．
http://www.nakayamashoten.co.jp/bookss/define/support/support.html

---

総合診療専門医シリーズ

① 総合診療専門医のカルテ
プロブレムリストに基づく診療の実際

2015 年 7 月 1 日　初版第 1 刷発行 ©　　〔検印省略〕

編集主幹 ── 草場　鉄周（くさば　てっしゅう）
専門編集 ── 横林　賢一（よこばやし　けんいち）
発行者 ── 平田　直
発行所 ── 株式会社 中山書店
　　　　〒113-8666　東京都文京区白山 1-25-14
　　　　TEL 03-3813-1100（代表）　振替 00130-5-196565
　　　　http://www.nakayamashoten.co.jp/

本文デザイン ── ビーコム
装丁 ──── ビーコム
印刷・製本 ── 三報社印刷株式会社

Published by Nakayama Shoten Co., Ltd.　　　Printed in Japan
ISBN 978-4-521-74188-8
落丁・乱丁の場合はお取り替え致します

本書の複製権・上映権・譲渡権・公衆送信権（送信可能化権を含む）
は株式会社中山書店が保有します．

JCOPY 〈(社)出版者著作権管理機構 委託出版物〉
本書の無断複写は著作権法上での例外を除き禁じられています．
複写される場合は，そのつど事前に，(社)出版者著作権管理機構
（電話 03-3513-6969，FAX 03-3513-6979，info@jcopy.or.jp）の許諾を
得てください．

本書をスキャン・デジタルデータ化するなどの複製を無許諾で行う行為は，著作権法上での限られた例外（「私的使用のための複製」など）を除き著作権法違反となります．なお，大学・病院・企業などにおいて，内部的に業務上使用する目的で上記の行為を行うことは，私的使用には該当せず違法です．また私的使用のためであっても，代行業者等の第三者に依頼して使用する本人以外の者が上記の行為を行うことは違法です．

シリーズ スーパー総合医 全10冊

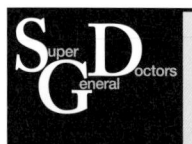

超高齢社会を支える地域の開業医のための まったく新しいシリーズ！

- ●監修 垂井清一郎（大阪大学名誉教授）
- ●総編集 長尾 和宏（長尾クリニック）
- ●編集委員
  - 太田 秀樹（おやま城北クリニック）
  - 名郷 直樹（武蔵国分寺公園クリニック）
  - 和田 忠志（いらはら診療所）

地域医療連携・多職種連携

専門編集●岡田晋吾（北美原クリニック）／田城孝雄（放送大学）

2015年4月施行の「医療介護総合確保推進法（介護保険法関係）」についても解説！

CONTENTS

1章 地域医療連携・多職種連携の意義と課題
開業医にとっての連携の必要性／病院と診療所の連携／開業医と多職種連携／郡市医師会の役割　板橋区医師会／開業医がよりよい医療連携，多職種連携を行うための課題

2章 地域医療連携の実際
病院地域連携室の活動と開業医に求めること／地域連携パス／地域医療連携ネットワークの構築／先進地域の実例

3章 在宅医療と地域連携
在宅医療と多職種連携／退院調整看護師との連携／訪問看護ステーションとの連携／（保険調剤）薬局との連携／医療・介護・福祉との連携／救急と介護の連携／口腔ケアと摂食嚥下

4章 地域連携・多職種連携とICT
ICT利用の意義と課題／全国の先端的取り組みから

付録 地域医療連携ネットワークシステムのWebサイト／URL一覧表

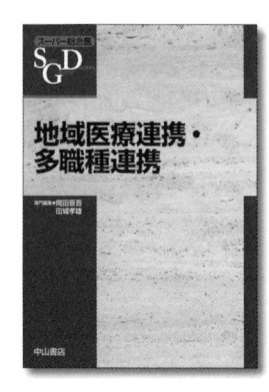

B5判／上製／4色刷／296頁
定価（本体9,500円＋税）
ISBN978-4-521-73903-8

●全10冊の構成
- B5判，上製，オールカラー，各巻250～350ページ
- 各本体予価9,500円

在宅医療のすべて	定価（本体9,500円＋税）
認知症医療	定価（本体9,500円＋税）
高齢者外来診療	定価（本体9,500円＋税）
地域医療連携・多職種連携	定価（本体9,500円＋税）
大規模災害時医療	
コモンディジーズ—診療の技を磨く	
地域包括ケアシステムと在宅医療マネジメント	
予防医学	
緩和医療・終末期ケア—生と死の臨床	
スーパー総合医の果たす役割	

※配本順，タイトルなど諸事情により変更する場合がございます．※■は既刊．

お得なセット価格のご案内

全10冊予価合計
~~95,000円＋税~~
↓
セット価格
90,000円＋税

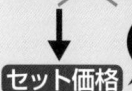

5,000円おトク!!

※お支払は前金制です．
※送料サービスです．
※お申し込みはお出入りの書店または直接中山書店までお願いします．

中山書店　〒113-8666　東京都文京区白山1-25-14　TEL 03-3813-1100　FAX 03-3816-1015
http://www.nakayamashoten.co.jp/